吴山简介

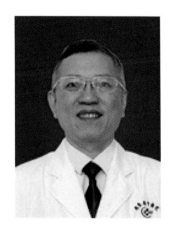

吴山,主任医师,博士研究生导师,二级正高,现任广东省中医院推拿科主任,广东省中医院首批名中医,广州中医药大学岭南林氏推拿研究所所长,中华中医药学会推拿分会副主委,广东省中医药学会推拿按摩专业委员会主委,广东中医推拿质量控制中心主任,广东省针灸学会手法分会主委,中国针灸学会针灸推拿结合专业委员会副主委,林应强教授的学术思想传承人,是岭南林氏正骨推拿医学的继承、发展者。先后在海南,山西,广东梅州、揭阳、云浮等地成立"吴山名医工作室",擅长运用林氏正骨推拿治疗脊柱及脊柱相关疾病。

先后主持国家级、省部级等各级课题十余项,主编《林应强筋伤学术经验撷英》,其学术思想《吴山诊治筋伤学术思想及临证经验》已出版,2007年获全国首届中医药传承高徒奖,2010年荣获"广州妙手"的称号,2016年获"首届岭南中医推拿名匠"称号,2017年获第三届"羊城好医生"光荣称号,2020年及2021年入选岭南名医录。

范志勇简介

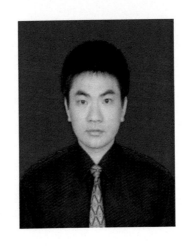

范志勇，副主任医师，硕士研究生导师，广东省中医院青年名中医，广州中医药大学岭南林氏推拿研究所副所长，广东省中医推拿质量控制中心副主任，广东省中医药学会推拿按摩专业委员会副主委，广东省针灸学会手法分会副主委，中华中医药学会推拿分会委员。师从林应强及吴山教授学习林氏正骨推拿技术，擅长运用林氏正骨推拿治疗颈肩腰腿痛如颈椎病、肩周炎、腰椎间盘突出症、腰椎滑脱、膝骨关节炎、踝关节扭伤等疾患。

主编《吴山诊治筋伤学术思想及临证经验》等，在核心期刊发表论文30余篇，SCI及EI收录6篇，主持及参与国家级及省部级课题10余项，先后获得市区科技进步奖3项。2021年入选岭南名医录。

林氏正骨推拿指南

吴　山　范志勇　主编

科学出版社

北京

内 容 简 介

本书由广东省中医院及全国各地岭南林氏正骨推拿流派传承工作室全体医务工作者及传承弟子整理而成,主要为规范林氏正骨推拿技术标准而著。全书内容共13章,分别为林氏正骨推拿流派技术,林氏正骨推拿临床运用原则,手法规范化研究的必要性及质量控制,林氏正骨推拿的相关解剖学基础,林氏正骨推拿的作用原理及基础,筋骨评估及治疗的原则、程序及应用,林氏正骨推拿技术操作指南,其他常用理筋及正骨手法的操作及误区分析,林氏正骨推拿治疗脊柱筋伤病诊疗方案,林氏正骨推拿治疗脊柱相关疾病诊疗方案,林氏正骨推拿治疗四肢筋伤病诊疗方案,林氏正骨推拿手法治疗禁忌及常见异常情况处理,康复训练。全书图文并茂,较为全面地介绍了林氏正骨推拿技术操作基本要求及常见适应证的规范化操作指南和诊疗方案。

本书可供中医、骨伤、推拿、针灸、康复等专业人员参阅。

图书在版编目(CIP)数据

林氏正骨推拿指南 / 吴山,范志勇主编. —北京:科学出版社,2022.6
ISBN 978-7-03-072128-0

Ⅰ. ①林… Ⅱ. ①吴… ②范… Ⅲ. ①正骨疗法 - 指南 ②推拿 - 指南
Ⅳ. ① R274.2-62 ② R244.1-62

中国版本图书馆CIP数据核字(2022)第063545号

责任编辑:郭海燕 孙 曼 / 责任校对:申晓焕
责任印制:苏铁锁 / 封面设计:蓝正设计

科 学 出 版 社 出版
北京东黄城根北街 16 号
邮政编码:100717
http://www.sciencep.com

北京凌奇印刷有限责任公司 印刷
科学出版社发行 各地新华书店经销

*

2022年6月第 一 版 开本:787×1092 1/16
2023年10月第二次印刷 印张:19 插页:1
字数:474 000
POD定价:118.00元
(如有印装质量问题,我社负责调换)

《林氏正骨推拿指南》
编委会

主　编　吴　山　范志勇

副主编　郭汝松　田　强　赵家友　赖淑华　俞　乐
　　　　钟侨霖　吴震南

编　委（按姓氏笔画排序）

万明杰	马卫东	王　锦	卢　锋	叶羽翀
田　强	丘　波	刘　海	刘小卫	刘再高
刘海林	许时良	许嘉栋	李　启	李　政
李　涛	李仕能	李成道	李振宝	李晓惠
李健豪	杨青宇	杨柳城	吴　山	吴乙忠
吴雅珍	吴震南	何兴辉	邹柳祥	冷晓曦
陈伟哲	陈均艺	陈明亮	陈荣庄	陈俊谋
范志勇	林嘉杰	欧麟飞	周志辉	郑卜通
郑义鹏	房耿浩	赵凯林	赵家友	胡成兰
胡茂泰	钟　明	钟侨霖	俞　乐	郭汝松
黄　帆	黄彦斌	曹国元	葛　健	蓝石坚
赖淑华	蔡自洋	谭文慧	谭浚龙	黎伟光
颜洪亮	潘孝锐	潘柄丞	魏浩彬	

李 序

欣闻《林氏正骨推拿指南》一书即将付梓，此乃岭南中医推拿界一大幸事！

岭南林氏正骨推拿流派是全国第三批老中医药学术经验继承工作指导老师、广东省名中医林应强教授所创，吴山教授于2003年拜师，深得林老真传。我与林应强教授、吴山教授相识二十余载，吴山教授把握了林氏正骨推拿的精髓，手法技术高超，临证始能得法，应手而瘥，深受广大患者喜爱和推崇。以林应强教授和吴山教授为核心的广东省中医院林氏正骨推拿团队将中医学、现代医学、生物力学融为一体，在临床运用、传承、推广林氏正骨推拿手法方面不懈努力，从临床、科研、教学各方面，不断总结，逐渐形成独具岭南特色、传承脉络清晰、学术底蕴深厚的临床流派。

推拿历经几千年发展，目前流派众多，手法种类繁杂，操作方法杂乱无序，传承乏力，手法操作缺乏安全性保障，尤其缺乏手法的规范化和标准化。岭南林氏正骨推拿流派成立至今，一直致力于手法规范化的研究，为实现推拿手法规范化添砖加瓦。

该专著从手法的临床运用指导原则、手法的力学特性、手法的作用机制、整体发力原则、筋骨评估要素及治疗原则和治疗程序、技术操作指南、诊疗规范等多方面系统整理了岭南林氏正骨推拿手法，目的为使推拿从业人员能较快地掌握该技术，减少医疗事故的发生，为其提供宝贵的经验及参考，从而更好地为广大患者服务。

令人欣喜的是，在漫漫从医路上，吴山教授带领团队始终如一、精心钻研手法的规范化研究，不断总结，融会贯通，耗时多年总结出版《林氏正骨推拿指南》，该书的出版，将岭南林氏正骨推拿流派所珍藏的规范技术公之于世，相信对中医推拿事业具有极大的推动作用，为后学者提供了系统规范学习林氏正骨推拿手法的途径，进而扩大各学术流派的相互融会，相信后学者能从中多有受益。是为序！

南方医科大学岐黄学者　李义凯

2020年12月1日于羊城

前　言

在前期研究中，我们总结了岭南林氏正骨推拿流派主要代表医家的学术思想、学术成就及技术特色，流派由林应强教授创立，崇尚医武同源，渊源可以追溯到民国岭南广佛一带，确立了"整体疗伤，筋骨并重，调和气血"的治疗筋伤原则，第二代传人吴山教授全面总结岭南林氏正骨推拿流派临床经验，确定了"筋骨力学平衡，手法力法并重"的治伤原则；第三代传人范志勇、赖淑华、郭汝松、田强、钟侨霖等在传承的基础上不断创新，将传统正骨推拿技术与现代医学的生物力学、功能影像学有机结合，并在科研上取得了一定成果，一定程度上推动了中医流派学术思想的传承和中医药事业的发展。

现阶段我国推拿学科相关领域中医治疗方面还存在以下问题：高层次中医推拿医疗人员匮乏；从业人员理论和技术水平有限，集中表现在难以准确掌握中医推拿技术基本原理，尤其对于一些基础问题认识模糊。目前许多疾病的中医治疗方案虽然起到了一定的效果，但是许多从业人员对中医推拿的机制不明确，造成学科认识上的缺陷，从而造成治疗效果不佳及疗效不稳定，最终这些方案和技术不能得到全面推广和应用。在此条件下，依托广东省中医院（广州中医药大学第二附属医院）成立了广东省中医推拿医疗质量控制中心及广州中医药大学岭南林氏推拿研究所，大力开展推拿的临床及基础研究，逐步明确推拿优势病种及主攻方向，探索推拿治疗优势病种的疗效机制，完善推拿治疗优势病种规范化诊疗方案及开展高质量推拿治疗优势病种随机对照临床试验等。

林氏正骨推拿在诊治颈椎病、腰椎间盘突出症等急慢性筋骨病方面具有独特的优势，但是操作时的关键部位、操作步骤、操作参数无法进行量化分析，以往传承多采用口传心授的方式进行，对于初学者来说，学习效率低下，无法准确评价其学习效果，关键特色技术在基层尤其是欠发达地区推广不够，使得中医正骨推拿疗法传承困难。

目前临床常用的林氏正骨推拿,如治疗腰部筋伤的提拉旋转斜扳法、立体定位斜扳法、垫枕背伸定点按压手法、侧卧定点踩跷法、下肢后伸定点踩跷法,治疗颈部筋伤的微屈位提拉旋转扳颈法、颈椎定点旋转扳法、前屈位提拉旋转扳颈法等技术经过流派几代传承人的继承、发展,以及不断的临床及基础研究,初步明确了适应证、禁忌证和操作步骤。

适应推拿学科发展的趋势,对林氏正骨推拿的主要治疗技术及常见适应证的诊疗进行标准化、规范化研究,将提高这套技术的科学价值,提高临床疗效及国际竞争力,有利于确保医疗质量安全和不断推动中医推拿学科科学发展。同时也有利于满足"一带一路"国家倡议的需求,弘扬祖国医学及中华优秀传统文化精髓。

承担单位(广东省中医院推拿科)具备了较为雄厚的临床科研实力,作为广东省中医推拿医疗质量控制中心、广州中医药大学岭南林氏推拿研究所、广东省中医药学会推拿按摩专业委员会、广东省针灸学会中医手法专业委员会的挂靠单位,先后在广东省中医院、海南省中医院、三亚市中医院、陵水黎族自治县人民医院、山西省长治中医研究院附属医院、云浮市中医院、深圳市宝安中医院、揭阳市中医院、梅州市中医医院、梅州市第二中医医院、新兴县中医院推广流派及成立名医工作室。推拿科先后承担国家自然科学基金、广东省自然科学基金、广东省科技计划等国家级、省部级课题十余项,担任主编及副主编编写、参编专著和统编教材十余部,如《推拿学》《推拿手法学》《推拿解剖学》《伤科推拿学》《小儿推拿学》等,在国内外具有较强的影响力。目前团队已经具备制订推拿规范化指南的技术力量。

感谢李义凯教授为此书做序,感谢众多为推拿事业奉献的同道,本书部分内容由名医现存弟子总结得来,由于参加编写人数较多,能力水平有限,仍存在许多不足之处,希望能得到广大读者及同道的批评指正,以便再版时予以改正,我们将感激不尽。

编委会

2021 年 12 月

目　录

第一章　林氏正骨推拿流派技术

流派简介

岭南林氏正骨推拿流派是岭南中医学及中医骨伤学、推拿学学术流派的重要分支，是在岭南中医学、中医骨伤、推拿学等领域理论与临床经验不断积累并逐渐形成和发展的具有深厚学术底蕴、传承脉络清晰、技术方法独特的临床流派，在诊治急慢性筋骨病方面起到重要作用。岭南林氏正骨推拿流派的创始人林应强，广东揭西人，以精武门人的身份，在几十年的临床治疗中，将武术中的跌打损伤理论及点穴、闭气、分筋等手法，与中医正骨推拿手法及现代生物力学、解剖学、影像学相结合，开创出与用"均力"的"北派"正骨推拿法截然不同的以"爆发力"为特色的正骨推拿手法，开创了南派徒手正骨推拿的先河，成为广东省中医院的一大亮点。

（一）历史渊源、传承脉络及代表性传承人

岭南林氏正骨推拿流派的开创者林应强（1943—2017）为第三批全国老中医药专家学术经验继承工作指导老师，广东省名中医。林应强自幼爱好习武，他认为：岭南一带尤其广佛一带，是中国南派武术的主要发源地之一，尚武文化流行，习武者之间经常进行交流，难免出现跌打损伤，因此早期许多习武者既是拳师又是医师，如大家所熟悉的黄飞鸿、何竹林等都是医武兼修的伤科名家，这就促使岭南地区正骨推拿医术的流行。林应强早年师从广东著名西关正骨医家、武术家李佩弦先生（1892—1985）。李佩弦先生，广

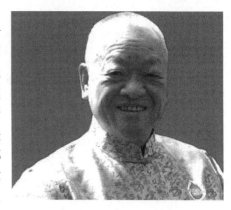

林应强（1943—2017）

东新会人，自幼习南拳、客家拳，曾在广东西关龙津西路逢源西三巷开馆行医练武。李氏于20世纪20年代开始在佛山、广州等地筹创精武会，任精武会武术教练、中央精武会教务部主任、广州精武会长，新中国成立后任广州市武术协会副会长，广州中医学院体育教研组主任，广东省武术协会副主席。李氏平生著书甚多，如《八式保健操》、《气功大成》、《易筋经》、《八段锦》等，讲求武医结合，李氏可以说是医武同源的典范之一。

大学毕业后，林应强被分配到广东省中医院骨科工作。当时，骨伤科患者较多，大部分患者以手术作为主要治疗方式。这使他可以更好地了解人体内部的组织结构，也可更直接地观察手术的效果。林应强通过这段经历发现，有些疾病用手术治疗，患者不仅承受巨大的痛苦、高昂的费用，而且疗效也不甚理想。于是，他开始尝试运用武术中的点穴、闭气、分筋等手法，结合中医正骨的"摸、接、端、提、推、拿、按、摩"八法糅合在一起治疗，并取得了初步的成效。另外，由于有机会跟老一辈的骨科泰斗共事，得到了骨科名医何竹林、黄宪章等老前辈的指点，充实了中医正骨的手法。

1980 年，他又跟随著名西医外科医生陈之白、周良安学习，巩固了现代医学的解剖、生理、病理学知识，从而真正做到中西医结合。林应强具有扎实的现代生物力学、解剖学、影像学功底，熟练掌握中医正骨手法、武术跌打损伤的精髓，在长期临床过程中提炼出"整体疗伤，筋骨并重，调和气血"的筋伤诊治学术观点，并逐渐形成了以爆发力为特点的徒手正骨推拿技术，自此具有时代特色的"岭南林氏正骨推拿流派"诞生。

第二代核心传承人吴山教授为林应强主任认可，林应强主任将岭南林氏正骨推拿核心技术、核心理论倾囊相授，吴山教授通过传承精华，守正创新，经过大量长期临床实践逐步提出"筋骨力学平衡，手法力法并重"的理论，提炼出林氏正骨推拿的整体发力原则"气沉丹田，蓄力下沉，手足相随，脊柱为轴，力透足底，贯于掌指，爆发力出"，逐渐形成了以下沉力结合爆发力，快扳和缓扳结合为特点的正骨推拿手法，在推拿手法的发展上做出了重要贡献。

第三代核心传承人以范志勇副主任医师、田强副主任医师、郭汝松副主任医师、赖淑华副主任医师、钟侨霖博士等为代表，在临床、科研、教学中逐渐形成完善的学术团队，为传承发展岭南林氏正骨推拿流派，弘扬流派学术文化，造福广大群众，锐意进取，做出不懈努力。

在长期的筋伤诊治中，林老崇尚医武同源，善于将武术中的闭气、点穴、分筋和中医正骨推拿相融合，林老手法刚劲有力，发力以爆发力为主，但是此类手法并非每个人都可以轻易掌握，后来吴山教授不断改良，提出发力以下沉力结合爆发力的方式，经过第三代传承人范志勇、郭汝松、田强、赖淑华等对手法技巧和发力方式不断总结提炼，流派逐渐形成了独特的手法治疗技术。

1. 武术中的闭气为流派手法的整体发力原则奠定基础   闭气也是中华硬气功经常使用的呼吸方式，吸气满后，刹那间闭住呼吸，并全身用力，牙扣住，脚趾抓地，肛门用力收缩。浑身的每一处肌肉都要绷紧，颈部，胸腹，腰部，臀部，上肢的上臂、前臂，下肢的大小腿，足趾关节都要紧张用力，以腰腹部绷紧最为明显，时间 3 ～ 5 秒。闭气后发力经常伴有哼、哈、嘿发声助力。武术中的闭气为后来流派总结正骨推拿手法的整体发力原则（"气沉丹田，蓄力下沉，手足相随，脊柱为轴，力透足底，贯于掌指，爆发力出"）奠定了发力基础，许多患者或者不是内行的医师经常提出疑问：为什么每次手法发力操作时需要发出哼、哈、嘿声，原因是除了发声助力外还可防止屏气损伤医师自身。

2. 武术中的点穴为流派手法的对穴点穴手法奠定基础   穴位是中国文化和中医学、中华武学中特有的名词。它充分融合了武术、气功和中医经络理论，中医的经络是经脉和络脉的总称，是运行全身气血，联络脏腑形体官窍，沟通上下内外，感应传导信息的通路系统，是人体结构的重要组成部分。经络的主要内容有十二经脉、十二经别、奇经八脉、十五络脉、十二经筋、十二皮部等。其中属于经脉方面的，以十二经脉为主；属于络脉方面的，以十五络脉为主。它们纵横交贯，遍布全身，将人体内外、脏腑、肢节联络成一个有机的整体。腧穴是人体脏腑经络气血输注出入的特殊部位。

武术中的绝技——点穴，是以中医的经络理论为基础的，其中的点穴疗法其实就是武学的点穴和中医理论相结合，根据中医学的辨证论治，运用经络取穴，结合推拿手法来达到疏通经络、治病救人的目的。用指端或屈曲的指间关节部着力于施术部位，持续地进行点压，称为点法。点法首见于《保生秘要》，由按法演化而来，点法具有着力点小、刺激强、操作省力等特点，点法主要包括拇指端点法、屈拇指点法和屈食指点法等。

中医的点穴疗法和武术中的点穴还是有较大区别的。武术中的点穴一般带有竞技性质：一般突然发力，以击倒对方为主，而中医的点穴疗法不可突施暴力，不能突然发力，也不可突然收力，尤其是年老体弱、久病虚衰的患者，不可施用点法。

其中流派运用最多的就是对穴点穴手法，无论林应强还是吴山、流派的重要传承人，在运用正骨推拿过程中都或多或少运用对穴点穴疗法，治疗筋伤时取穴精而少，往往选用2～3组对穴，如腰椎间盘突出症，运用最多的一组对穴是环跳和委中，眩晕发作时运用最多的一组对穴是风府和风池。

3. 武术中的分筋错骨术为流派手法的核心定义奠定基础　分筋错骨术属于武术中的擒拿法，利用对人体骨骼的了解而拆卸敌人筋骨的一种技巧，结合中医伤科、解剖学，相当于中医的正骨理筋术，在筋伤中常常运用于骨错缝、筋出槽，核心就在于熟悉中医筋骨理论。如在长期临床中，流派结合国内外研究进展逐步给予林氏正骨推拿定义：在中医筋骨理论指导下，娴熟地运用林应强教授所创立，后经过吴山教授改良的以整体发力为原则，不同力量、速度、振幅作用于筋骨紊乱复合体的手法治疗技术，是在关节主动或被动运动的终末端将下沉力、爆发力、高速、低速、低振幅等组合运用的中医推拿技术，目的在于尽可能恢复人体筋骨失衡状态。其包括一系列手法：理筋手法、调整颈椎的正骨推拿手法、调整胸椎的正骨推拿手法、调整腰椎的正骨推拿手法、调整骶髂关节的正骨推拿手法、调整肩关节的正骨推拿手法、调整膝关节的正骨推拿手法、调整踝关节的正骨推拿手法、调整腕关节的正骨推拿手法。

理筋手法　拿法、揉法、点法、按法、弹拨法、按揉法、拿揉法等理筋手法。

调整颈椎的正骨推拿手法　微屈位提拉旋转颈椎扳法、颈椎定点旋转手法、前屈位提拉旋转颈椎扳法、徒手颈椎拔伸手法。

调整胸椎的正骨推拿手法　垫枕俯卧叠掌按压法、坐位定点旋转推顶法、扩胸扳法。

调整腰椎的正骨推拿手法　平卧位定点按压手法、垫枕背伸定点按压手法、立体定位斜扳法、提拉旋转斜扳法、侧卧定点踩跷法。

调整骶髂关节的正骨推拿手法　下肢后伸定点按压手法、屈膝屈髋按压手法、下肢后伸定点踩跷法。

调整肩关节的正骨推拿手法　肩关节定点按压手法。

调整膝关节的正骨推拿手法　膝关节定点按压手法。

调整踝关节的正骨推拿手法　踝关节挤压手法、踝足部定点踩法。

调整腕关节的正骨推拿手法　腕关节定点挤压手法。

以上流派手法在操作时的关键在于在身体不同部位、不同操作体位下运用爆发力和下沉力，即爆发力手法和下沉力手法。从力学的特点分析：爆发力手法就是加压小幅度快扳技术，下沉力手法就是加压小振幅缓扳技术。这里可体现的手法操作的力学因素：振幅、时间、力量、速度等要素。因此不同部位关节的正骨推拿手法只是选取不同操作部位、不同操作体位，一旦确定了操作部位和操作体位，均是运用爆发力手法和下沉力手法治疗筋伤病。

（二）各地名医及流派工作室或者工作站的简介

临床之余，吴山教授感怀先师，为使医道流传不息，造福乡梓，先后在广州中医药大学成立岭南林氏推拿研究所（所长为吴山，副所长为范志勇及田强，生物力学研究室主任为郭汝松），在广东省中医院成立岭南林氏正骨推拿流派传承工作室（工作室主要成员：吴山、范志勇、赵家友等）。

海南省中医院　成立吴山教授名医工作室（工作室主要成员：郑卜通、陈明亮等）。

揭阳市中医院　成立吴山教授名医工作室（工作室主要成员：陈均艺、陈伟哲）。

三亚市中医院　成立吴山教授名医工作室（工作室主要成员：刘道龙、凌锦聪等）。

陵水黎族自治县人民医院　成立吴山教授名医工作室（工作室主要成员：郑仁军、胡茂泰等）。

云浮市中医院　成立吴山教授名医工作室（工作室主要成员：曹国元、杨青宇）。

深圳市宝安中医院　成立吴山教授名医工作室（工作室主要成员：孙继岭等）。

梅州市中医医院　成立吴山教授名医工作室（工作室主要成员：颜洪亮、丘波）。

梅州市第二中医医院　成立流派传承工作室（工作室主要成员：房耿浩、邹柳祥、宋锋等）。

新兴县中医院　成立吴山教授名医工作室（工作室主要成员：欧麟飞等）。

长治市中医研究院附属医院　成立流派传承工作站（工作站主要成员：韩志刚）。

新增范志勇及田强为林应强教授及吴山教授学术思想传承人，广州市中医医院马卫东为吴山教授学术思想传承人，岭南林氏正骨推拿流派在省内外开枝散叶，这些传承人在各自的岗位上散发着岭南林氏正骨推拿流派的无穷魅力，成为当地一道亮丽的风景，为当地的卫生事业做出自己的贡献。

（范志勇，吴　山，赖淑华，赵家友，吴震南）

第二章　林氏正骨推拿临床运用原则

一、提倡"整体疗伤，筋骨并重"

（1）整体疗伤中强调中医学整体观，流派认为整体观在筋伤病诊治中的意义重大，在临床上提出了几点要求：①中医学整体观指导脊柱整体观及脊柱四肢整体观；②脊柱及脊柱四肢整体观强调，以脊柱为核心，头枕－颈椎－胸椎－腰椎－骶椎－骨盆－四肢的整体性；③脊柱相关疾病的整体治疗观；④整体性决定了正骨、理筋手法的整体调衡。

（2）筋骨理论是正骨推拿手法、理筋手法临床运用的理论基石，诊治必须强调筋骨并重，临床治疗对筋伤或者骨伤均不可偏颇，应该两者并重，只会理筋的医生或者只会正骨的医生均不是技术高明的手法大师，应理筋时必须理筋，应正骨时必须正骨，手法操作前必须做到4步明确定位诊断筋骨病损，如通过望诊、触诊、神经定位、影像学诊断相结合去精准鉴别到底是筋伤还是骨伤，或两者皆有，治疗效果应该达到"筋柔才能骨正，骨正才能筋柔"，理筋和正骨同样是治疗并重。

二、提倡"筋骨力学平衡，手法力法并重"

吴山在继承林应强教授学术思想基础上有所创新，在第三代传承人的共同努力下，逐步完善手法临床运用的指导原则，除了强调"整体疗伤，筋骨并重"外，进一步提出应该强调"筋骨力学平衡，手法力法并重"，认识到筋骨力学平衡在筋伤疾病中的重要性，提出筋与骨的失衡论、骨与骨的失衡论、筋与筋的失衡论，不仅仅强调筋骨并重，也强调筋骨平衡，为正骨推拿术的创新运用奠定了基础。

同时吴山认为中医正骨推拿不传之秘在于法与力的结合，临床运用中医正骨手法若要取得良好效果，不仅仅需要合理辨证运用技法，更关键在于合理运用推拿的"力"，包括推拿时的力量、频率、时间等力学参数。流派认为手法力法并重的核心可以参考中药的辨证论治及全小林院士的理法方药指导原则：这就好比很多临床辨证正确的患者，为什么有些老教授可以一次用药达到缓解症状的目的，有些年轻医生则没有此功力，核心就在于除了辨证准确外，用药的剂量也要正确，剂量不够或者剂量太大都会导致疗效不明确，手法也是同样的道理：都知道腰椎间盘突出症需要进行斜扳操作，很多年轻医生临床也把患者扳动得啪啪响，但是患者的疼痛麻木及功能障碍依旧没有缓解，原因往往就在于，扳动过程中只是单纯扭开关节，但是关节周边的深部肌群对神经卡压并没有完全松解，此时可以运用缓扳反复松解深部肌群，把多裂肌、回旋肌等松解开，才能够缓解肌性压迫，这其实就是扳动过程中推拿力的程度不够所致。

因此流派反复强调必须把握好林氏正骨推拿的发力原则。同时发力原则除了借鉴中华硬气功的闭气外，还借鉴了武术中内劲的运用，武术中常把内劲称为爆发力。总结流派的手法不仅仅运用爆发力还运用下沉力。提炼出林氏正骨推拿的整体发力原则："气沉丹田，蓄力下沉，手足相随，脊柱为轴，力透足底，贯于掌指，爆发力出"。这 28 字方针是每一位学习林氏正骨推拿学员必须牢牢掌握的口诀。

（范志勇，吴　山，郭汝松）

第三章 手法规范化研究的必要性及质量控制

对于中医推拿来说，完善质量控制体系有助于提高推拿相关诊疗水平、服务意识及患者的满意度，降低医疗事故、医患纠纷的发生率，将直接影响中医推拿事业未来的发展。推拿作为中医药事业发展的重要组成部分，对其进行质量控制，可以保证中医药的临床疗效。推拿质量控制中最核心的一条就是手法的规范化标准化问题，行有行规，没有一定的标准规范就无法切实做到质量控制。

从正骨推拿流派传承现状来看，目前手法治疗筋伤疾病的临床研究仍有许多不足之处。现通过林氏正骨推拿手法的经验总结，进而提出手法规范化标准化研究的必要性。

第一节 正骨推拿流派传承现状

正骨推拿流派传承的关键在于手法的师徒传授，师徒传授讲究的是口耳相传、手把手地教授，这种"一对一的教学方式"是师承教育的优势之一，但是临床中往往存在"可意会不可言传"的状况，缺乏统一标准也是师承教育缺陷之一，导致名医的手法技能无法代代相传，这是推拿传承的现状。

中医正骨推拿流派属于骨伤科医学流派之一，由于种种原因，目前许多中医传统的正骨推拿方法继承乏力，甚至正在面临失传的危险，导致这种境地的原因：①从流派角度分析，目前流派众多，各门各派，各有绝招，技术繁杂，如北派、南派、少林伤科、武当伤科、汇通伤科等，哪一流派治疗伤科疾病更佳，莫衷一是，都认为自家的绝活是最好的，尤其是在规范化诊治方面，无法有效指导科研教学和临床，使许多学员无所适从；②从教学方式分析，目前教学方式是"中医师带徒"、"口传心授"，有些可意会不可言传，"一对一的教学方式"缺乏统一标准及规范化研究、学习周期长，使名中医的手法技能无法有效传承，如教学中提及爆发力手法，若临床运用不当容易变成暴力手法或者大力手法从而伤及患者；③从医武同源角度分析，正骨推拿手法流派传承和武术师徒传承有相似之处，名医手法技术的传承主要还是集中在师徒传授方面：特别讲究口耳相传，师承亲授。每一个跟师林应强教授的学员都被老师手把手教授过，这种教学方式不仅仅教授手法操作技巧，还教授手法施力特点，如武术里面讲究内劲短距离发力和爆发力手法的发力特点、如何有效地做到力量下沉，这些发力的关键技巧单纯依靠书本是无法有效掌握的。这种师承授受、口耳相传、手把手教授的方式，有助于流派关键技术的学习，是目前正骨推拿手法流派传承的关键环节。但是这一关键环节在传承过程中无一例外遇到一些问题：如对手法操作部位、操作步骤、操作参数无法量化，手法的规范化研究及评价体系不明确，特色技术在基层尤其社区推广不够等。

操作方面，由于各地医生所用手法治疗筋伤从属流派不同，施治过程中运用的手法随意性强，导致同一病种疗效千差万别，同时部分操作标准在临床实践中实用性不强，疗效欠佳。因此需要一种简便、可操作性强、效果显著的规范手法进行推广。

如林氏正骨推拿手法在治疗筋伤方面,虽然取得很好的临床疗效,但是由于各种原因,目前的手法传承及推广尚未得到较大规模的开展是当前流派手法缺少影响力的原因之一。

第二节　手法治疗筋伤临床研究弊端

一、手法操作的随意性

部分学员在手法运用时存在随意性,手法的速度、振幅、力度、渗透等方面依旧无法有效把握,同时传统的手法教学采用的是师带徒、一对一的教学,直接在患者身上进行手法的操作练习不仅仅容易损伤患者也容易损伤自己。缺乏严格操作标准的手法,对临床、科研、教学试验的可重复性都提出挑战,这些问题同样存在林氏正骨推拿手法传承的研究中。目前我们已经和南方医科大学联合研制了医疗推拿压力采集测试系统,此系统为学习者提供手法力的规范化练习,有助于广大学习者快速把握爆发力和下沉力手法的发力特点以减少手法操作的随意性。

由于手法的特殊性,不同的操作者在采用同一种操作方法对同一类型的患者进行手法治疗时可能会获取不同的效果,原因何在?可能与操作者发力方式(如大小、方向、作用点及持续发力的时间等)有关,发力方式不同是造成治疗效果有差异的一个重要因素,因此正骨手法的力学参数和中医辨证及剂量同样重要,众所周知,中医不传之秘在于剂量,不同剂量带来的临床疗效不一样,称为量效关系。正骨推拿也一样,用力参数的不同所带来的临床疗效也不同。正骨推拿流派传承中最关键的在于明确手法治疗中相关动力学参数,既往临床操作中讲究"有力、深透",这些表述定性而不定量,让许多学员感到抽象困惑,而且各门各派各师各法,对手法的选择基本以临床经验为主,此是导致疗效差异大的重要缘由,因此明确手法操作过程中相关动力学参数,如预备加载力、助跑、最大冲击力、发力前亚生理区的识别等,针对病情如何选择运用关节冲击手法及关节松动手法,如何进行快速扳动及缓慢扳动,何时正骨、何时理筋等均是推拿起效的关键环节。

二、缺少循证医学的报道

循证医学有助于每一位临床医生在临床实践中,针对患者具体的临床问题,选择与应用当前最佳证据,做出科学的诊治决策,并付诸临床实践,获得最佳效果。目前手法治疗筋伤的文献多为临床个案或病例观察报道,鲜有大规模多中心随机对照临床试验,缺少循证医学证据。因此开展多中心、随机、对照临床研究是明确疗效的关键步骤。

为进一步提高对手法治疗筋伤有效性作用机制的认识,为更好地传承研究林氏正骨推拿手法,我们成立了广州中医药大学岭南林氏推拿研究所,以骶髂关节损伤为例,对林氏正骨推拿手法的规范化治疗进行科学研究,通过和南方医科大学合作,收集林氏正骨推拿手法治疗骶髂关节紊乱的操作关键信息,运用薄膜压力监测分析系统采集林氏正骨推拿手法专家治疗骶髂关节紊乱关键信息,结合拟合函数模型建立数学模型,研发医疗推拿压力采集测试系统,对流派关键技术进行有效的力学特点分析,总结出林氏正骨推拿手法的整体发力原则,矫正技巧——"初始以蓄力下沉为主,发力以爆发力为要;快扳技术结合缓扳技术",明确下沉力及爆发力等动力学参数具体指标、制订手法操作标准,保证临床试验的可重复性，以利于广大学习者在较短时间内明确手法的力学参数，如多点薄膜压力测试系统可实时显示手法作用于骶髂关节的压力、时间和冲量参数：下沉力（即足够的预备加载力）基本保持在 90 ～ 160N，持续时间为 35 ～ 60 毫秒，爆发力（即最大冲击力）在 350 ～ 700N，冲击力的持续时间基本在 40 毫秒左右，冲击力的冲量基本在 85 ～ 170N·s 范围，同时制订手法培训标准和考核硅胶模型，对临床医生进行手法规范化培训，减少手法操作的随意性，同时临床中我们形成了精准推拿（看得准、摸得准、治疗准）治疗筋伤的多种诊疗规范，通过望诊三要素和触诊五要素及治疗七要素来确立流派筋骨诊治流程，采用多中心随机对照临床试验方案，对不同类型骶髂关节错缝进行影像学分析并进行了相应的手法治疗，为循证医学提供临床试验支持，制作多媒体教学工具，实现手法操作评价数字化、可视化，以期更好地发挥流派的临床疗效，扩大区域影响力。

要减少医疗事故，就需要对各流派手法包括林氏正骨推拿手法的优势及不足、适应证及禁忌证等进行全面总结，制订相应的诊疗方案，也是目前手法规范化、标准化研究的必要性。

（吴　山，范志勇）

第三节　常用手法的力学参数研究

推拿本质是力学刺激，不同的力学参数对临床效果有一定差异，由于医者的操作习惯及病情需要，力学刺激又不尽相同，而正确运用推拿的力学刺激能起到恰到好处的治病作用，研究推拿的相关力学参数，尤其是名家的力学经验，以及各类疾病、手法所应施加的力学大小，有助于推拿的传承、发展及创新。

手法治疗筋伤病疗效确切，特别是作为岭南特色的林氏正骨推拿手法，在治疗颈肩腰腿痛方面安全可靠，疗效显著，但是规范化、标准化有待完善，因此也限制该手法的进一步推广，规范化、标准化核心要素就是手法运用的相关参数的研究，通过对主要手法的力学参数研究来进一步加强手法的质量控制，为手法的安全性、有效性提供有力证据。

一、一　指　禅

吕杰等对手法作用力均匀性进行数学描述，实测 5 位专家、5 位熟练者和 5 位初学者的一指禅手法的垂直作用力信号，并对信号进行分析，波形均匀性更适合作为评价一指禅手法垂直作用力均匀性的指标，可取 0.927 作为参考值，以评价操作者手法垂直作用力均匀性的优劣。而卢群等则运用多刚体模型标定一指禅推法以描述其运动学参数，得出操作时前臂摆动范围在 20° ～ 40°，屈腕角度自然展开，尽量屈曲，肩关节外展 50° ～ 70°，以腕关节发力来完成操作，其余关节维持稳定。李黎等应用多点薄膜压力测试系统，检测并记录术者进行手法操作过程中的动态图形，并保存分析相应的参数数据，一指禅推法的平均最大作用力为（11.75±0.88）N，频率为（111.7±6.98）次／分，周期为（539±35.73）毫秒，有效做功时间比均大于 0.28，波形的均匀性均大于 0.927。通过图形和量化指标可以客观衡量一指禅推法"持久、有力、均匀"的手法要求，但"柔和、渗透"还缺乏衡量和评价的量化指标。

李黎等对在体和离体"一指禅手法"的动力学参数进行初步对比研究分析。记录1位手法熟练者在体和离体不同条件下的一指禅推法的手法运动轨迹曲线，同步采集保存手法的数据，用压力测试配套数据分析软件进行数据处理，分析手法的垂直作用力、频率、周期。研究结果表明在体与离体组间的最大垂直作用力之间差异有统计学意义（$P < 0.01$）。因此力与频率是"一指禅推法"的主要特征。对于同一操作者，在体和离体一指禅推法的不同主要体现在最大垂直作用力上。另外，为解释一指禅推拿的力学机制，Fang L招募15名参与者，分为专家组、熟练组和新手组，每组5名参与者。从生物力学测试平台采集机械信号，通过相似性分析和聚类分析进一步观察数据，单指推拿垂直力的平均值为9.8 N，它是一种穴位上的刺激手法，在手动操作过程中，双波形的力特性不断交替。

二、揉　　法

生物力学参数对于揉法同样具有临床意义。循经按揉法与下肢血液循环作用的量效关系是在固定压力值下，频率段在101～150次/分组合效果最佳；而固定频率段下，压力值为70N组合效果最佳。卢群文等采用ZTC-Ⅰ智能推拿手法参数测试系统分别采集"峨眉伤科流派"代表性传承人物拇指、大鱼际、掌根三种揉法的力学参数，本实验测得的3种揉法的频率：拇指揉法为165次/分，大鱼际揉法为175次/分，掌根揉法为178次/分。

三、按　　法

李武等在人体背部心俞穴以不同力度和按压时间进行操作，观察了操作后15分钟内温度改变的情况，最终结果显示临床中为了更好地提高按压后热效应，时间可增加到7.5分钟，力度保持中等即可。如果想增加手法后遗热效应可以适当增加力度。

四、扳　　法

对于扳法的测量数目较多。李正言等运用力学测量仪对4位高年资医生和4位低年资医生对40名筋出槽骨错缝患者行颈部定点定向扳法过程中力学参数特征进行在体测量，治疗过程中，高年资医生力学参数预加载力、扳动力相对较大，而扳动时间相对较短，同时高年资医生力学参数变异率低，相对较稳定。王辉昊等推断第5、6颈椎"筋出槽骨错缝"模型符合临床实际，定位旋转扳法和非定位旋转扳法都可以调整颈椎"筋出槽骨错缝"病理节段的异常应力集中现象。前者比后者的力学作用更直接；对椎间盘退变的患者而言，定位旋转扳法的安全性更高；定位旋转扳法或可省略向对侧操作，避免潜在损伤。第2颈椎定位旋转扳法操作过程中操作者发力值均值约为59.77 N；受试者的扳动相中前屈角度均值约为3.73°，侧屈角度均值约为0.50°，旋转角度均值约为10.20°，瞬间扳动时间约为0.1～0.16秒。故颈椎定位旋转扳法是一个综合前屈、侧屈和旋转的过程，本试验以数据化的形式充分体现了有控制的、稍增大幅度的、瞬间的旋转扳动过程。

韩磊等在体生物力学测试结果中发现，操作者腰部斜扳手法力学轨迹曲线图具有一定的特点，即重复呈现出一个短、陡、高的波峰。说明操作者扳动时具有"速度快"的特点，符合"随发随收"的操作要求。临床操作应注意在髋部用力要略大于在肩部用力。而在体运动捕捉测试结果示操作者腰部斜扳手法运动轨迹曲线图具有重复呈现出一个短弧形轨迹的特点，说明操作者扳动时具有"幅度小"的特点，施力方向以旋转为主的同时伴随下压，符合根据被操作者位姿"顺势发力"的操作要求。

吕强等运用机械振动力学数值计算方法，比较传统腰椎侧卧调整手法（传统斜扳法）、改良腰椎侧卧调整手法（改良斜扳法）与特异性腰椎侧卧调整手法三种腰椎侧卧调整手法的杠杆力加载的力学特征。由具有 20 年以上临床经验的推拿科医生按标准操作三种手法，观察定性后，假设椎体为刚体，周围组织为黏弹性体，建立模拟 L1 ～ L5 的五自由度机械振动力学模型，模拟加载不同施力模式，对基本方程进行求解。在载荷相同的条件下，在频率≤ 1Hz 的特异性调整手法作用下，同位椎体的最大位移都大于传统及改良调整手法作用下的椎体最大位移，且目标椎体的位置越低，损伤比也就越低。故椎体位移相同（非 0）的条件下，运用简谐激励的特异性调整手法比脉冲激励的传统及改良调整手法所需加载力更小，损伤风险更低。

五、摇　　法

刘元华等运用 Mimics、Ansys 等软件建立膝关节三维有限元模型并进行损伤模拟及验证，为生物力学分析提供损伤模型；模拟推拿摇法作用于膝关节，分析膝关节韧带及关节软骨应力变化特点，结果示针对轻度损伤膝关节病变而言，规范化操作的摇法临床应用安全可靠。但其他结果显示膝关节应力的改变主要与前交叉韧带、关节软骨两个解剖位置相应的损伤程度有关，此两部位交互影响作用最大，提示对于前交叉韧带、关节软骨损伤严重的患者，摇法操作需慎用，如需使用，应尽量控制减小膝关节摇法操作时膝关节的屈曲角度。

六、㨰　　法

曾庆云课题组利用数字摄像技术和计算机三维运动分析技术对㨰法的施术步骤进行记录和分析，与不同施术者操作的㨰法的动态曲线图的相关力学参数进行统计学对比并做初步的频谱分析，利用联机同步表面肌电图技术，通过分析各种肌电波信号的波幅、频率、时序，明确㨰法施术过程中不同动作阶段的主动肌、协同肌、拮抗肌的分类及其相互关系，并阐明各块肌肉收缩的运动时序，得出㨰法动作的产生是由肱三头肌和肱二头肌协同收缩引起的伸肘及前臂外旋动作和肱桡肌及旋前肌群协同收缩引起的前臂内旋动作，带动术手着力部位在中立位的两侧所作的往复滚动。

七、振　　法

振法运动学研究国内用动态波形图记录最早见于 1982 年，王国才运用推拿手法力学信息测录系统，将振法运动曲线图分为平直型振法动态力波形曲线图和起伏型振法动态力波形曲线图两种。两种波形图客观地记录了振法的运动轨迹，为振法的研究提供了客观依据。王国才等研究认为振法动作绝不是手与前臂用强力出来的，而与腕关节的生理功能密切相关，并从理论和实践验证得出振法频率最高应在 11 次 / 秒。付国兵认为振法的操作频率为 400 ～ 600 次 / 分，属于低频运动。这种低频运动产生的震颤可以由操作局部向人体深层组织和远端传导，可以使治疗局部产生同频共振，使人体快速进入放松状态，具有解除痉挛、减轻疼痛、调节胃肠蠕动、调节内分泌和自主神经功能、安定情绪的作用。在振法的时间上，赵毅根据振法对局部皮肤温度场红外热成像的影响，得出振法最短的起效时间在 1 ～ 2 分钟。其持续操作时间至少应该达到 90 秒，最佳操作时间可能在 3 分钟以上。

八、擦　　法

严晓慧等应用三维运动解析系统和推拿手法测试系统同步采集受试者的手法操作数据。受试者为掌擦法专家 3 名，根据受试者临床实践中用力的轻重分为轻、中、重三型进行采集，测试采样结束后运用自行开发的软件进行数据处理，分析掌擦法的三维力、周期和频率，掌擦法随着垂向力的增大、频率的增快，测力仪表面温度差值也增大，表面温度的升高在一定范围之内。掌擦法的操作参数为垂向力前擦范围 5.256 ~ 70.235 N，回擦范围 3.903 ~ 42.169 N，频率 1.27 ~ 1.81 Hz，即 76 ~ 109 次 / 分。掌擦法有一定的施力范围和频率范围。

九、摇　拔　戳

李建国采用自行研制的力学数据测量仪结合运动捕捉系统对摇拔戳手法的操作特征进行了量化，并对可能影响手法操作的因素进行分析，得到摇拔戳手法操作的力学和运动学参数以及操作特征，摇拔戳手法的操作特征如下：①摇拔戳手法操作以拇指、食指、中指用力为主。摇法操作时，拇指与食指、中指交替用力，力的大小变化富有节奏性、均匀性，用力的频率、周期始终处于稳定的水平；摇法操作结束后，随之进行拔伸及戳按操作，三个动作之间衔接紧密而连续，没有时间停顿，但摇法操作的速度大于拔戳操作的速度；拔戳操作时，拇指与中指戳按时用力大于拔伸时用力，而食指拔伸时用力大于戳按时用力。②拇指、食指、中指各自在摇法、拔伸、戳按时用力大小之间呈正相关性。拇指、食指、中指用力大小与手法操作的速度、幅度、时间无相关性。③患者体重与手法操作中摇法作用力大小呈正相关性。因此操作者在进行摇拔戳手法操作的过程中，要根据患者体重及体型来调整摇法时手指用力的大小。

十、规范推拿操作手法

严晓慧等应用三维运动解析系统和推拿手法测试系统同步采集受试者的手法操作数据。每一种研究纳入手法专家 3 名作为受试者；研究纳入㨰法、一指禅推法、掌摩法、掌按法、指按法、掌揉法、鱼际揉法、侧击法、拍法、四指拿法、指振法及掌擦法 12 种手法；手法操作严格按照手法操作标准的要求进行，每种手法按照受试者个人临床经验按用力大小分为轻、中、重三型进行采集，同一手法类型每个受试者操作 2 遍，每遍 30 秒，中间间隔 10 分钟。在测试采样全部结束后，回放采样曲线和数据，选择连续周期稳定的数据，用自行开发的配套数据分析软件进行数据处理，分析手法的三维力、周期和频率。最终得出结论，拟定了㨰法、一指禅推法、掌摩法、掌按法、指按法、掌揉法、鱼际揉法、侧击法、拍法、四指拿法、指振法及掌擦法 12 种手法力与频率的操作参数规范。故力与频率是推拿手法的主要特征，但并不是力量越大、频率越快，手法的疗效就越好，每一种手法有其一定的施力范围和频率范围。

十一、拔　伸　手　法

郭鑫等研究颈椎拔伸手法，以 1 名临床工作经历在 25 年以上的推拿专业主任医师为施术者，9 名健康志愿者为受试者。施术者对受试者进行颈椎拔伸法操作，采用高速红外运动捕捉系统和测力台获取拔伸法操作过程中的动力学及运动学参数。结果发现颈椎平均拔伸长度为（8.80±3.09）mm，平均拔伸角度为16.67°±6.61°；施术者足底合力平均增加（353.76±44.08）N，受试者足底合力平均减少（353.48±45.29）N。

第四节　林氏正骨推拿相关力学参数研究

一、拇指最大推扳力研究

范志勇等使用多点薄膜压力测试系统，记录林氏颈椎定点旋转扳法及传统颈椎旋转手法操作中产生咔嗒声时的拇指推扳力大小。结果提示两种手法左旋时利手拇指推扳力和右旋时非利手拇指最大推扳力比较差异具有统计学意义（$P < 0.05$）。同侧林氏颈椎定点旋转斜扳法所用的最大推扳力小于传统颈椎旋转手法，差异具有统计学意义（$P < 0.05$）。结论提示无论是传统颈椎旋转手法还是林氏颈椎定点旋转斜扳法，利手拇指最大推扳力都大于非利手；两种手法比较提示，林氏颈椎定点旋转斜扳法更符合人体生物力学特点、耗能更低、更安全。此研究为林氏正骨推拿手法的传承、教学、推广、基础研究提供了量化依据。田强等使用压力测量系统，记录两种手法操作时产生咔嗒声时的推扳力大小。结果提示两种手法左右侧推扳力比较，差异均无统计学意义（$P > 0.05$）。提拉旋转斜扳法所用的推扳力显著小于腰椎斜扳法，差异有统计学意义（$P < 0.05$）。结论提示两种手法比较，提拉旋转斜扳法为更符合人体生物工程特点、更安全、耗能更低的手法。此研究为手法量化提供了基础参考值。

二、提拉旋转斜扳手法的研究

林氏正骨手法的核心是扳动类手法，扳动类手法临床运用往往存在不少风险，力量太大容易损伤患者，力量太小达不到治疗效果，通过借鉴西方整脊手法的研究方法如"时间－力"曲线特征，对手法扳动过程中的力量、时间、速度、加速度等相关因素进行分析，以减少临床研究中的各种失误。

范志勇等采用多点薄膜压力测试系统研究腰椎提拉旋转斜扳手法的力学特点。将21名男性推拿操作者分为专家组、熟练者组、初学者组，连续在压力测试系统上操作7次，每人均重复3次，将收集的图形及数据指标进行处理分析。结果得到专家组手法操作时间－力曲线的图形规律，平均预加载力为（147.25±26.04）N，持续时间为（0.98±0.20）秒，谷值平均值为（79.22±9.50）N，最大冲击力为（706.26±56.21）N，扳动时间为（0.44±0.09）秒，扳动速度为（1666.33±411.91）N/s，冲量为（310.95±56.67）N·s。熟练者组手法图形与专家组手法图形基本相似，各组指标相差不大，但平均最大冲击力相对较小，为（464.51±53.49）N。初学者组手法图形轨迹大致可分为3类：Ⅰ类杂乱无章型，无规律可循；Ⅱ类只有冲击相无预加载相，且最大冲击力大小不一；Ⅲ类既有冲击相又有预加载相，且力量较稳定，但两者力度均偏小。结论提示多点薄膜压力测试系统可很好地显示林氏腰椎提拉旋转斜扳手法力学特点，是林氏正骨推拿手法动力学参数量化研究较理想的测试工具。试验结果为手法的直观显示、量化、标准化提供了科学依据。范志勇等应用多点薄膜压力测试系统，检测并记录术者进行手法操作过程中的"时间－力"曲线，同时可显示并分析相应的力学参数（平均预加载力、谷值、最大冲击力），再通过测试系统配套软件测出扳动时间、扳动速度、冲量等其他参数指标的具体数值。结果提示：①平均预加载力为（145.86±34.80）N，持续时间为（1.43±0.46）秒，谷值平均值为（72.24±13.87）N，最大冲击力为（446.21±143.98）N，扳动时间为（0.55±0.15）秒，扳动速度为（914.52±259.18）N/s，冲量为（256.21±82.30）N·s；②其中冲击力的上升速度的斜率均值为93.96±6.94，下降速度的斜率均值为-82.70±26.10；③试验从数字化的角度初步分析了林氏正骨手法"法从手出"的手法力作用特点，用数字化的方式表达提拉旋转斜扳法的手法特征，为林氏正骨推拿手法的传承、教学、推广、基础研究提供量化依据。

三、下肢后伸定点按压手法

郭汝松等应用多点薄膜压力测试系统，检测并记录术者进行下肢后伸定点按压手法操作过程中的动态图形，并保存分析相应的压力数据。结果提示预加载力基本保持在90～160 N，持续时间为35～60毫秒，最大冲击力在350～700N，大多分布在500N左右，冲击力的持续时间基本在40毫秒左右，冲击力的冲量基本在85～170N·s，且大部分控制在120N·s左右，冲击力的拟合函数上升和下降的斜率的绝对值都较大，且上升的斜率绝对值远大于下降的斜率绝对值。结论提示该术者手法操作收放自如、刚柔相济，能体现林氏正骨手法的特征，手法准确，该试验方法对于纠正临床初学者手法操作、林氏正骨推拿手法的传承具有重要意义，为林氏正骨手法的传承、教学、推广、基础研究提供量化依据。

林氏正骨推拿在研究中运用最多的就是下沉力和爆发力，那么下沉力和爆发力的力学参数特点又是如何体现出来的呢？下沉力相当于足够的预备加载力，爆发力相当于冲击力，我们可以参照目前比较公认并运用较多的由国外学者提出的脊柱推拿手法"时间-力"曲线图特征，图形主要包括：①预载荷相，对位于拟调整关节浅层的软组织给以准静态的载荷，目的是压紧软组织并使目标关节向生理范围极限运动，有助于冲击力定位于目标关节并增加操作过程中患者舒适度。图形可直观地反映出该术者预加载力始终保持在一个相对稳定的水平。②向下切迹点，在冲击前预载荷力减小，通常称为"助跑"。③冲击相，使用高速度、低幅度的力作用于目标关节。④最大冲击力，作用于关节的最大的力，之后是消散相。⑤冲击持续时间，通常指从冲击前"助跑"到达到最大冲击力的时间。下沉力和爆发力的曲线图像可以从预载荷相及冲击相上体现出来（图3-1）。

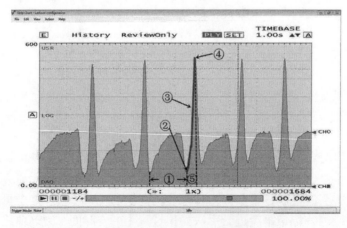

图3-1　时间-力变化曲线图

第五节　爆发力手法及下沉力手法的力学特性

林氏颈椎正骨推拿手法包括微屈位提拉旋转颈椎扳法、颈椎定点旋转手法、前屈位提拉旋转颈椎扳法、俯卧位颈椎定点按压手法；胸椎正骨推拿手法包括俯卧位胸椎按压手法、坐位定点旋转顶推法；腰椎正骨推拿手法包括平卧位定点按压手法、垫枕背伸定点按压手法、立体定位斜扳法、提拉旋转斜扳法、侧卧定点踩跷法；骶髂关节正骨推拿手法包括下肢后伸定点按压手法、屈膝屈髋按压手法、下肢后伸定点踩跷法；肩关节正骨推拿手法有肩关节定点按压手法；膝关节正骨推拿手法有膝关节定点按压手法；踝关节正骨推拿手法有踝关节挤压手法、踝足部定点踩跷；腕关节正骨推拿手法有腕关节定点按压手法。这些手法的特点在于爆发力和下沉力的运用，因此上述手法在临床运用时又可以归结为爆发力手法和下沉力手法。爆发力手法又可以称为加压小振幅快扳技术，里面含有的力学特征如下：首先运用加压使目标关节达到关节被动运动的极限，然后运用冲击手法快速扳动目标节段，并使关节小幅度运动，这种手法操作过程往往发出咔嗒声使关节面发生分离，目的主要是正骨。适用于年轻力壮、身体耐受性好的患者。下沉力手法可以称为加压小振幅缓扳技术，首先运用加压使目标关节达到关节被动运动的极限，然后运用缓压手法慢速扳动目标节段，并使关节处于小幅度运动，主要适用于身体耐受性差者、身体瘦小的女性、老年患者及早期骨质疏松患者，目的主要是理筋，尤其调整脊柱的深部肌群如多裂肌、回旋肌、横突间肌或者棘突间肌的痉挛。

快扳技术和缓扳技术的区别如下。

传统的扳法所指的是快扳，即骤然用力使关节瞬间产生运动的方法。虽有运动，但关节瞬间位置的变化却很小。从扳法的定义看，"骤然"与"瞬间"主要强调的是时间的短暂。这是扳法的特点，说明扳法为高速低振幅手法，如林氏正骨推拿的提拉旋转斜扳法的时间为（0.55±0.15）秒，扳动速度为（914.52±259.18）N/s，充分体现了时间短、速度快的特点。

关节缓扳技术：反复运用缓力扳动病态关节，使其因为病理性约束力所致的紧缩状态渐渐舒展、伸开，运动范围不断扩大到运动功能完全恢复的一类被动运动手法，又称为缓扳法，是低速低振幅手法，与关节伸展类手法和关节松动术的Ⅳ级有相似之处，这一级也是不加关节的快速冲击发力手法。郭伟等研究关节冲击手法和关节松动术（Ⅳ级不加冲击发力）治疗腰椎间盘突出症的力学参数比较发现，关节冲击手法应力峰值为（22.92±3.5）N，关节松动术为（9.54±1.93）N；关节冲击手法达峰时间为（0.50±0.11）秒，关节松动术为（4.98±0.74）秒，关节冲击手法扳动速度为（21.66±6.16）N/s，关节松动术为（1.97±0.56）N/s，由此可见快速扳动手法在力量、时间、速度和缓扳技术均有明显区别，快速扳动体现了力量更足、时间更短、速度更快的力学特点。

快扳和缓扳相似之处：将患者的体位调整好，患者处于被动运动的极限，发力之前运用足够的下沉力后才运用扳法。不同之处：一是在于运用扳法时的速度，前者运用高速度，骤然用力使关节瞬间产生运动，后者以低速度为主，反复缓扳病态关节，使其因为病理性约束力所致的紧缩状态渐渐舒展、伸开，运动范围不断扩大到运动功能完全恢复；二是适应范围，缓扳法主要适用于不宜用瞬间快扳法的一类人，如年老体弱者、不耐疼痛之人、急性椎间盘突出症者等；三是快扳及缓扳都具有理筋整复的作用，快扳法以松动关节为要，通过松动关节达到松筋的效应；而缓扳法以松筋为主，通过松筋达到松动关节的功效（尤其是对多裂肌等深部肌群的损伤），这就是我们通常所说的正骨手法的理筋效应。这些理论的研究为流派提出快扳正骨及缓扳理筋的筋伤手法治疗奠定了基础。

第六节　常用手法的质量控制规程

掌按法的质量控制　可以参考张军《手法治疗腰椎间盘突出症的标准操作规范》。掌按法的操作规程：用双掌重叠掌根部沿腰椎棘突自上而下推按，掌按的压力由前臂的压力和身体前倾的压力组成，力量由浅入深逐渐向内层肌肉组织渗透，垂直压力强度控制范围为 3～8N，频率为 10～15 次／分，每一次按压时间为 4～6 秒。

按揉法的质量控制　可以参考张军《手法治疗腰椎间盘突出症的标准操作规范》中揉捻法的操作规程，以拇指轻按在穴位或病变部位，腕部为支点，做轻柔的小幅度的回旋运动。压力、频率、摆动的幅度要均匀、协调而有节律，压力要轻柔，垂直压力强度控制范围为 15～54N，频率为 120～160 次／分，每一次动作时间为 0.3～0.6 秒，上下推动的幅度为 15°～25°。

弹拨法的质量控制　用指端按于病变部位适当用力下压，再做与肌肉纤维或肌腱呈垂直方向的来回拨动，操作时拇指着力，其余四指抵住一端，垂直压力强度（4.5± 0.25）kg，频率为 100～120 次／分，每一次弹拨法时间为（0.5±0.15）秒，上下弹拨的幅度为 90°±5°。

徒手颈椎拔伸法的质量控制　在此位置向上牵引，牵引力为 6～12kg，时间 10～30 秒（可使病变椎间隙充分张开）。

下肢后伸定点按压手法的质量控制　患者处下肢后伸体位，助手抬患侧下肢大腿，操作者垂直按压骶髂部，具体操作参数如下：预加载力基本保持在 90～160N，持续时间为 35～60 毫秒，最大冲击力在 350～700N，大多分布在 500N 左右，冲击力的持续时间基本在 40 毫秒左右，冲击力的冲量基本在 85～170N·s，且大部分控制在 120N·s 左右。每次操作快扳 1～7 次，或者缓扳 10～30 次，每次操作 1 分钟内完成。

垫枕背伸定点按压手法的质量控制　患者处于垫枕背伸体位，操作者用双掌重叠掌根部按压腰椎棘突，具体力学参数可以参考下肢后伸定点按压手法的力学参数。每次操作快扳 1～7 次，或者缓扳 10～30 次，每次操作 1 分钟内完成。

提拉旋转斜扳手法的质量控制　患者处于提拉旋转体位，助手 1 提拉患者健侧手的腕部，助手 2 托起患者健侧肩部，操作者垂直按压骶髂部，具体操作参数如下：平均预加载力为（147.25±26.04）N，持续时间为（0.98±0.20）秒，谷值平均值为（79.22±9.50）N，最大冲击力为（706.26±56.21）N，扳动时间为（0.44±0.09）秒，扳动速度为（1666.33±411.91）N/s，冲量为（310.95±56.67）N·s。每次操作快扳 1～7 次，或者缓扳 10～30 次，每次操作 1 分钟内完成。

立体定位斜扳法的质量控制　助手扶助一侧肩部，操作者垂直按压髂骨翼，具体力学参数可以参考提拉旋转斜扳手法的力学参数。每次操作快扳 1～7 次，或者缓扳 10～30 次，每次操作 1 分钟内完成。

下肢后伸定点踩蹺法的质量控制　患者位于下肢后伸体位，助手抬患侧下肢大腿，操作者一足的足跟紧贴吸定于患侧骶髂关节处（压痛点），方向垂直于骶髂部，具体操作参数如下：预加载力基本保持在 200 ～ 350N，平均 300N，持续时间为 35 ～ 60 毫秒，最大冲击力在 500 ～ 700 N，大多分布在 600 N，冲击力的持续时间基本在 0.6 ～ 1 秒，冲击力的持续时间基本在 0.3 秒，冲击力的冲量基本在 200 ～ 250 N·s。每次操作快扳 1 ～ 3 次，或者缓扳 3 ～ 5 次，每次操作 1 分钟内完成。

　　侧卧定点踩跷法的质量控制　　助手一手固定一侧肩部，操作者一足的足跟紧贴吸定于患侧骶髂关节处（压痛点），方向垂直于髂骨翼，具体力学参数可以参考下肢后伸定点踩跷法的力学参数。每次操作快扳 1 ～ 3 次，或者缓扳 3 ～ 5 次，每次操作 1 分钟内完成。

　　推拿的力学因素，是手法医学研究的核心。通过研究部分推拿手法的力学测定、量效关系、规范化力学标准，为推拿手法安全性、有效性、科学性提供质量控制参考，以后的研究应该结合不同流派的手法综合研究，同时考虑操作时因环境、心理、受试者身高与体重，以及肌肉紧张度等各种影响因素，建立各家的力学数据库，多学科、多角度、多水平结合，有利于形成规范化的手法基本参数，争取达到行业标准。

（范志勇，吴　山，黄　帆）

第四章　林氏正骨推拿的相关解剖学基础

第一节　相关肌肉的起止点、作用和神经支配

手法诊治过程中，肌肉是重要的环节，无论是望诊、触诊还是手法治疗，肌肉都具有重要地位，只有了解每一块肌肉的起止点、重要作用、神经支配，才有利于下一步的点穴、理筋、正骨手法操作。

这里重点介绍身体重要部位的肌群，如面肌和咀嚼肌、颈项肌肉、肩带肌肉、臂前群肌、臂部后群肌、胸肌、腰腹部肌肉、髋部肌肉、膝部肌肉、小腿部肌肉的起止点、重要作用、每块肌肉的神经支配。

触诊过程中经常可以检查到某一块肌肉或者穴位出现明显压痛，并出现相关的运动功能障碍，根据所属肌肉的神经支配区域，我们进行相应的理筋或者正骨可以获得良好临床效果。

一、面肌和咀嚼肌的起止点、作用和神经支配

内容见表 4-1。

表 4-1　面肌和咀嚼肌的起止点、作用和神经支配

肌群	肌肉名称	起点	止点	主要作用
面肌 （面神经支配）	额肌	帽状腱膜	眉部皮肤	提眉，形成额部皱纹
	枕肌	枕骨	帽状腱膜	后牵帽状腱膜
	眼轮匝肌	位于眼裂周围		闭眼
	口轮匝肌	环绕口裂周围		闭口
	提上唇肌、提口角肌、颧肌	上唇上方骨面	口角或唇的皮肤	提口角与上唇
	降下唇肌、降口角肌	下唇下方的下颌骨前面		降口角与下唇
	颊肌	面颊深层		唇、颊紧贴牙齿，帮助吮吸和咀嚼，牵拉口角向外侧
咀嚼肌 （三叉神经支配）	颞肌	颞窝	下颌骨冠突	上提下颌骨（闭口）
	咬肌	颧弓	咬肌粗隆	
	翼内肌	翼突窝	翼肌粗隆	
	翼外肌	翼突外侧面	下颌颈	双侧收缩做张口运动；单侧收缩使下颌骨向对侧移动

这里重点关注一些不明原因的头痛或者颞下颌关节疼痛，应该检查相关的面肌和咀嚼肌。

二、颈项肌肉的起止点、作用和神经支配

内容见表 4-2。

表 4-2　颈项肌肉的起止点、作用和神经支配

肌肉名称	起点	止点	作用	神经支配
颈阔肌	胸大肌和胸锁乳突肌表面筋膜	口角等处	拉口角向下，并使颈部皮肤出现皱褶	面神经
胸锁乳突肌	胸骨柄的前面、锁骨的胸骨端	颞骨乳突	一侧肌肉收缩使头向同侧倾斜，脸转向对侧；两侧收缩可使头后仰	副神经
斜角肌（前、中、后斜角肌）	颈椎横突	前、中斜角肌止于第 1 肋 后斜角肌止于第 2 肋	一侧肌肉收缩使头向同侧倾斜；两侧收缩可上提第 1、2 肋，助深吸气	颈神经前支
椎前肌（头长肌、颈长肌）	C3 ～ 5 横突前结节	头长肌止于枕骨基底部；颈长肌止于颈椎横突及椎体的前方	屈头、屈颈	颈神经前支
斜方肌（上部）	上项线、枕外隆凸、项韧带	锁骨外侧 1/3、肩峰、肩胛冈	上提肩胛骨；如肩胛骨固定，一侧收缩可使头向同侧屈，脸转向对侧；两侧同时收缩可使头后仰	副神经
夹肌	项韧带下部、第 7 颈椎棘突和上部胸椎棘突	颞骨乳突、第 1 ～ 3 颈椎横突	单侧收缩可使头转向同侧；两侧收缩可使头后仰	颈神经后支
肩胛提肌	第 1 ～ 4 颈椎横突	肩胛骨上角	上提肩胛骨；如肩胛骨固定，一侧收缩可使头向同侧屈，脸转向对侧；两侧同时收缩可使头后仰	肩胛背神经（C4 ～ 6）
菱形肌	第 6、7 颈椎棘突及第 1 ～ 4 胸椎棘突	肩胛骨内侧缘	牵引肩胛骨向内上	肩胛背神经（C4 ～ 6）
头竖脊肌（颈棘肌、颈半棘肌、头半棘肌、头最长肌、头髂肋肌）	下位椎骨的棘突、横突、肋骨等	上位椎骨的棘突、横突及枕骨	后伸脊柱、仰头	脊神经后支

这里重点关注部分头痛或者胸背痛，其往往是由于颈项肌肉病变所导致。

三、肩带肌肉的起止点、作用和神经支配

内容见表 4-3。

表 4-3　肩带肌肉的起止点、作用和神经支配

肌肉名称	起点	止点	肩关节运动	神经支配
三角肌	锁骨外 1/3 段、肩峰、肩胛冈	三角肌粗隆	外展、前屈、后伸	腋神经（C5，C6）
冈上肌	冈上窝	肱骨大结节	外展	肩胛上神经（C5）
冈下肌	冈下窝	肱骨大结节	内收、外旋	肩胛上神经（C5，C6）
小圆肌	冈下窝下部	肱骨大结节	内收、外旋	腋神经（C5，C6）
大圆肌	肩胛骨下角、背面	肱骨小结节嵴	内收、内旋、后伸	肩胛下神经（C5，C6）
肩胛下肌	肩胛下窝	肱骨小结节	内收、内旋、后伸	肩胛下神经（C5，C6）

这里重点关注部分颈痛或者胸背痛，其往往是由于肩背部肌肉病变所导致。此外对于肩袖损伤患者应该重点检查小圆肌、肩胛下肌、冈上肌、冈下肌。

四、臂前群肌的起止点、作用和神经支配

内容见表 4-4。

表 4-4　臂前群肌的起止点、作用和神经支配

肌肉名称	起点	止点	作用	神经支配
肱二头肌	长头：肩胛骨盂上结节 短头：肩胛骨喙突	桡骨粗隆	屈肘和前臂旋后	肌皮神经（C5～7）
喙肱肌	肩胛骨喙突	桡骨中部内侧	臂前屈和内收	肌皮神经（C5～7）
肱肌	肱骨下 1/2 的前面	尺骨粗隆	屈前臂	肌皮神经（C5～7）

这里重点关注部分颈背部病变所导致的肘部和手臂的病变。

五、臂部后群肌的起止点、作用和神经支配

内容见表 4-5。

表 4-5　臂部后群肌的起止点、作用和神经支配

肌肉名称	起点	止点	作用	神经支配
肱三头肌	长头：肩胛骨盂下结节 内侧头：肱骨桡神经沟内下方的骨面 外侧头：肱骨桡神经沟外上方的骨面	尺骨鹰嘴	伸肘关节，助肩关节 伸及内收（长头）	桡神经（C5～6）

这里重点关注部分颈背部病变所导致的肘部和手臂的病变。

六、胸肌的起止点、作用和神经支配

内容见表 4-6。

表 4-6　胸肌的起止点、作用和神经支配

肌群	肌肉名称	起点	止点	作用	神经支配
胸上肢肌	锁骨下肌	第 1 肋软骨上面	锁骨肩峰端	拉锁骨向内下	锁骨下神经（C4～6）
	胸大肌	锁骨内侧半、胸骨和第 1～6 肋软骨	肱骨大结节嵴	使肱骨内收、旋内和前屈	胸内、外侧神经（C5～T1）
	胸小肌	第 3～5 肋骨	肩胛骨喙突	拉肩胛骨向前下	胸内、外侧神经（C7～T1）
	前锯肌	上 8～9 个肋骨外面	肩胛骨内侧缘	固定肩胛骨于胸廓	胸长神经（C5～8）
胸固有肌	肋间外肌	上位肋骨下缘	下位肋骨上缘	提肋助吸气	肋间神经（T1～11）
	肋间内肌	下位肋骨上缘	上位肋骨下缘	降肋助呼气	肋间神经（T1～11）
	肋间最内肌	下位肋中部上缘	上位肋中部下缘	降肋助呼气	肋间神经（T1～11）
	胸横肌	剑突、胸骨体面	第 3～6 肋软骨	降肋助呼气	肋间神经（T3～6）

这里重点关注部分胸背部疼痛，其往往是由于颈部的病变所导致。

七、腰腹部肌肉的起止点、作用和神经支配

内容见表4-7。

表 4-7 腰腹部肌肉的起止点、作用和神经支配

肌肉名称	起点	止点	作用	神经支配
背阔肌	下6个胸椎棘突、全部腰椎棘突、髂嵴	肱骨小结节嵴	当上肢上举固定时，可引体向上	胸背神经（C6～8）
竖脊肌	骶骨背面、髂嵴后部	上方的椎骨和肋骨，以及枕骨后方	脊柱后伸、仰头；一侧收缩可使脊柱侧弯	脊神经后支
多裂肌	骶骨、骶髂韧带和腰椎乳突	上椎骨的棘突	伸展、旋转和稳固脊柱	脊神经后支
回旋肌	椎骨的横突	上2个椎骨的棘突根部	单侧收缩使对侧旋转，双侧收缩则背伸脊柱	脊神经后支
腰方肌	髂嵴的上缘、髂腰韧带和下部腰椎的横突	第12肋下缘和上部腰椎的横突	使脊柱侧屈	腰神经前支
腰大肌	T12～L5的椎体和椎间盘侧方和横突前方	股骨小转子	屈髋，维持坐位姿势	腰神经前支
腹直肌	骨盆耻骨	胸骨剑突及第5、6、7肋软骨	腰椎前屈、骨盆上提	同腹外斜肌
腹横肌	胸腰深筋膜、髂前上棘	腹直肌鞘	双侧收缩可增加腹内压和呼气	同腹外斜肌
腹外斜肌	第5～12肋骨表面	髂嵴和腹直肌前鞘	单侧使躯干向同侧屈曲、向对侧旋转；双侧可前屈躯干、增加腹内压	第5～12对肋间神经、髂腹下神经、髂腹股沟神经
腹内斜肌	胸腰筋膜、髂嵴和髂前上棘	第10～12肋的下界、腹白线和腹直肌鞘	同腹外斜肌	同腹外斜肌

这里重点关注下肢力线问题，许多下肢的病变往往是由于腰部疾病所导致。许多腰痛患者也许由腹肌松弛所导致，因此腰痛患者在查体时不要一味关注腰部肌群，同时也要关注腹部肌群。

八、髋关节运动肌肉的起止点、作用和神经支配

内容见表4-8。

表 4-8 髋关节运动肌肉的起止点、作用和神经支配

肌肉名称	起点	止点	主要作用	神经支配
髂腰肌	髂肌：髂窝 腰大肌：腰椎体侧面和横突	股骨小转子	髋关节前屈、旋外；下肢固定时，使躯干骨盆前屈	腰丛神经分支
阔筋膜张肌	髂前上棘	经髂胫束至胫骨外侧髁	紧张阔筋膜并屈髋	臀上神经（L1～S4）
缝匠肌	髂前上棘	胫骨上端内侧面	屈髋、屈膝及内旋	股神经（L2～4）
股直肌	髂前下棘	髌骨-髌韧带-胫骨粗隆	屈髋、伸膝	股神经（L2～4）
臀大肌	髂骨翼外面、骶骨背面	臀肌粗隆、髂胫束	伸髋	臀下神经（L2～S4）
股二头肌	长头：坐骨结节 短头：股骨粗线	腓骨小头	伸髋、屈膝并微旋外	坐骨神经（L4～S2）

续表

肌肉名称	起点	止点	主要作用	神经支配
半腱肌	坐骨结节	胫骨上端内侧面	伸髋、屈膝并微旋内	坐骨神经（L4～S2）
半膜肌	坐骨结节	胫骨内侧髁后面	伸髋、屈膝并微旋内	坐骨神经（L4～S2）
臀中肌	髂骨翼外面	股骨大转子	髋关节外展、内旋和外旋	臀上神经（L1～S4）
臀小肌	髂骨翼外面	股骨大转子	髋关节外展、内旋和外旋	臀上神经（L1～S4）
梨状肌	骶骨前面骶前孔外侧	股骨大转子	髋关节外展、外旋	骶丛分支

这里重点关注下肢力线问题，许多下肢的病变往往是由腰部及骨盆疾病所导致。临床常常将腰 - 骨盆 - 膝 - 踝部当成一个整体进行分析。

九、膝关节运动肌肉的起止点、作用和神经支配

内容见表4-9。

表4-9　膝关节运动肌肉的起止点、作用和神经支配

肌肉名称	起点	止点	主要作用	神经支配
股四头肌	股直肌：髂前下棘 股内侧肌：股骨粗线 股外侧肌：股骨粗线 股中间肌：股骨前面	胫骨粗隆	伸膝关节，屈髋关节（股直肌）	股神经（L2～4）
股二头肌	长头：坐骨结节 短头：股骨粗线	腓骨小头	伸髋、屈膝并微旋外	坐骨神经（L4～S2）
半腱肌	坐骨结节	胫骨上端内侧面	伸髋、屈膝并微旋内	坐骨神经（L4～S2）
半膜肌	坐骨结节	胫骨内侧髁后面	伸髋、屈膝并微旋内	坐骨神经（L4～S2）
缝匠肌	髂前上棘	胫骨上端内侧面	屈髋、屈膝及内旋	股神经（L2～4）

这里重点关注膝关节疼痛，其往往是由腰部及骨盆疾病所导致。因此有腰源性膝痛这一说法，临床大量病例也证实许多急慢性膝痛与腰部和骨盆的病变相关，调膝先调腰是中医整体观的体现，也同时体现了治病求本的治疗原则。

十、小腿肌肉的起止点、作用和神经支配

内容见表4-10。

表4-10　小腿肌肉的起止点、作用和神经支配

肌肉名称	起点	止点	主要作用	神经支配
胫骨前肌	胫骨外侧面	内侧楔骨内侧面和第1跖骨底	足背屈、内翻	腓深神经（L4～S2）
趾长伸肌	腓骨前面、胫骨上端和小腿骨间膜	第2～5趾中节、末节趾骨底	伸第2～5趾、足背屈	腓深神经（L4～S2）
拇长伸肌	腓骨内侧面下2/3和小腿骨间膜	拇指末节趾骨底	足背屈、伸拇趾	坐骨神经（L4～S2）
腓骨长肌	腓骨外侧面上2/3	内侧楔骨和第1跖骨底	足跖屈、外翻	腓浅神经（L4～S2）
腓骨短肌	腓骨外侧面下1/3	第5跖骨粗隆	足跖屈、外翻	腓浅神经（L4～S2）
腓肠肌	内侧头：股骨内上髁 外侧头：股骨外上髁	跟骨结节	屈膝关节、足跖屈	胫神经（L4～S3）

续表

肌肉名称	起点	止点	主要作用	神经支配
比目鱼肌	胫腓骨上端	跟骨结节	足跖屈	胫神经（L4～S3）
胫骨后肌	胫、腓骨和小腿骨间膜后面	舟骨粗隆和第3楔骨	足跖屈、内翻	胫神经（L4～S3）
趾长屈肌	胫骨后面胫侧	第2～5趾的远节趾骨底	足跖屈、屈2～5趾	胫神经（L4～S3）
拇长屈肌	腓骨后面	拇趾远节趾骨底	屈拇趾、足跖屈	胫神经（L4～S3）

这里重点关注踝关节痛或者踝关节失稳，其往往是由腰部及骨盆疾病所导致。

第二节　常见脊柱、四肢关节运动的相关肌群

一、颈椎运动的相关肌群

（1）使头颈前屈的相关肌群：头长肌、颈长肌、头前直肌、斜角肌。

（2）使头颈后伸的相关肌群：斜方肌、胸锁乳突肌、夹肌。

（3）使头颈侧屈的相关肌群：斜方肌、胸锁乳突肌、斜角肌（其他还有头长肌、颈长肌、头前直肌）。

（4）使头颈旋转的相关肌群：斜方肌、胸锁乳突肌。

如落枕患者望诊常常见颈椎侧屈及旋转功能受限，触诊常常可及斜方肌、胸锁乳突肌肿胀，治疗时重点是手法调整斜方肌、胸锁乳突肌，纠正颈椎侧屈及旋转功能受限。

二、肩关节运动相关肌群

（1）肩关节外展：冈上肌、三角肌。

（2）肩关节内收：胸大肌、三角肌。

（3）肩关节外旋：冈下肌、小圆肌。

（4）肩关节内旋：胸大肌、大圆肌、背阔肌、肩胛下肌。

如肩周炎患者望诊常常可见扛肩状态，触诊冈上肌、冈下肌、三角肌、大圆肌、背阔肌、肩胛下肌广泛压痛，手法治疗时通过调整上述肌群来恢复患者的外展、内收、外旋、内旋等功能障碍。

三、肘关节及前臂运动相关肌群

（1）伸肘关节的相关肌群：肱三头肌、肘肌。

（2）屈肘关节的相关肌群：肱二头肌、肱肌、旋前圆肌（辅助屈肘）、肱桡肌、桡侧腕屈肌。

（3）前臂旋前的相关肌群：肱桡肌、旋前圆肌、旋前方肌。

（4）前臂旋后的相关肌群：肱二头肌、旋后肌。

如肱骨外上髁炎患者应该重点检查肱桡肌、前臂伸肌群；尺骨鹰嘴滑囊炎患者重点检查肱三头肌。

四、腕关节运动相关肌群

（1）伸腕关节的相关肌群：桡侧腕长短伸肌、尺侧腕伸肌、拇长伸肌、指伸肌及小指伸肌。

（2）屈腕关节的相关肌群：桡侧腕屈肌、指深屈肌、指浅屈肌、掌长肌。

（3）桡偏相关肌群：拇长展肌、拇短伸肌、桡侧腕长伸肌、桡侧腕屈肌。

（4）尺偏相关肌群：尺侧腕伸肌、尺侧腕屈肌。

如临床遇到桡骨茎突狭窄性腱鞘炎患者重点检查拇长展肌、拇短伸肌。

五、腰椎运动的相关肌群

（1）使腰椎前屈的相关肌群：髂腰肌、腹内斜肌、腹外斜肌、腹直肌。

（2）使腰椎后伸的相关肌群：竖脊肌、臀大肌。

（3）使腰椎侧屈的相关肌群：前面的腹内斜肌、腹外斜肌、腹直肌、后面的腰方肌、腰大肌和骶棘肌。

（4）使腰椎旋转的相关肌群：同侧腹内斜肌、横突棘肌，对侧的腹外斜肌、腰大肌。

如腰椎间盘突出症患者望诊常常可见跛行，触诊髂腰肌、竖脊肌、腰方肌、臀大肌压痛，手法治疗时通过调整上述肌群来恢复患者伸屈、旋转、侧屈等功能；也可以通过锻炼腹内斜肌、腹外斜肌来纠正伸屈及旋转受限。

六、骨盆运动的相关肌群

（1）使骨盆倾斜的相关肌群：臀中肌、臀小肌。

（2）使骨盆旋转的相关肌群：臀大肌、梨状肌。

如临床常见的骨盆旋移症，虽然可以通过调整骶髂关节以改善耻骨联合不稳及腰骶关节失稳等临床症状，但是想要减少复发率，还应该重视对挛缩的相关肌群，如臀大肌、梨状肌、臀中肌、臀小肌进行松解，以巩固疗效。

七、髋关节运动的相关肌群

（1）使髋关节屈曲的相关肌群：髂腰肌和阔筋膜张肌，缝匠肌、股直肌也参与髋关节的屈曲。

（2）使髋关节后伸的相关肌群：臀大肌、腘绳肌（股二头肌、半腱肌和半膜肌）。

（3）使髋关节外展的相关肌群：主要指臀中肌、臀小肌、梨状肌等。

（4）使髋关节内收的相关肌群：主要指股内收肌群，包括大腿内侧的 5 块肌肉。在浅层，自外侧向内侧依次为耻骨肌、长收肌和股薄肌；中层有位于长收肌深面的短收肌；深层有大收肌。

（5）使髋关节内旋、外旋的相关肌群：由于髋部肌肉的走行方向与髋关节轴有交叉，屈、伸、收、展髋关节的肌肉往往兼有使髋关节旋转的功能，如臀大肌、梨状肌、髂腰肌可使髋关节外旋，缝匠肌、臀中肌可使髋关节内旋。

如梨状肌综合征患者可见跛行或鸭步移行，触诊梨状肌压痛，可通过手法调整梨状肌来纠正髋关节外展外旋功能障碍。

八、膝关节运动的相关肌群

（1）伸膝关节的相关肌群：主要是股四头肌。

（2）屈膝关节的相关肌群：主要是腘绳肌和腓肠肌，腘绳肌包括半腱肌、半膜肌、股二头肌长头、股二头肌短头，其主要功能是屈膝。

（3）使膝关节旋转的相关肌群：膝关节屈曲位时，可有小幅度的旋转运动。半腱肌、半膜肌、缝匠肌可使膝关节内旋；股二头肌可使膝关节外旋。

如膝关节退行性病变患者触诊常见股四头肌、腘绳肌压痛，手法治疗时可以通过调整上述肌群来纠正膝关节伸屈见旋转功能受限。

九、踝足部运动相关肌群

（一）踝关节运动相关肌群

（1）背屈：又称足背伸，脚尖向上，靠近头侧。主动肌有胫骨前肌、趾长伸肌、拇长伸肌和第三腓骨肌。负重背伸训练可以强化这些肌肉的肌力。

（2）跖屈：足尖下垂，远离头侧。主动肌有腓肠肌、比目鱼肌、跖肌、腓骨长短肌、胫骨后肌、趾长屈肌和拇长屈肌。

（二）运动跗骨间关节的肌群

（1）内翻：主动肌有胫骨前肌、拇长伸肌、胫骨后肌、趾长屈肌和拇长屈肌。

（2）外翻：主动肌有趾长伸肌、腓骨长肌、拇短肌。

（三）运动足趾的肌群

（1）屈趾主动肌有趾长屈肌、拇长屈肌。

（2）伸趾主动肌有趾长伸肌、拇长伸肌。

如踝关节跖屈内翻损伤患者触诊常见腓肠肌、比目鱼肌、跖肌、腓骨长肌、腓骨短肌、胫骨后肌、趾长屈肌和拇长屈肌、胫骨前肌、拇长伸肌压痛，手法治疗时通过调整上述肌群来纠正跖屈内翻损伤。

第三节　常见穴位的解剖学基础

触诊探穴是流派基本功，触诊探穴能力是临床触诊、手法诊疗操作的基础，流派讲究在看得准的基础上结合摸得准，两者结合为下一步手法的精准施治奠定基础。流派创始人林应强教授反复强调，我们这门技术讲究手摸心会，想要做到"行家一出手就知有没有"，必须亲自动手实践，强调"纸上得来终觉浅，绝知此事要躬行"。从书本上得来的知识，毕竟是不够完善的，如果想要深入理解其中的道理，必须亲自实践。这是推拿临床医生必备的基本素养。

探求穴位也是一样，一定要亲自去触摸探求，了解每一个穴位的局部解剖结构，相关神经、肌肉、血管和主治作用，为患者制定最佳诊疗方案。风池探穴：反复上下滑动可触摸到上方突起的枕骨下缘和下方突起的寰椎侧块，此穴位于斜方肌上端与胸锁乳突肌上端之间的凹陷中。肩井探穴：前后拨动可触及横行的肌束，用力按压可触及骨性的第 1 肋。环跳探穴：按压拨动可触及臀大肌、梨状肌。委中探穴：以拇指或四指指腹横向按压，可触及腘动脉的搏动；再深按横向拨动，可有向小腿甚至足底的胫神经放射感。缺盆探穴：按压可触及斜角肌，再深为第 1 肋，可触及锁骨下动脉搏动及臂丛。命门探穴：可触及韧性的棘上韧带，腰部屈伸时可感知棘突间隙的增大与缩小。足三里探穴：按压并左右拨动时可触及胫骨前肌肌束。

　　临床上点穴疗法，包括作用于穴位的各种手法刺激，都离不开熟知穴区局部基础解剖结构，比如怀孕妇女腰骶部的穴位不可以手法刺激，如实证痛经发作时往往在腰阳关、十七椎发现压痛和偏歪，通过对穴区的点按和正骨调整腰阳关所在的 L4 棘突及十七椎所在的 L5 棘突，可以较快缓解疼痛，只有全面了解穴区的神经、肌肉、血管的解剖，有的放矢才能够做到手法的质量控制，减少医源性损伤。

一、颈部常用穴位的相关解剖学基础

1. 缺盆（胃经）（图 4-1）

定位　在颈外侧区，锁骨上窝中间，前正中线旁开 4 寸。

解剖

相关肌肉：在锁骨上窝中点，有颈阔肌、肩胛舌骨肌。

相关血管：下方有颈横动脉。

相关神经：布有锁骨上神经中支，深层正当臂丛的锁骨上部。

主治　咳喘、咽痛、瘰疬、缺盆中痛。

2. 风池（胆经）（图 4-2）

定位　在颈后区，枕骨之下，胸锁乳突肌上端与斜方肌上端之间的凹陷中。

解剖

相关肌肉：在胸锁乳突肌与斜方肌上端附着部之间的凹陷中，深部为头夹肌。

相关血管：有枕动、静脉分支。

相关神经：布有枕小神经分支。

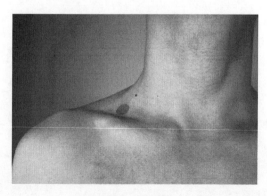

图 4-1　缺盆

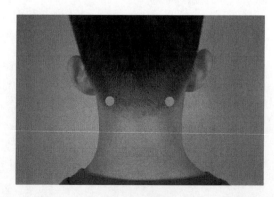

图 4-2　风池

主治　中风、癫痫、头痛、眩晕、耳鸣、耳聋等内风所致的病症；感冒、鼻塞、衄衄、目赤肿痛、口眼㖞斜等外风所致的病症；颈项强痛。

3. 大椎（督脉）（图 4-3）

定位　在脊柱区，第 7 颈椎棘突下凹陷中，后正中线上。

解剖

相关肌肉：在胸背部筋膜、棘上韧带及棘间韧带中。

相关血管：有颈横动脉后支和棘间皮下静脉丛。

相关神经：布有第 8 颈神经后支的内侧支；深部为脊髓。

主治

热性病症：热病、恶寒发热、疟疾、骨蒸劳热、中暑、虚汗等。

呼吸系统病症：咳嗽、气喘、胁痛、喉痹等。

神经系统病症：癫狂、痫证、小儿惊风、角弓反张等。

消化系统病症：霍乱、吐泻、黄疸等。

其他病症：如项强、肩背痛、腰脊强、五劳七伤、虚损乏力、风疹、疝气、疔疮等。

4. 风府（督脉）（图 4-4）

定位　在颈后区，枕外隆凸直下，两侧斜方肌之间凹陷中。

解剖

相关肌肉：在项韧带和项肌中，深部为环枕后膜和小脑延髓池。

相关血管：有枕动、静脉分支及棘间静脉丛。

相关神经：布有第 3 颈神经和枕大神经分支。

主治

舌咽病症：舌缓不语、音哑、重舌等。

神经系统病症：头重、头痛、颈项强急、脊强反折、中风、尸厥、癫狂、癔症、瘛疭等。

其他病症：衄血、呕吐等。

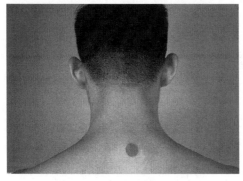
图 4-3　大椎

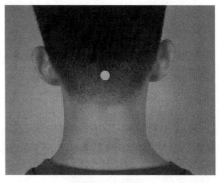
图 4-4　风府

5. 脑户（督脉）（图 4-5）

定位　在头部，枕外隆凸的上缘凹陷中。

解剖

相关肌肉：在左右枕骨肌之间。

相关血管：有左右枕动、静脉分支。

相关神经：布有枕大神经分支。

主治

头面病症：头重、头晕、头痛、面赤、目黄、目痛不能远视、面痛、面肿等。

神经系统病症：癫狂、痫证、喑不能言等。

舌病：音哑、舌衄等。

其他病症：瘿瘤、颈项强痛、黄疸等。

6.定喘（经外奇穴）（图4-6）

定位　在脊柱区，横平第7颈椎棘突下，后正中线旁开0.5寸。

解剖

相关肌肉：在斜方肌、菱形肌、上后锯肌、头夹肌、头半棘肌中。

相关血管：有颈横动脉、颈深动脉分布。

相关神经：穴区浅层有颈神经后支的皮支分布；深层有颈神经后支的肌支、副神经。

主治

呼吸系统病症：哮喘、咳嗽、支气管炎等。

运动系统疾病：肩背痛、上肢疼痛不举、麻痹、瘫痪以及落枕等。

其他病症：荨麻疹、头后部痛等。

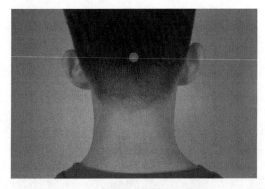

图4-5　脑户

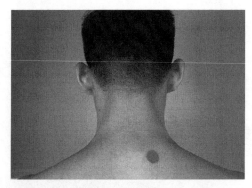

图4-6　定喘

二、肘部常用穴位的相关解剖学基础

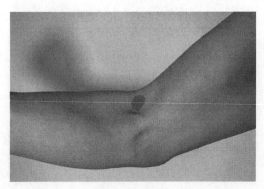

图4-7　尺泽

1.尺泽（肺经）（图4-7）

定位　在肘区，肘横纹上，肱二头肌肌腱桡侧缘凹陷中。

解剖

相关肌肉：肱二头肌肌腱桡侧，肱桡肌起始部。

相关血管：有桡侧返动、静脉分支及头静脉。

相关神经：布有前臂外侧皮神经，直下为桡神经。

主治

呼吸系统疾病：咳嗽、气喘等。

消化系统病症：干呕、烦满、心痛、气短等。

其他病症：上臂内侧痛、赤白汗斑等。

2. 曲池（大肠经）（图 4-8）

定位 在肘区，在尺泽与肱骨外上髁连线中点。

解剖

相关肌肉：桡侧腕长伸肌起始部，肱桡肌的桡侧。

相关血管：有桡返动脉的分支。

相关神经：布有前臂背侧皮神经，内侧深层为桡神经本干。

主治 手臂肿痛、上肢不遂、手肘无力；瘰疬、腹泻、呕吐、泄泻、痢疾；疮、疥、瘾疹、丹毒、热病、心中烦满、疟疾、高血压、月经不调、癫狂、善惊。

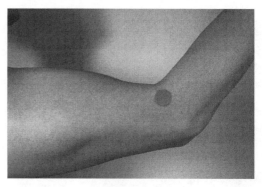

图 4-8 曲池

3. 少海（心经）（图 4-9）

定位 在肘前区，平肘横纹，肱骨内上髁前缘。

解剖

相关肌肉：有旋前圆肌、肱肌。

相关血管：有贵要静脉，尺侧上、下副动脉，尺侧返动脉。

相关神经：布有前臂内侧皮神经，外前方有正中神经。

主治 肘臂挛痛、麻木；目眩、暴喑、

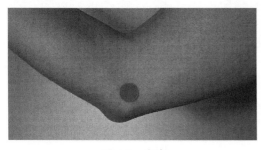

图 4-9 少海

腋胁痛、癫狂、善笑、痫证。

三、手臂常用穴位的相关解剖学基础

1. 手三里（大肠经）（图 4-10）

定位 在前臂，肘横纹下 2 寸，阳溪与曲池连线上。

解剖

相关肌肉：在桡侧腕短伸肌肌腹与拇长展肌之间。

相关血管：桡返动脉的分支。

相关神经：布有前臂背侧皮神经与桡神经深支。

主治 手臂麻痛、肘挛不伸、偏瘫；失音、颊肿、瘰疬、腹胀、吐泻；眼目诸疾。

2. 手五里（大肠经）（图 4-11）

定位 在臂部，肘横纹上 3 寸，曲池与肩髃连线上。

解剖

相关肌肉：肱桡肌起点，外侧为肱三头肌前缘。

相关血管：桡侧副动脉。

相关神经：布有前臂背侧皮神经，深层内侧为桡神经。

主治 肘臂挛急、痉痛；咳嗽吐血、瘰疬；嗜卧、身黄、疟疾。

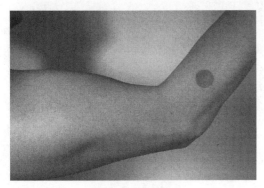 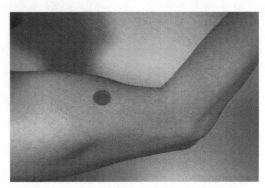

图 4-10 手三里　　　　　　　　　　　　　　图 4-11 手五里

3. 养老（小肠经）（图 4-12）

定位 在前臂后区，腕背横纹上 1 寸，尺骨头桡侧凹陷中。

解剖

相关肌肉：在尺骨背面，尺骨茎突上方，尺侧腕伸肌腱和小指固有伸肌腱之间。

相关血管：有前壁骨间背侧动、静脉的末支，手背静脉网。

相关神经：有前臂背侧皮神经和尺神经。

主治 眼科疾病、目视不明；急性腰痛，肩、背、肘、臂痛。

4. 内关（心包经）（图 4-13）

定位 在前臂前区，腕掌侧远端横纹上 2 寸，掌长肌腱与桡侧腕屈肌腱之间。

解剖

相关肌肉：在桡侧腕屈肌腱与掌长肌腱之间，浅部有指浅屈肌，深部为指深屈肌。

相关血管：有前臂正中动、静脉，深部为前臂掌侧骨间动、静脉。

相关神经：布有前臂内侧皮神经，其下为正中神经，深层有前臂掌侧骨间神经。

主治

心血管系统病症：心痛、心悸、怔忡、胸胁痛等。

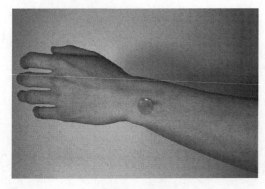 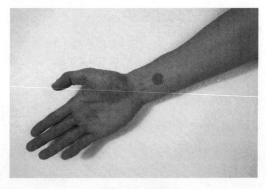

图 4-12 养老　　　　　　　　　　　　　　　图 4-13 内关

神经系统病症：失眠、健忘、癫证、痫证、急惊风、郁证、偏头痛、眩晕、目眩、面赤、目赤、中风、偏瘫等。

消化系统病症：胃痛、脘胀、呕吐、呃逆、脾胃不和、腹胀、泄泻、痞块、便血等。

呼吸系统病症：咳嗽、哮喘、胸闷、气短等。

妇产科病症：月经不调、妊娠恶阻、产后血晕等。

其他病症：热病无汗，虚劳，中暑，疟疾，黄疸，脚气，脱肛，腋下肿，肘、臂、腕挛痛，舌裂出血，遗精等。

5. 外关（三焦经）（图 4-14）

定位　在前臂后区，腕背侧远端横纹上 2 寸，尺骨与桡骨间隙中点。

解剖

相关肌肉：在桡骨与尺骨之间，指总伸肌与拇长伸肌之间。

相关血管：深层有前臂骨间背侧动脉和掌侧动、静脉。

相关神经：布有前臂背侧皮神经，深层有前臂骨间背侧神经及掌侧神经。

主治

五官科病症：目赤肿痛、耳鸣、耳聋、鼻衄、牙痛等。

运动系统病症：肘臂屈伸不利、上肢筋骨疼痛、手颤、五指痛、不能握物等。

消化系统病症：腹痛、便秘、肠病、霍乱等。

其他病症：热病、头痛、痄腮、颊痛、胸胁痛、肩背痛、急惊风、咳嗽等。

6. 支沟（三焦经）（图 4-15）

定位　在前臂后区，腕背侧远端横纹上 3 寸，尺骨与桡骨间隙中点。

解剖

相关肌肉：在桡骨与尺骨之间，指总伸肌与拇长伸肌之间。

相关血管：深层有前臂骨间背侧动脉和掌侧动、静脉。

相关神经：布有前臂背侧皮神经，深层有前臂骨间背侧神经及掌侧神经。

主治

五官科病症：暴喑、耳聋、耳鸣、目赤、目痛、咽肿等。

消化系统病症：便秘、呕吐、泄泻等。

妇科病症：经闭、产后血晕不省人事。

其他病症：胁痛、肩臂腰背酸痛、腋肿、热病、胸膈烦闷、四肢浮肿、气逆、咳嗽、卒心痛、面热、痂疥等。

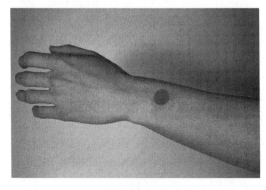

图 4-14　外关

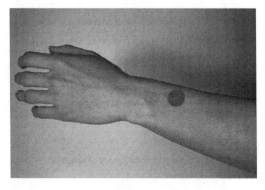

图 4-15　支沟

四、腕部常用穴位的相关解剖学基础

1. 腕骨（小肠经）（图4-16）

定位　在腕区、第5掌骨基底与钩骨之间的赤白肉际凹陷中。

解剖

相关肌肉：在手背尺侧、小指展肌起点外缘。

相关血管：有腕背侧动脉（尺动脉分支）、手背静脉网。

相关神经：布有尺神经手背支。

主治

神经系统病症：半身不遂、惊风、瘛疭、狂惕、口噤、项强、肘臂不能屈伸、指挛臂痛、手腕无力等。

五官科病症：目流冷泪、目翳、耳鸣、鼻塞、衄衊、喉痹、颊肿引耳等。

其他病症：消渴、腰痛、颈项颔肿、热病汗不出、黄疸、疟疾、头痛、胁痛、呕吐等。

2. 阳谷（小肠经）（图4-17）

定位　在腕后区，尺骨茎突与三角骨之间的凹陷中。

解剖

相关肌肉：当尺侧腕伸肌的尺侧缘。

相关血管：有腕背侧动脉。

相关神经：布有尺神经手背支。

主治

神经系统病症：癫狂妄言、小儿瘛疭、舌强不吮乳等。

五官科病症：目赤肿痛、目眩、耳聋、耳鸣、龋齿痛等。

肛肠科病症：痔瘘。

其他病症：颈颔肿、项肿胁痛、臂外侧痛、手腕痛、热病无汗、头晕、疥疮等。

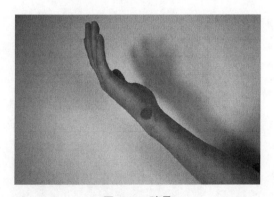

图4-16　腕骨

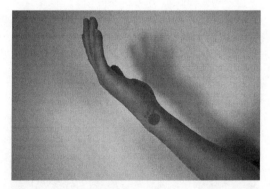

图4-17　阳谷

3. 大陵（心包经）（图4-18）

定位　在腕前区，腕掌侧远端横纹中，掌长肌腱与桡侧腕屈肌腱之间。

解剖

相关肌肉：在掌长肌腱与桡侧腕屈肌腱之间，有拇长屈肌和指深屈肌腱。

相关血管：有腕掌侧动、静脉网。

相关神经：布有前臂内侧皮神经、正中神经掌皮支，深层为正中神经本干。

主治

心血管病症：心痛、心悸、胸闷、气短、胸胁痛等。

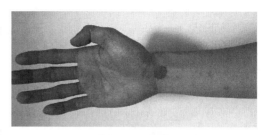

图 4-18　大陵

神经系统疾病：惊悸、癫狂、痫证、喜怒无常、悲恐善怒、神态失常等。

消化系统疾病：胃痛、呕吐、肠痈、霍乱、吐血、口臭等。

皮肤科病症：皮肤湿疹、疥癣、疮疡等。

其他病症：头痛、身热汗不出、心烦暑病、目赤痛、舌本痛、乳痈、喉痹、疝瘕、跗肿、肘臂挛急、腕关节疼痛、掌中热等。

五、胸背部常用穴位的相关解剖学基础

1. 中府（肺经）（图 4-19）

定位　在胸部，横平第 1 肋间隙，锁骨下窝外侧，前正中线旁开 6 寸。

解剖

相关肌肉：当胸大肌、胸小肌处，内侧深层为第 1 肋间内、外肌。

相关血管：上外侧有腋动、静脉，胸肩峰动、静脉。

相关神经：布有锁骨上神经中间支、胸前神经分支及第 1 肋间神经外侧皮支。

主治　呼吸系统病症：咳嗽、气喘、少气不得卧、胸中烦满、胸痛、咳吐脓血、伤寒、胸中热、喉痹、鼻塞、鼻流浊涕、汗出等。

消化系统病症：腹肿、四肢肿、皮痛面肿、呕吐、食不下等。

其他病症：瘿瘤、奔豚上下、腹中与腰相引痛、肩背痛等。

2. 云门（肺经）（图 4-20）

定位　在胸部，锁骨下窝凹陷中，肩胛骨喙突内缘，前正中线旁开 6 寸。

解剖

相关肌肉：有胸大肌。

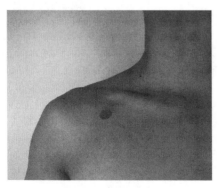

图 4-19　中府

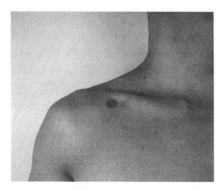

图 4-20　云门

相关血管：皮下有头静脉通过，深部有胸肩峰动脉分支。

相关神经：布有胸前神经的分支、臂丛外侧束、锁骨上神经中后支。

主治

呼吸系统病症：咳嗽、气喘、胸痛胸满、胸中烦热等。

泻四肢之热：伤寒四肢热不已、肩痛不可举、引缺盆痛、胁痛引背等。

其他病症：暴心腹痛、疝气上冲心、瘿气、四肢逆冷、脉代不至等。

3. 肩外俞（小肠经）（图 4-21）

定位　在脊柱区，第 1 胸椎棘突下，后正中线旁开 3 寸。

解剖

相关肌肉：在肩胛骨内侧角边缘，表层为斜方肌，深层为肩胛提肌和菱形肌。

相关血管：有颈横动、静脉。

相关神经：布有第 1 胸神经后支的内侧皮支、肩胛背神经和副神经。

主治　颈项强急、肩背酸痛、肩胛及上肢冷痛等。

4. 肩中俞（小肠经）（图 4-22）

定位　在脊柱区，第 7 颈椎棘突下，后正中线旁开 2 寸。

解剖

相关肌肉：在肩胛骨内侧角边缘，表层为斜方肌，深层为肩胛提肌和菱形肌。

相关血管：有颈横动、静脉。

相关神经：布有第 1 胸神经后支内侧皮支、肩胛神经和副神经。

主治

呼吸系统病症：咳嗽、气喘、唾血等。

眼科病症：目视不明。

其他病症：肩背疼痛、寒热等。

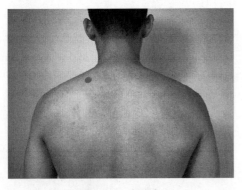 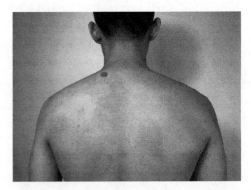

图 4-21　肩外俞　　　　　　　　　　图 4-22　肩中俞

5. 大杼（膀胱经）（图 4-23- 穴 1）

定位　在脊柱区，第 1 胸椎棘突下，后正中线旁开 1.5 寸。

解剖

相关肌肉：有斜方肌、菱形肌、上后锯肌，最深层为最长肌。

相关血管：有第 1 肋间动、静脉的分支。

相关神经：浅层布有第1、2胸神经后支的内侧皮支，深层为第1、2胸神经后支的肌支。

主治　项强、足不任身；目赤肿痛、不知香臭、咽肿、鼻塞；癫狂、痫证、小儿惊痫；哮喘、头重痛、眩晕、肩背痛、落枕等。

6. 风门（膀胱经）（图4-23-穴2）

定位　在脊柱区，第2胸椎棘突下，后正中线旁开1.5寸。

解剖

相关肌肉：有斜方肌、菱形肌、上后锯肌，深层为最长肌。

相关血管：有第2肋间动、静脉的后支。

相关神经：布有第2、3胸神经后支的内侧皮支，深层为第2、3胸神经后支的肌支。

主治

呼吸系统病症：伤风咳嗽、哮喘、鼻塞、多涕、喷嚏、发热头痛、项强等。

热病：身热、胸中热、胸背痛、发背痈疽、黄疸等。

其他病症：中风、水肿、痹证、呕吐、目眩等。

7. 肺俞（膀胱经）（图4-23-穴3）

定位　在脊柱区，第3胸椎棘突下，后正中线旁开1.5寸。

解剖

相关肌肉：有斜方肌、菱形肌，深层为最长肌。

相关血管：有第3、4肋间动、静脉的后支。

相关神经：布有第3、4胸神经后支的内侧皮支，深层为第3、4胸神经后支的肌支。

主治

呼吸系统病症：咳嗽、胸满、痰多、气喘、肺痿、骨蒸潮热、盗汗吐血、喉痹等。

消化系统病症：胃脘痛、吐泻、呃逆、不嗜食、口中流涎、痢疾、疳积等。

神经系统病症：狂走、癫疾、瘛疭等。

其他病症：皮肤瘙痒、荨麻疹、耳聋、消渴、黄疸、瘿气、腰背痛、小儿龟背等。

8. 厥阴俞（膀胱经）（图4-23-穴4）

定位　在脊柱区，第4胸椎棘突下，后正中线旁开1.5寸。

解剖

相关肌肉：有斜方肌、菱形肌，深层为最长肌。

相关血管：有第4肋间动、静脉的分支。

相关神经：布有第4胸神经或第5胸神经后支的内侧皮支，深层为第4、5胸神经后支的肌支。

主治

心血管系统病症：心痛心悸、胸满烦闷等。

消化系统病症：胃脘痛、呕吐等。

呼吸系统病症：咳嗽。

其他病症：牙痛、胁痛等。

9. 心俞（膀胱经）（图4-23-穴5）

定位　在脊柱区，第5胸椎棘突下，后正中线旁开1.5寸。

解剖

相关肌肉：有斜方肌、菱形肌，深层为最长肌。

相关血管：有第 5 肋间动、静脉的后支。

相关神经：布有第 5、6 胸神经后支的内侧皮支，深层为第 5、6 胸神经后支的肌支。

主治

心血管系统病症：心痛心悸、胸引背痛、心胸烦闷等。

神经系统病症：癫狂、痫证、精神病、半身不遂、惊悸失眠、健忘、小儿心气不足、数岁不能语等。

呼吸系统病症：咳嗽、气喘、吐血等。

消化系统病症：呕吐、食不下等。

其他病症：遗精、白浊、黄疸、肩背痛等。

10. 督俞（膀胱经）（图 4-23- 穴 6）

定位　在脊柱区，第 6 胸椎棘突下，后正中线旁开 1.5 寸。

解剖

相关肌肉：有斜方肌、背阔肌肌腱、最长肌。

相关血管：有第 6 肋间动、静脉的分支，颈横动脉降支。

相关神经：布有肩胛背神经，第 6、7 胸神经后支的内侧皮支，深层为第 6、7 胸神经后支的肌支。

主治

消化系统病症：胃脘痛、腹痛、腹胀、肠鸣等。

心血管病症：心痛。

其他病症：发热恶寒。

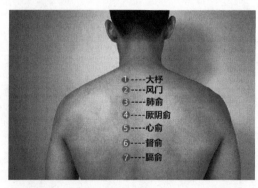

图 4-23　1 大杼　2 风门　3 肺俞　4 厥阴俞
5 心俞　6 督俞　7 膈俞

其他病症：发热恶寒。

12. 肝俞（膀胱经）（图 4-24- 穴 1）

定位　在脊柱区，第 9 胸椎棘突下，后正中线旁开 1.5 寸。

解剖

相关肌肉：在背阔肌、最长肌和髂肋肌。

相关血管：有第 9 肋间动、静脉的后支。

相关神经：布有第 9、10 胸神经后支的皮支，深层为第 9、10 胸神经后支的肌支。

11. 膈俞（膀胱经）（图 4-23- 穴 7）

定位　在脊柱区，第 7 胸椎棘突下，后正中线旁开 1.5 寸。

解剖

相关肌肉：在斜方肌下缘，有背阔肌、最长肌。

相关血管：有第 7 肋间动、静脉的后支。

相关神经：布有第 7、8 胸神经后支的内侧皮支，深层为第 7、8 胸神经后支的肌支。

主治

消化系统病症：胃脘痛、腹痛、腹胀、肠鸣、呃逆等。

心血管病症：心痛。

主治

消化系统病症：肝病、黄疸、胁痛、胃脘痛、纳呆、腹痛、腹泻等。

眼科病症：目赤、目视不明、夜盲、目翳红肿、胬肉、迎风流泪等。

神经系统病症：癫狂、痫证等。

其他病症：胁肋痛、脊背痛、眩晕、头痛、咳嗽唾血、气短、中风、痿证、小腹疼痛、乳少等。

13. 胆俞（膀胱经）（图 4-24-穴 2）

定位　在脊柱区，第 10 胸椎棘突下，后正中线旁开 1.5 寸。

解剖

相关肌肉：有背阔肌、最长肌和髂肋肌。

相关血管：有第 10 肋间动、静脉的后支。

相关神经：布有第 10、11 胸神经后支的皮支，深层为第 10、11 胸神经后支的肌支。

主治

消化系统病症：黄疸、口苦、舌干、呕吐、饮食不下、胃脘及肚腹胀满等。

呼吸系统病症：肺痨、潮热、咽喉痛等。

其他病症：胸胁痛、腋下肿、头痛、汗不出、夜盲症、骨蒸劳热等。

14. 脾俞（膀胱经）（图 4-24-穴 3）

定位　在脊柱区，第 11 胸椎棘突下，后正中线旁开 1.5 寸。

解剖

相关肌肉：有背阔肌、最长肌和髂肋肌。

相关血管：有第 11 肋间动、静脉的后支。

相关神经：布有第 11、12 胸神经后支的皮支，深层为第 11、12 胸神经后支的肌支。

主治

消化系统病症：胃痛、腹胀、呕吐、腹痛、泄泻、痢疾便血、完谷不化、黄疸、噎膈、臌胀、疝癖积聚、怠惰嗜卧、多食身瘦或不嗜食、小儿慢脾风等。

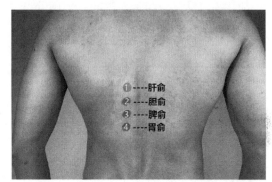

①----肝俞
②----胆俞
③----脾俞
④----胃俞

图 4-24　1 肝俞　2 胆俞　3 脾俞　4 胃俞

其他病症：水肿、咳嗽、肩背痛、腰背强、胸胁满痛等。

15. 胃俞（膀胱经）（图 4-24-穴 4）

定位　在脊柱区，第 12 胸椎棘突下，后正中线旁开 1.5 寸。

解剖

相关肌肉：有腰背筋膜、最长肌和髂肋肌。

相关血管：有肋下动、静脉的后支。

相关神经：布有第 12 胸神经和第 1 腰神经后支的皮支，深层为第 12 胸神经和第 1 腰神经后支的肌支。

主治

消化系统病症：胃中寒吐清水、胃脘痛、翻胃、呕吐、不思饮食、噎膈、多食羸瘦、小儿吐乳、腹胀、肠鸣、腹痛、泄泻、痢疾、完谷不化、疳积、慢脾风、脱肛、多年积块等。

呼吸系统病症：咳嗽、虚劳等。

其他病症：胸胁痛、脊痛、筋缩、痿证、经闭、水肿、臌胀等。

16. 附分（膀胱经）（图 4-25- 穴 1 ）

定位 在脊柱区，第 2 胸椎棘突下，后正中线旁开 3 寸。

解剖

相关肌肉：在肩胛冈内端边缘，有斜方肌、菱形肌，深层为髂肋肌。

相关血管：有颈横动脉降支，当第 2 肋间动、静脉后支。

相关神经：布有第 2 胸神经后支。

主治 肩背拘急、颈项强痛、不得回顾、肘臂麻木不仁。

17. 魄户（膀胱经）（图 4-25- 穴 2 ）

定位 在脊柱区，第 3 胸椎棘突下，后正中线旁开 3 寸。

解剖

相关肌肉：在肩胛骨脊柱缘，有斜方肌、菱形肌，深层为髂肋肌。

相关血管：有第 3 肋间动、静脉背侧支及颈横动脉降支。

相关神经：布有第 2、3 胸神经后支。

主治

呼吸系统病症：咳嗽、气喘、肺痨、肺痿、虚劳、骨蒸发热等。

消化系统病症：霍乱、呕吐、烦满等。

运动系统病症：项强、不得回顾、肩背痛、臂痛等。

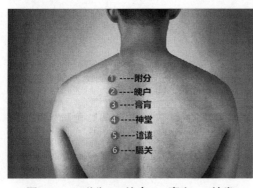

图 4-25　1 附分　2 魄户　3 膏肓　4 神堂
5 譩譆　6 膈关

18. 膏肓（膀胱经）（图 4-25- 穴 3 ）

定位 在脊柱区，第 4 胸椎棘突下，后正中线旁开 3 寸。

解剖

相关肌肉：在肩胛骨脊柱缘，有斜方肌、菱形肌，深层为髂肋肌。

相关血管：有第 4 肋间动、静脉背侧支及颈横动脉降支。

相关神经：布有第 4、5 胸神经后支。

主治

呼吸系统病症：肺痨咳血、吐血、四肢倦怠、骨蒸盗汗、咳嗽、气喘等。

消化系统病症：脾胃虚弱、完谷不化、噎膈、呕吐、虚损、五劳七伤等。

生殖系统病症：梦遗失精。

神经系统病症：健忘、头晕目眩等。

运动系统病症：肩胛背痛。

外科疾病：痈疽发背、乳痈、眼边暴肿发痒等。

19. 神堂（膀胱经）（图 4-25- 穴 4 ）

定位 在脊柱区，第 5 胸椎棘突下，后正中线旁开 3 寸。

解剖

相关肌肉：在肩胛骨脊柱缘，有斜方肌、菱形肌，深层为髂肋肌。

相关血管：有第 5 肋间动、静脉背侧支及颈横动脉降支。

相关神经：布有第 4、5 胸神经后支。

主治

心血管系统病症：心悸怔忡、心痛胸闷、气短等。

神经系统病症：心烦失眠。

呼吸系统病症：气逆上攻、咳嗽气喘、发热恶寒等。

运动系统病症：肩背痛、脊背强急、不可俯仰等。

其他病症：噎膈、胸腹满等。

20. 譩譆（膀胱经）（图 4-25- 穴 5）

定位　在脊柱区，第 6 胸椎棘突下，后正中线旁开 3 寸。

解剖

相关肌肉：在斜方肌外缘，有髂肋肌。

相关血管：有第 6 肋间动、静脉背侧支。

相关神经：布有第 5、6 胸神经后支。

主治

呼吸系统病症：咳嗽、气喘、胸痛引背等。

五官科病症：目眩、目痛、鼻衄等。

其他病症：热病汗不出、疟疾、虚烦不眠等。

21. 膈关（膀胱经）（图 4-25- 穴 6）

定位　在脊柱区，第 7 胸椎棘突下，后正中线旁开 3 寸。

解剖

相关肌肉：有背阔肌、髂肋肌。

相关血管：有第 7 肋间动、静脉背侧支。

相关神经：布有第 6、7 胸神经后支。

主治

消化系统病症：饮食不下、胸中噎闷、呕吐、呃逆、嗳气、多涎等。

其他病症：脊背强痛、身疼痛、小便黄、诸血证等。

22. 魂门（膀胱经）（图 4-26- 穴 1）

定位　在脊柱区，第 9 胸椎棘突下，后正中线旁开 3 寸。

解剖

相关肌肉：有背阔肌、髂肋肌。

相关血管：有第 9 肋间动、静脉背侧支。

相关神经：布有第 8、9 胸神经后支。

主治

消化系统病症：饮食不下、呕吐、肠鸣泄泻等。

其他病症：胸胁胀痛、腰背痛、恶风寒、胸背连心痛、头痛头晕、尸厥、筋挛骨痛、小便赤等。

23. 阳纲（膀胱经）（图 4-26- 穴 2）

定位　在脊柱区，第 10 胸椎棘突下，后正中线旁开 3 寸。

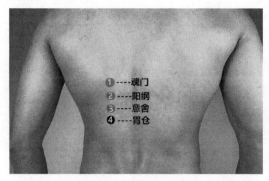

图 4-26　1 魂门　2 阳纲　3 意舍　4 胃仓

解剖

相关肌肉：有背阔肌、髂肋肌。

相关血管：有第 10 肋间动、静脉背侧支。

相关神经：布有第 9、10 胸神经后支。

主治　腹痛肠鸣、泄泻、痢疾、腹满虚胀、饮食不下、消渴、身热、黄疸、小便赤涩等。

24. 意舍（膀胱经）（图 4-26- 穴 3）

定位　在脊柱区，第 11 胸椎棘突下，后正中线旁开 3 寸。

解剖

相关肌肉：有背阔肌、髂肋肌。

相关血管：有第 11 肋间动、静脉背侧支。

相关神经：布有第 10、11 胸神经后支。

主治

消化系统病症：腹满虚胀、肠鸣、泄泻、呕吐、饮食不下等。

其他病症：背痛、恶风寒、消渴、黄疸、身热目黄、小便黄赤等。

25. 胃仓（膀胱经）（图 4-26- 穴 4）

定位　在脊柱区，第 12 胸椎棘突下，后正中线旁开 3 寸。

解剖

相关肌肉：有背阔肌、髂肋肌。

相关血管：有肋下动、静脉背侧支。

相关神经：布有第 12 胸神经和第 1 腰神经后支。

主治

消化系统病症：腹胀、胃脘痛、小儿食积、便秘等。

其他病症；水肿、腰脊背痛、不得俯仰等。

26. 脊中（督脉）（图 4-27- 穴 1）

定位　在脊柱区，第 11 胸椎棘突下凹陷中，后正中线上。

解剖

相关肌肉：在腰背筋膜、棘上韧带及棘间韧带中。

相关血管：有第 11 肋间动脉后支和棘间皮下静脉丛。

相关神经：布有第 11 胸神经后支的内侧支；深部为脊髓。

主治

消化系统病症：腹泻、痢疾、便血、小儿疳积、胃痛、腹胀、不嗜食、反胃、黄疸、吐血等。

肛肠科病症：痔疮、脱肛等。

神经系统病症：癫痫。

运动系统病症：腰脊强痛、不能俯仰。

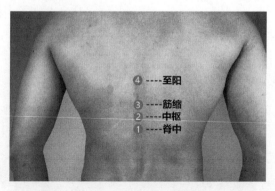

图 4-27　1 脊中　2 中枢　3 筋缩　4 至阳

27. 中枢（督脉）（图 4-27- 穴 2）

定位　在脊柱区，第 10 胸椎棘突下凹陷中，后正中线上。

解剖

相关肌肉：在腰背筋膜、棘上韧带及棘间韧带中。

相关血管：有第 10 肋间动脉后支和棘间皮下静脉丛。

相关神经：布有第 10 胸神经后支的内侧支；深部为脊髓。

主治　胃痛、腹满、呕吐、食欲不振；腰背痛、不能俯仰；恶寒发热、黄疸、视力减退等。

28. 筋缩（督脉）（图 4-27- 穴 3）

定位　在脊柱区，第 9 胸椎棘突下凹陷中，后正中线上。

解剖

相关肌肉：在腰背筋膜、棘上韧带及棘间韧带中。

相关血管：有第 9 肋间动脉后支和棘间皮下静脉丛。

相关神经：布有第 9 胸神经后支的内侧支；深部为脊髓。

主治　癫狂、小儿惊痫、抽搐、脊强、目上翻、四肢不收、眩晕、不能言、脏躁、脊强背痛、胃痛、黄疸等。

29. 至阳（督脉）（图 4-27- 穴 4）

定位　在脊柱区，第 7 胸椎棘突下凹陷中，后正中线上。

解剖

相关肌肉：在腰背筋膜、棘上韧带及棘间韧带中。

相关血管：有第 7 肋间动脉后支和棘间皮下静脉丛。

相关神经：布有第 7 胸神经后支的内侧支；深部为脊髓。

主治

消化系统病症：胃疼、胃寒不能食、腹痛、肠鸣等。

呼吸系统病症：咳嗽、气喘、胸胁胀满疼痛等。

其他病症：黄疸、身热、腰背疼痛、脊强、身羸瘦、四肢重痛、少气懒言、气短等。

30. 灵台（督脉）（图 4-28- 穴 1）

定位　在脊柱区，第 6 胸椎棘突下凹陷中，后正中线上。

解剖

相关肌肉：在腰背筋膜、棘上韧带及棘间韧带中。

相关血管：有第 6 肋间动脉后支和棘间皮下静脉丛。

相关神经：布有第 6 胸神经后支的内侧支；深部为脊髓。

主治　疔疮、痈疽、咳嗽、气喘不得卧、项强、背痛、身热、恶寒等。

31. 神道（督脉）（图 4-28- 穴 2）

定位　在脊柱区，第 5 胸椎棘突下凹陷中，后正中线上。

解剖

相关肌肉：在腰背筋膜、棘上韧带及棘间韧带中。

相关血管：有第 5 肋间动脉后支和棘间皮下静脉丛。

相关神经：布有第 5 胸神经后支的内侧支；深部为脊髓。

主治

心血管系统病症：心痛、惊悸、怔忡、失眠健忘等。

神经系统病症；中风不语、癫痫、瘛疭等。

呼吸系统病症：咳嗽、气喘等。

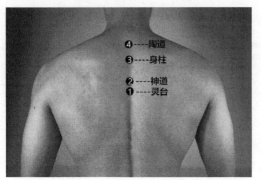

图 4-28　1 灵台　2 神道　3 身柱　4 陶道

支；深部为脊髓。

主治

呼吸系统病症：身热头痛、咳嗽气喘、胸中热等。

神经系统病症：惊厥、癫狂、痢疾、瘛疭、中风不语等。

其他病症：疔疮发背、腰脊强痛、身热等。

33. 陶道（督脉）（图 4-28- 穴 4）

定位　在脊柱区，第 1 胸椎棘突下凹陷中，后正中线上。

解剖

相关肌肉：在腰背筋膜、棘上韧带及棘间韧带中。

相关血管：有第 1 肋间动脉后支和棘间皮下静脉丛。

相关神经：布有第 1 胸神经后支的内侧支；深部为脊髓。

主治　头项强痛、恶寒发热、咳嗽、气喘；癫狂、角弓反张、痫证；疟疾、汗不出、头重、目眩、虚劳、骨蒸、胸痛、脊背酸痛等。

34. 膻中（任脉）（图 4-29）

定位　在胸部，横平第 4 肋间隙，前正中线上。

解剖

在胸骨体上。

相关血管：有胸廓内动、静脉的前穿支。

相关神经：布有第 4 肋间神经前皮支的内侧支。

主治

呼吸系统病症：咳嗽、气喘、气短、咳唾脓血、肺痈等。

心血管系统病症：胸痹、心痛、心悸、心烦等。

消化系统病症：噎膈、呕吐涎沫等。

其他病症：产后无乳、瘿气、霍乱转筋、尸厥等。

其他病症：腰脊强、肩背痛、伤寒发热头痛、恍惚、悲愁、张口不合等。

32. 身柱（督脉）（图 4-28- 穴 3）

定位　在脊柱区，第 3 胸椎棘突下凹陷中，后正中线上。

解剖

相关肌肉：在腰背筋膜、棘上韧带及棘间韧带中。

相关血管：有第 3 肋间动脉后支和棘间皮下静脉丛。

相关神经：布有第 3 胸神经后支的内侧

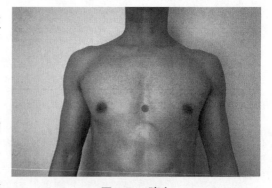

图 4-29　膻中

35. 玉堂（任脉）（图 4-30）

定位　在胸部，横平第 3 肋间隙，前正中线上。

解剖　在胸骨体中点。

相关血管：有胸廓内动、静脉的前穿支。

相关神经：布有第 3 肋间神经前皮支的内侧支。

主治

呼吸系统病症：胸膺疼痛、咳嗽、胸满、气喘、气短、心烦等。

喉科病症：喉痹、咽肿等。

消化系统病症：呕吐。

外科病症：两乳肿痛。

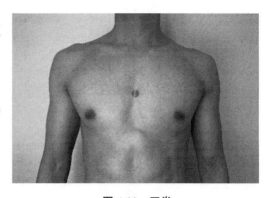

图 4-30　玉堂

36. 紫宫（任脉）（图 4-31）

定位　在胸部，横平第 2 肋间隙，前正中线上。

解剖　在胸骨体上。

相关血管：有胸廓内动、静脉的前穿支。

相关神经：布有第 2 肋间神经前皮支的内侧支。

主治

呼吸系统病症：咳嗽、气喘、吐血、唾如白胶、喉痹、胸支满、心烦等。

消化系统病症：呕吐、饮食不下等。

外科病症：两乳肿痛。

37. 华盖（任脉）（图 4-32）

定位　在胸部，横平第 1 肋间隙，前正中线上。

解剖　在胸骨角上。

相关血管：有胸廓内动、静脉的前穿支。

相关神经：布有第 1 肋间神经前皮支的内侧支。

主治

呼吸系统病症：咳嗽、气喘、吐血、胸痛、胁肋痛等。

喉科病症：咽肿喉痹、水浆不入等。

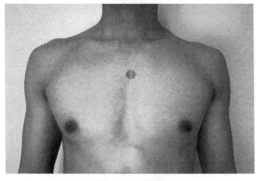

图 4-31　紫宫

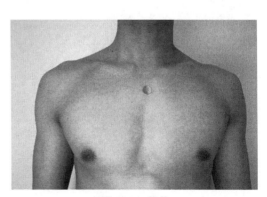

图 4-32　华盖

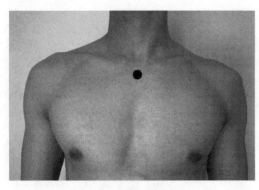

图 4-33 璇玑

38. 璇玑（任脉）（图 4-33）

定位 在胸部，胸骨上窝下 1 寸，前正中线上。

解剖 在胸骨柄上。

相关血管：有胸廓内动、静脉的前穿支。

相关神经：布有胸锁上神经前支及第 1 肋间神经前皮支的内侧支。

主治

呼吸系统病症：咳嗽、气喘、胸满痛等。

喉科病症：喉痹、咽肿、水浆不入、小儿喉中鸣、咽乳不利等。

消化系统病症：胃中有积。

39. 夹脊（经外奇穴）（图 4-34）

定位 在脊柱区，第 1 胸椎至第 5 腰椎棘突下两侧，后正中线旁开 0.5 寸，一侧 17 穴。

解剖 相关肌肉：在背肌浅层（斜方肌、菱形肌、胸腰筋膜、后锯肌）及背肌深层（竖脊肌）中。

相关血管：深层有肋间后动脉、腰动脉分布。

相关神经：穴区浅层有胸或腰神经后支的皮支分布；深层有胸神经或腰神经后支。

主治 适应范围较大，其中上胸部的穴位治疗心、肺、上肢疾病；下胸部的穴位治疗胃肠疾病；腰部的穴位治疗腰、腹、下肢疾病等。

40. 胃脘下俞（经外奇穴）（图 4-35）

定位 在脊柱区，横平第 8 胸椎棘突下，后正中线旁开 1.5 寸。

解剖

相关肌肉：在斜方肌、背阔肌中。

相关血管：深层有肋间后动脉分布。

相关神经：穴区浅层有第 8 胸神经后支的皮支分布；深层有第 8 胸神经后支的肌支分布。

主治 狂走、喜怒悲泣、癔症等；还可用于肩胛痛等。

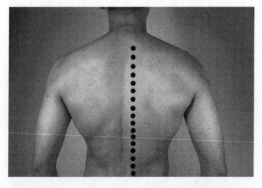

图 4-34 夹脊

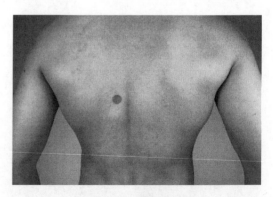

图 4-35 胃脘下俞

六、肩部常用穴位的相关解剖学基础

1. 肩髃（大肠经）（图 4-36）

定位　在三角肌区，肩峰外侧缘前端与肱骨大结节两骨间凹陷中。简便取穴法：屈臂外展，肩峰外侧缘呈现前后两个凹陷，前下方的凹陷即是本穴。

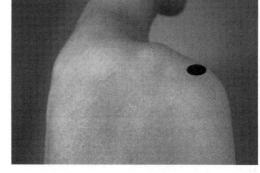

解剖

相关肌肉：三角肌。

相关血管：有旋肱后动、静脉。

相关神经：布有锁骨上神经、腋神经。

主治

神经系统病症：中风、半身不遂、手臂挛急、臂细无力、筋骨酸痛、背及肩臂肿痛、不能上举、头不能回顾等。

其他病症：风热、瘾疹、四肢热、瘰疬、诸瘿等。

图 4-36　肩髃

2. 极泉（心经）（图 4-37）

定位　在腋区，腋窝中央，腋动脉搏动处。

解剖

相关肌肉：在胸大肌的外下缘，深层为喙肱肌。

相关血管：外侧为腋动脉。

相关神经：布有尺神经、正中神经、前臂内侧皮神经及臂内侧皮神经。

主治

心血管系统病症：胸闷、气短、心悸、心痛等。

运动系统病症：偏瘫、肘臂冷痛、四肢不举、手指胀痛等。

消化系统病症：胃疼、干呕、咽干烦渴等。

3. 肩髎（三焦经）（图 4-38）

定位　在三角肌区，肩峰角与肱骨大结节两骨间凹陷中。

解剖

相关肌肉：在肩峰后下方，三角肌中。

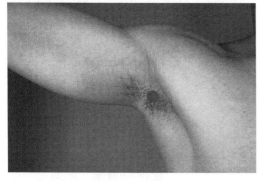

图 4-37　极泉

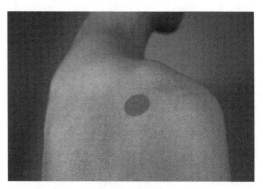

图 4-38　肩髎

相关血管：有旋肱后动脉。

相关神经：布有腋神经的肌支。

主治　荨麻疹、臂痛、肩重不能举、中风偏瘫等。

七、肩胛区常用穴位的相关解剖学基础

1. 心俞（膀胱经）（图 4-39）

定位　在脊柱区，第 5 胸椎棘突下，后正中线旁开 1.5 寸。

解剖

相关肌肉：有斜方肌、菱形肌，深层为最长肌。

相关血管：有第 5 肋间动、静脉后支分布。

相关神经：布有第 5、6 胸神经后支的内侧皮支，深层为第 5、6 胸神经后支的肌支。

主治

心血管系统病症：心痛心悸、胸引背痛、心胸烦闷等。

神经系统病症：癫狂、痫证、半身不遂、惊悸失眠、健忘、小儿心气不足、数岁不能语等。

呼吸系统病症：咳嗽、气喘、吐血等。

消化系统病症：呕吐、食不下等。

其他病症：遗精、白浊、黄疸、肩背痛等。

2. 肩井（胆经）（图 4-40）

定位　在肩胛区，第 7 颈椎棘突与肩峰最外侧点连线的中点。

解剖

相关肌肉：有斜方肌，深部为肩胛提肌与冈上肌。

相关血管：有颈横动、静脉分支。

相关神经：布有腋神经及锁骨上神经分支。

主治

神经系统病症：眩晕、颈项强痛、不得回顾、中风不语、半身不遂等。

运动系统病症：肩背痹痛、手臂不举等。

妇产科病症：难产、胞衣不下、崩漏、堕胎后手足厥冷、乳痈等。

外科病症：痈疽、疔疮、疖等。

其他病症：瘰疬、诸虚百损、五劳七伤、咳逆、短气咽痛、疝气、脚气冲心等。

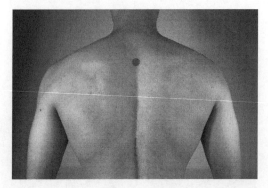

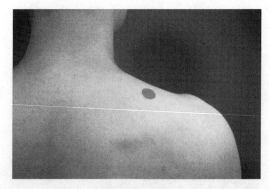

图 4-39　心俞　　　　　　　　　　　　　　图 4-40　肩井

3. 肩贞（小肠经）（图 4-41）

定位 在肩胛区，肩关节后下方，腋后纹头直上 1 寸。

解剖

相关肌肉：肩关节后下方，肩胛骨外侧缘，三角肌后缘，下层是大圆肌。

相关血管：有旋肩胛动、静脉。

相关神经：布有腋神经分支，深部上方为桡神经。

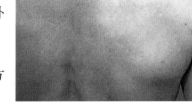

图 4-41 肩贞

主治

五官科病症：耳鸣、耳聋、牙痛等。

其他病症：下颌肿痛、肩胛痛、手臂痛麻、不能举、缺盆中痛、瘰疬、伤寒发热恶寒等。

4. 天宗（小肠经）（图 4-42）

定位 在肩胛区，肩胛冈中点与肩胛骨下角连线上 1/3 与下 2/3 交点凹陷中。

解剖

相关肌肉：冈下窝中央冈下肌中。

相关血管：有旋肩胛动、静脉肌支。

相关神经：布有肩胛上神经。

主治

运动系统病症：肩胛疼痛、肘臂外后侧痛、颊颌肿痛等。

呼吸系统病症：胸胁胀满、咳嗽气喘等。

5. 曲垣（小肠经）（图 4-43）

定位 在肩胛区，肩胛冈内侧端上缘凹陷中。

解剖

相关肌肉：在肩胛冈上缘，斜方肌和冈上肌中。

相关血管：有颈横动、静脉降支，深层为肩胛上动、静脉肌支。

相关神经：布有第 2 胸神经后支外侧皮支、副神经，深层为肩胛上神经肌支。

主治 肩胛拘挛疼痛、肩背痛等。

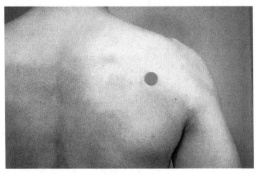

图 4-42 天宗

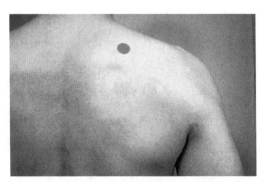

图 4-43 曲垣

八、腰部常用穴位的相关解剖学基础

1. 三焦俞（膀胱经）（图 4-44- 穴 1）

定位　在脊柱区，第 1 腰椎棘突下，后正中线旁开 1.5 寸。

解剖

相关肌肉：在腰背筋膜、最长肌和髂肋肌之间。

相关血管：有第 1 腰动、静脉的分支。

相关神经：布有第 1、2 腰神经后支的皮支，深层为第 1、2 腰神经后支的肌支。

主治

消化系统病症：腹胀、肠鸣、完谷不化、呕吐、腹痛、腹泻、痢疾、不能食等。

泌尿系统病症：小便不利、水肿等。

运动系统病症：肩背拘急、腰脊强痛、不得俯仰、膝关节无力及疼痛等。

其他病症：寒热往来、头痛目眩、羸瘦少气、身热、黄疸、妇人癥瘕、小腹积块等。

2. 肾俞（膀胱经）（图 4-44- 穴 2）

定位　在脊柱区，第 2 腰椎棘突下，后正中线旁开 1.5 寸。

解剖

相关肌肉：在腰背筋膜、最长肌和髂肋肌之间。

相关血管：有第 2 腰动、静脉的后支。

相关神经：布有第 2、3 腰神经后支的外侧皮支，深层为第 2、3 腰神经后支的肌支。

主治

泌尿生殖系统病症：遗尿、尿闭、小便频数、小便不利、小便淋漓、尿血、小便浊出流精、水肿、阳痿、梦遗、阴中痛；白带过多、月经不调、痛经、妇人积冷成劳、乘经交接等。

五官科病症：头晕、目眩、耳聋、耳鸣、目昏、夜盲症等。

呼吸系统病症：咳嗽少气、动则喘甚等。

消化系统病症：胃疼、腹胀、肠鸣、洞泄、食不化等。

神经系统病症：中风、失音、半身不遂、癫疾等。

其他病症：腰膝酸痛、脚膝拘急、两胁胀满引小腹急痛、腰中寒、腰背痛、五劳七伤、羸瘦、寒热往来、头痛身热、面黑、黄疸、疟疾、消渴、乳汁少等。

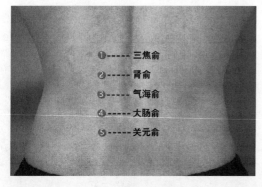

图 4-44　1 三焦俞　2 肾俞　3 气海俞　4 大肠俞
5 关元俞

3. 气海俞（膀胱经）（图 4-44- 穴 3）

定位　在脊柱区，第 3 腰椎棘突下，后正中线旁开 1.5 寸。

解剖

相关肌肉：在腰背筋膜、最长肌和髂肋肌之间。

相关血管：有第 3 腰动、静脉的后支。

相关神经：浅层布有第 3、4 腰神经后支的皮支，深层为第 3、4 腰神经后支的肌支。

主治　痛经、崩漏、痔疾、泻血；腰背痛、腿膝不利等。

4. 大肠俞（膀胱经）（图 4-44- 穴 4 ）

定位　在脊柱区，第 4 腰椎棘突下，后正中线旁开 1.5 寸。

解剖

相关肌肉：在腰背筋膜、最长肌和髂肋肌之间。

相关血管：有第 4 腰动、静脉的后支。

相关神经：布有第 4、5 腰神经皮支，深层为第 4、5 腰神经后支的肌支。

主治

消化系统病症：腹痛、绕脐痛、腹胀、肠鸣、泄泻、食不化、便秘、痢疾、肠痈、多食身瘦、脱肛等。

泌尿系统病症：遗尿、小便难等。

其他病症：腰膝疼痛、脊强不得俯仰、痛经等。

5. 关元俞（膀胱经）（图 4-44- 穴 5 ）

定位　在脊柱区，第 5 腰椎棘突下，后正中线旁开 1.5 寸。

解剖

相关肌肉：有竖脊肌。

相关血管：有腰最下动、静脉后支的内侧支。

相关神经：布有第 5 腰神经后支。

主治

消化系统病症：腹胀、泄泻等。

泌尿系统病症：小便不利、遗尿、尿闭、小便数等。

妇科病症：妇人癥瘕。

其他病症：风寒劳损腰痛、消渴等。

6. 肓门（膀胱经）（图 4-45- 穴 1 ）

定位　在腰区，第 1 腰椎棘突下，后正中线旁开 3 寸。

解剖

相关肌肉：有背阔肌、髂肋肌。

相关血管：有第 1 腰动、静脉背侧支。

相关神经：布有第 1、2 腰神经后支。

主治　腹痛、胃脘痛、痞块、便秘、产后病等。

7. 志室（膀胱经）（图 4-45- 穴 2 ）

定位　在腰区，第 2 腰椎棘突下，后正中线旁开 3 寸。

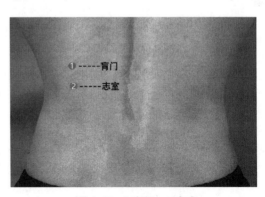

图 4-45　1 肓门　2 志室

解剖

相关肌肉：有背阔肌、髂肋肌。

相关血管：有第 2 腰动、静脉背侧支。

相关神经：布有第 2、3 腰神经外侧支。

主治

生殖系统病症：遗精、阳痿、阴部肿痛等。

泌尿系统病症：小便淋沥、水肿等。

消化系统病症：消化不良、呕吐等。

8. 腰阳关（督脉）（图 4-46- 穴 1 ）

定位　在脊柱区，第 4 腰椎棘突下凹陷中，后正中线上。

解剖

相关肌肉：在腰背筋膜、棘上韧带及棘间韧带中。

相关血管：有腰动脉后支、棘间皮下静脉丛。

相关神经：布有腰神经后支的内侧支。

主治

运动系统病症：腰骶疼痛、下肢痿痹、麻木不仁、膝痛不可屈伸等。

生殖系统病症：月经不调、赤白带下、遗精、阳痿、淋浊等。

消化系统病症：便血、痢疾、下腹胀满、呕吐不止等。

其他病症：破伤风、疝气、瘰疬等。

9. 命门（督脉）（图 4-46- 穴 2 ）

定位　在脊柱区，第 2 腰椎棘突下凹陷中，后正中线上。

解剖

相关肌肉：在腰背筋膜、棘上韧带及棘间韧带中。

相关血管：有腰动脉后支和棘间皮下静脉丛。

相关神经：布有腰神经后支的内侧支。

主治

运动系统病症：虚损腰疼、脊强反折等。

泌尿生殖系统病症：遗尿、尿频、小便不利、遗精白浊、阳痿、早泄；赤白带下、痛经、胎屡堕等。

消化系统病症：泄泻、便血等。

神经系统病症：癫痫、瘛疭、小儿惊厥、惊恐、失眠、头晕耳鸣等。

肛肠科病症：痔疮、脱肛等。

其他病症：五劳七伤、手足逆冷、头痛、恶寒、汗不出、身热如火、疟疾、疝气、水肿等。

10. 悬枢（督脉）（图 4-46- 穴 3 ）

定位　在脊柱区，第 1 腰椎棘突下凹陷中，后正中线上。

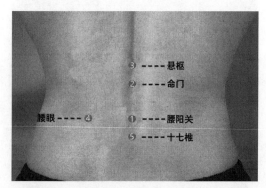

图 4-46　1 腰阳关　2 命门　3 悬枢　4 腰眼
5 十七椎

解剖

相关肌肉：在腰背筋膜、棘上韧带及棘间韧带中。

相关血管：有腰动脉后支和棘间皮下静脉丛。

相关神经：布有腰神经后支的内侧支；深部为脊髓。

主治

运动系统病症：腰脊强痛、不得屈伸等。

消化系统病症：腹胀、腹痛、完谷不化、泄泻痢疾等。

肛肠科病症：脱肛。

11. 腰眼（经外奇穴）（图 4-46- 穴 4）

定位　在腰区，横平第 4 腰椎棘突下，后正中线旁开 3.5 寸凹陷中。

解剖

相关肌肉：在背阔肌、腰方肌中。

相关血管：深层有腰动脉分布。

相关神经：穴区浅层有第 3 腰神经后支的皮支分布；深层有第 4 腰神经后支的肌支分布。

主治

运动系统病症：腰部软组织损伤、急慢性腰痛、腰椎骨质增生等。

泌尿生殖系统病症：尿频、遗尿、肾下垂、睾丸炎等。

传染性病症：痨瘵、传尸痨及梅毒劳虫、肺结核等。

其他病症：虚劳、羸瘦、消渴、小腹痛及妇科疾病等。

12. 十七椎（经外奇穴）（图 4-46- 穴 5）

定位　在腰区，第 5 腰椎棘突下凹陷中。

解剖

相关肌肉：在棘上韧带、棘间韧带中。

相关血管：深层有腰动脉分布。

相关神经：穴区浅层有第 5 腰神经后支的皮支分布；深层有第 5 腰神经后支的肌支分布。

主治

运动系统病症：腰骶痛、腿痛、下肢瘫痪以及坐骨神经痛、小儿麻痹后遗症、外伤性截瘫等。

妇产科病症：转胞、痛经及功能性子宫出血等。

其他病症：肛门疾病。

九、骨盆及髋部常用穴位的相关解剖学基础

1. 小肠俞（膀胱经）（图 4-47- 穴 1）

定位　在骶区，横平第 1 骶后孔，骶正中嵴旁开 1.5 寸。

解剖

相关肌肉：在竖脊肌起始部和臀大肌起始部之间。

相关血管：有骶外侧动、静脉后支的外侧支。

相关神经：布有臀中皮神经、臀下神经的属支。

主治

消化系统病症：泄泻、痢疾、大便脓血、痔疮、便秘、不嗜食等。

泌尿系统病症：遗尿、尿血、小便赤涩、淋沥、尿闭等。

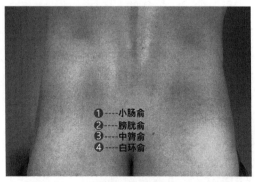

❶----小肠俞
❷----膀胱俞
❸----中膂俞
❹----白环俞

图 4-47　1 小肠俞　2 膀胱俞　3 中膂俞
4 白环俞

生殖系统病症：遗精、白带等。

运动系统病症：腰腿疼、腰骶痛、脚肿等。

2. 膀胱俞（膀胱经）（图 4-47- 穴 2）

定位　在骶区，横平第 2 骶后孔，骶正中嵴旁开 1.5 寸。

解剖

相关肌肉：在竖脊肌起始部和臀大肌起始部之间。

相关血管：有骶外侧动、静脉后支。

相关神经：布有臀中皮神经、臀下神经的属支。

主治

泌尿系统病症：小便赤涩、遗尿、癃闭、淋证等。

生殖系统病症：遗精、女子瘕聚、阴部肿痛生疮、阴部湿痒等。

消化系统病症：腹痛、泄泻、腹满、便秘、消化不良等。

其他病症：劳损、腰脊强痛、腰骶痛、膝足寒冷无力、拘急不得屈伸等。

3. 中膂俞（膀胱经）（图 4-47- 穴 3）

定位　在骶区，横平第 3 骶后孔，骶正中嵴旁开 1.5 寸。

解剖

相关肌肉：有臀大肌，深层为骶结节韧带起始部。

相关血管：当臀下动、静脉的分支处。

相关神经：布有臀下皮神经。

主治

运动系统病症：腰脊强痛、腰骶强不得俯仰等。

消化系统病症：痢疾、腹胀等。

其他病症：疝气、肾虚消渴、汗不出、胁痛等。

4. 白环俞（膀胱经）（图 4-47- 穴 4）

定位　在骶区，横平第 4 骶后孔，骶正中嵴旁开 1.5 寸。

解剖

相关肌肉：在臀大肌，骶结节韧带下内缘。

相关血管：有臀下动、静脉，深层为阴部内动、静脉。

相关神经：布有臀中皮神经和臀下皮神经，深层为阴部神经。

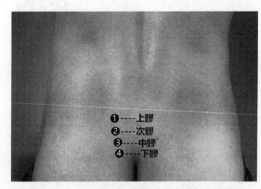

图 4-48　1 上髎　2 次髎　3 中髎　4 下髎

主治

生殖系统病症：白带、月经不调、遗精等。

运动系统病症：腰腿痛、腰脊、腰髋痛、膝脚不利等。

其他病症：劳损、疝气、大小便不利、疟疾等。

5. 上髎（膀胱经）（图 4-48- 穴 1）

定位　在骶区，正对第 1 骶后孔中。

解剖

相关肌肉：在竖脊肌起始部及臀大肌起始部。

相关血管：当骶外侧动、静脉后支处。

相关神经：布有第 1 骶神经后支。

主治

生殖系统病症：月经不调、阴挺、赤白带下、阴门瘙痒、痛经、不孕、遗精、阳痿等。

运动系统病症：腰疼、腰膝冷痛、下肢酸软无力、疼痛等。

其他病症：呃逆、鼻衄、疟疾、淋浊、大小便不利等。

6. 次髎（膀胱经）（图 4-48- 穴 2）

定位　在骶区，正对第 2 骶后孔中。

解剖

相关肌肉：在臀大肌起始部。

相关血管：当骶外侧动、静脉后支处。

相关神经：为第 2 骶神经后支通过处。

主治

泌尿生殖系统病症：月经不调、赤白带下、痛经、阴痛、阳痿、小便赤涩、淋浊等。

运动系统病症：腰脊痛、不能转侧、背寒、腰以下至足不仁、半身不遂等。

消化系统病症：心下坚胀、肠鸣、泄泻等。

其他病症：疝痛。

7. 中髎（膀胱经）（图 4-48- 穴 3）

定位　在骶区，正对第 3 骶后孔中。

解剖

相关肌肉：在臀大肌起始部。

相关血管：当骶外侧动、静脉后支处。

相关神经：为第 3 骶神经后支通过处。

主治

泌尿生殖系统病症：月经不调、赤白带下、不孕、小便不利、癃闭、淋浊等。

消化系统病症：便秘、腹胀、下痢、飧泄、大便难等。

其他病症：腰骶部疼痛、腰尻中寒、男子五劳七伤等。

8. 下髎（膀胱经）（图 4-48- 穴 4）

定位　在骶区，正对第 4 骶后孔中。

解剖

相关肌肉：在臀大肌起始部。

相关血管：有臀下动、静脉分支。

相关神经：当第 4 骶神经后支通过处。

主治

泌尿生殖系统病症：小便不利、白带过多、痛经等。

消化系统病症：肠鸣、泄泻、便秘、大便下血、小腹急痛等。

其他病症：腰痛、不得转侧。

9. 胞肓（膀胱经）（图 4-49- 穴 1）

定位　在骶区，横平第 2 骶后孔，骶正中嵴旁开 3 寸。

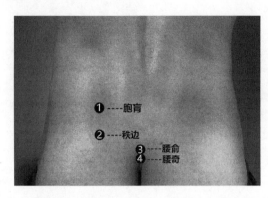

图 4-49　1 胞肓　2 秩边　3 腰俞　4 腰奇

解剖

相关肌肉：有臀大肌、臀中肌及臀小肌。

相关血管：正当臀上动、静脉。

相关神经：布有臀上皮神经，深层为臀上神经。

主治

泌尿系统病症：小便不利、小便涩痛、小腹胀满、尿闭等。

消化系统病症：肠鸣、腹胀、大便不利、便秘等。

生殖系统病症：阴肿。

其他病症：腰脊痛。

10. 秩边（膀胱经）（图 4-49- 穴 2）

定位　在骶区，横平第 4 骶后孔，骶正中嵴旁开 3 寸。

解剖

相关肌肉：有臀大肌，在梨状肌下缘。

相关血管：正当臀下动、静脉。

相关神经：布有臀下皮神经及股后皮神经，外侧为坐骨神经。

主治

运动系统病症：腰骶痛不能俯仰、腰尻重不能举、下肢痿痹等。

泌尿生殖系统病症：前后二阴病、小便不利、小便赤、阴痛、大便难、痔疾等。

11. 腰俞（督脉）（图 4-49- 穴 3）

定位　在骶区，正对骶管裂孔，后正中线上。

解剖

相关肌肉：在骶后韧带、腰背筋膜中。

相关血管：有骶中动、静脉分支，棘间静脉丛。

相关神经：布有尾神经分支。

主治

神经系统病症：腰脊强痛、癫痫、下肢痿痹、麻木不仁等。

消化系统病症：腹泻、便秘、便血等。

肛肠科病症：痔疾、脱肛等。

泌尿生殖系统病症：淋浊、月经不调、白带、遗精、遗尿等。

其他病症：疟疾、发热无汗等。

12. 腰奇（经外奇穴）（图 4-49- 穴 4）

定位　在骶区，尾骨端直上 2 寸，骶角之间凹陷中。

解剖

相关肌肉：在棘上韧带中。

相关血管：深层有骶中动脉分布；再深可进入骶管裂孔。

相关神经：浅层有臀中皮神经分布；深层有骶神经后支分布。

主治　癫痫、失眠、头痛、便秘。

十、大腿常用穴位的相关解剖学基础

1. 居髎（胆经）（图 4-50- 穴 1）

定位　在臀部，髂前上棘与股骨大转子最凸点连线的中点处。

解剖

相关肌肉：浅层为阔筋膜张肌，深部为股外侧肌。

相关血管：有旋髂浅动、静脉及旋股外侧动、静脉升支。

相关神经：布有股外侧皮神经。

主治　腰腿痹痛、瘫痪；疝气、少腹痛。

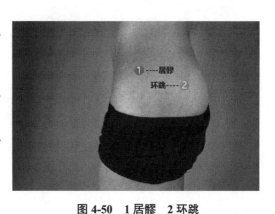

图 4-50　1 居髎　2 环跳

2. 环跳（胆经）（图 4-50- 穴 2）

定位　在臀部，股骨大转子最凸点与骶管裂孔连线的外 1/3 与内 2/3 交界处。

解剖

相关肌肉：在臀大肌、梨状肌下缘。

相关血管：内侧为臀下动、静脉。

相关神经：布有臀下皮神经、臀下神经，深部正当坐骨神经。

主治　腰腿疾病：腰胯疼痛、下肢痿痹、半身不遂等。

3. 风市（胆经）（图 4-51）

定位　在股部，髌底上 7 寸：直立垂手，掌心贴于大腿时，中指尖所指凹陷中，髂胫束后缘。

解剖

相关肌肉：在阔筋膜下，股外侧肌中。

相关血管：有旋股外侧动、静脉肌支。

相关神经：布有股外侧皮神经，股神经肌支。

主治　下肢疾病、下肢痿痹、麻木、半身不遂等；遍身瘙痒、脚气。

4. 髀关（胃经）（图 4-52）

定位　在股前区，股直肌近端、缝匠肌与阔筋膜张肌 3 条肌肉之间凹陷中。

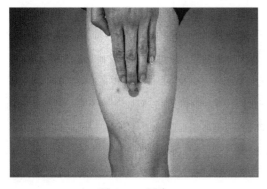

图 4-51　风市

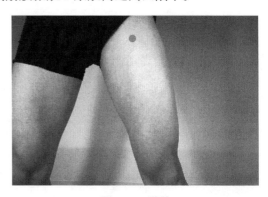

图 4-52　髀关

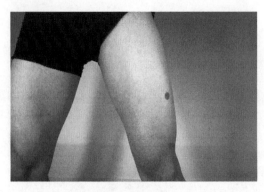

图 4-53　伏兔

解剖

相关肌肉：在股直肌近端，缝匠肌与阔筋膜张肌之间。

相关血管：深层有旋股外侧动、静脉分支。

相关神经：布有股外侧皮神经。

主治　下肢痿痹、腰痛、膝冷。

5. 伏兔（胃经）（图 4-53）

定位　在股前区，髌底上 6 寸，髂前上棘与髌底外侧端的连线上。

解剖

相关肌肉：在股直肌的肌腹中。

相关血管：有旋股外侧动、静脉分支。

相关神经：布有股神经前皮支、股外侧皮神经。

主治　下肢痿痹、腰痛、膝冷、疝气、脚气。

6. 阴市（胃经）（图 4-54- 穴 1）

定位　在股前区，髌底上 3 寸，股直肌肌腱外侧缘。

解剖

相关肌肉：在股直肌与股外侧肌之间。

相关血管：有旋股外侧动脉降支。

相关神经：布有股神经前皮支、股外侧皮神经。

主治　下肢痿痹、膝关节屈伸不利、疝气。

7. 梁丘（胃经）（图 4-54- 穴 2）

定位　在股前区，髌底上 2 寸，股外侧肌与股直肌腱之间。

解剖

相关肌肉：在股直肌与股外侧肌之间。

相关血管：有旋股外侧动脉降支。

相关神经：布有股神经前皮支、股外侧皮神经。

主治　急性胃痛；膝肿痛、下肢不遂等；乳痈、乳痛等。

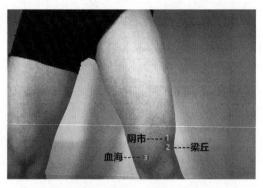

图 4-54　1 阴市　2 梁丘　3 血海

8. 血海（脾经）（图 4-54- 穴 3）

定位　在股前区，髌底内侧端上 2 寸，股内侧肌隆起处。

解剖

相关肌肉：在股骨内上髁上缘，股内侧肌中间。

相关血管：有股动、静脉肌支。

相关神经：布有股神经前皮支及股神经肌支。

主治

妇科病：月经不调、痛经、经闭等。

血热型皮肤病：瘾疹、湿疹、丹毒等。

其他病症：膝股内侧痛。

9. 承扶（膀胱经）（图 4-55- 穴 1）

定位　在股后区，臀横纹的中点。

解剖

相关肌肉：在臀大肌下缘。

相关血管：有坐骨神经伴行的动、静脉。

相关神经：布有股后皮神经，深层为坐骨神经。

主治　腰、骶、臀、股部疼痛，痔疾。

10. 殷门（膀胱经）（图 4-55- 穴 2）

定位　在股后区，臀横纹下 6 寸，股二头肌与半腱肌之间。

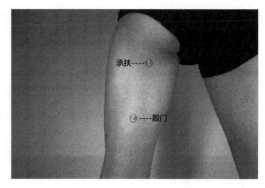

图 4-55　1 承扶　2 殷门

解剖

相关肌肉：在半腱肌与股二头肌之间，深层为大收肌。

相关血管：外侧为股深动、静脉第 3 穿支。

相关神经：布有股后皮神经，深层正当坐骨神经。

主治　腰痛、下肢痿痹。

十一、小腿常用穴位的相关解剖学基础

1. 足三里（胃经）（图 4-56）

定位　在小腿外侧，犊鼻下 3 寸，胫骨前嵴外 1 横指处，犊鼻与解溪连线上。

解剖

相关肌肉：在胫骨前肌、趾长伸肌之间。

相关血管：有胫前动、静脉。

相关神经：为腓肠外侧皮神经及隐神经的皮质分布处，深层腓深神经。

主治　胃痛、呕吐、噎膈、腹胀、腹泻、痢疾、便秘等；下肢痿痹；癫狂等；乳痈、肠痈等；虚劳诸证。

2. 丰隆（胃经）（图 4-57）

定位　在小腿外侧，外踝尖上 8 寸，胫骨前肌外缘，条口外一横指处。

解剖

相关肌肉：在趾长伸肌外侧和腓骨短肌之间。

相关血管：有胫前动脉分支。

相关神经：当腓浅神经处。

主治　头痛，眩晕；癫狂；痰饮病证：咳嗽、痰多等；下肢痿痹；腹胀、便秘。

3. 三阴交（脾经）（图 4-58）

定位　在小腿内侧，内踝尖上 3 寸，胫骨内侧缘后际。

解剖

相关肌肉：在胫骨后缘和比目鱼肌之间，深层有趾长屈肌。

相关血管：有大隐静脉，胫后动、静脉。

相关神经：布有小腿内侧皮神经，深层后方有胫神经。

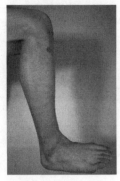
图 4-56　足三里

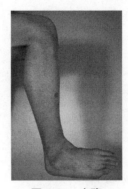
图 4-57　丰隆

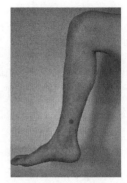
图 4-58　三阴交

主治

脾胃虚弱诸证：肠鸣、腹胀、腹泻等。

妇产科病证：月经不调、带下、阴挺、不孕、滞产等。

泌尿生殖系统疾病：遗精、阳痿、遗尿等。

其他病症：心悸，失眠，高血压；下肢痿痹；阴虚诸证。

4. 阴陵泉（脾经）（图 4-59）

定位　在小腿内侧，胫骨内侧髁下缘与胫骨内侧缘之间的凹陷中。

解剖

相关肌肉：在胫骨后缘和腓肠肌之间，比目鱼肌起点上。

相关血管：前方有大隐静脉、膝最上动脉，最深层有胫后动、静脉。

相关神经：布有小腿内侧皮神经本干，最深层有胫神经。

主治　腹胀、腹泻、水肿、黄疸；小便不利、遗尿、尿失禁；阴部痛、痛经、遗精；膝痛。

5. 合阳（膀胱经）（图 4-60- 穴 1）

定位　在小腿后区，腘横纹下 2 寸，腓肠肌内、外侧头之间。

解剖

相关肌肉：在腓肠肌两头之间。

相关血管：有小隐静脉，深层为腓动、静脉。

相关神经：布有腓肠内侧皮神经，深层为胫神经。

主治　腰脊强痛、下肢痿痹、疝气、崩漏。

6. 承筋（膀胱经）（图 4-60- 穴 2）

定位　在小腿后区，腘横纹下 5 寸，腓肠肌两肌腹之间。

解剖

相关肌肉：在腓肠肌两肌腹之间。

相关血管：有小隐静脉，深层为腓动、静脉。

相关神经：布有腓肠内侧皮神经，深层为胫神经。

主治　腰腿拘急、疼痛、痔疾。

7. 承山（膀胱经）（图 4-60- 穴 3）

定位　在小腿后区，腓肠肌两肌腹与肌腱交角处。

解剖

相关肌肉：在腓肠肌两肌腹交界下端。

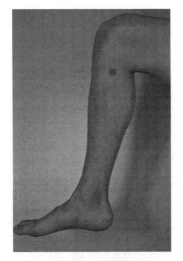

图 4-59 阴陵泉

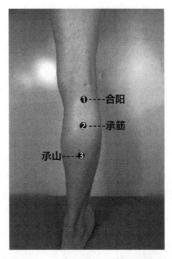

❶----合阳
❷----承筋
承山---❸

图 4-60 1 合阳 2 承筋 3 承山

相关血管：有小隐静脉，深层为胫后动、静脉。

相关神经：布有腓肠内侧皮神经，深层为胫神经。

主治 腰腿拘急、疼痛；痔疾、便秘；腹痛、疝气。

8. 复溜（肾经）（图 4-61）

定位 在小腿内侧，内踝尖上 2 寸，跟腱的前缘。

解剖

相关肌肉：在比目鱼肌下端移行于跟腱处的内侧。

相关血管：前方有胫后动、静脉。

相关神经：布有腓肠内侧皮神经、小腿内侧皮神经，深层为胫神经。

主治 水肿、汗证；腹胀、腹泻、肠鸣等；腰脊强痛、下肢痿痹。

9. 筑宾（肾经）（图 4-62）

定位 在小腿内侧，太溪直上 5 寸，比目鱼肌与跟腱之间。

解剖

相关肌肉：在腓肠肌和趾长展肌之间。

相关血管：深部有胫后动、静脉。

相关神经：布有腓肠内侧皮神经和小腿内侧皮神经，深部为胫神经本干。

主治 癫狂、疝气、呕吐涎沫、吐舌、小腿内侧痛。

10. 阳陵泉（胆经）（图 4-63）

定位 在小腿外侧，腓骨头前下方凹陷中。

解剖

相关肌肉：在腓骨长、短肌中。

相关血管：有膝下外侧动、静脉。

相关神经：当腓总神经分为腓浅神经及腓深神经处。

主治

肝胆犯胃病症：黄疸、胁痛、口苦、呕吐、吞酸等。

下肢疾病：膝肿痛、下肢痿痹及麻木等；小儿惊风；肩痛。

11. 悬钟（胆经）（图 4-64）

定位　在小腿外侧，外踝尖上 3 寸，腓骨前缘。

解剖

相关肌肉：在腓骨短肌与趾长伸肌分歧处。

相关血管：有胫前动、静脉分支。

相关神经：布有腓浅神经。

主治　痴呆、中风、颈项强痛、胸胁满痛、下肢痿痹。

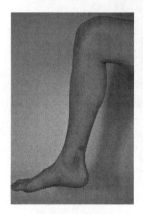 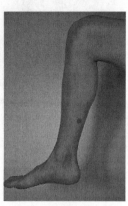 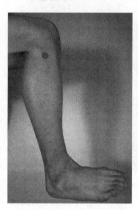 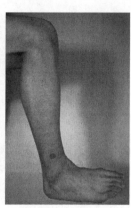

图 4-61　复溜　　　　图 4-62　筑宾　　　　图 4-63　阳陵泉　　　　图 4-64　悬钟

十二、膝部常用穴位的相关解剖学基础

1. 犊鼻（胃经）（图 4-65）

定位　在膝前区，髌韧带外侧凹陷中。

解剖

相关肌肉：在髌韧带外缘。

相关血管：有膝关节动、静脉网。

相关神经：布有腓肠外侧皮神经及腓总神经关节支。

主治　膝痛、屈伸不利、下肢麻痹。

2. 委阳（膀胱经）（图 4-66- 穴 1）

定位　在膝部，腘横纹上，股二头肌肌腱的内侧缘。

解剖

相关肌肉：在股二头肌肌腱内侧。

相关血管：有膝上外侧动、静脉。

相关神经：布有股后皮神经，有腓总神经经过。

主治　腹满、小便不利、腰脊强痛、腿足挛痛。

3. 委中（膀胱经）（图 4-66- 穴 2）

定位　在膝后区，腘横纹中点。

解剖

相关肌肉：在腘窝正中，有腘筋膜。

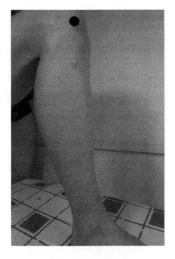

图 4-65　犊鼻

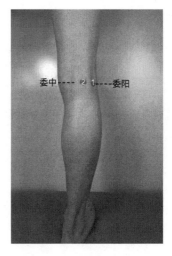

委中----②①----委阳

图 4-66　1 委阳　2 委中

相关血管：皮下有股腘静脉，深层内侧为腘静脉，最深层为腘动脉。

相关神经：分布有股后皮神经，正当胫神经处。

主治　腰背痛、下肢痿痹、腹痛、急性吐泻、瘾疹、丹毒、小便不利、遗尿。

4. 膝阳关（胆经）（图 4-67- 穴 1）

定位　在膝部，股骨外侧髁后上缘，股二头肌肌腱与髂胫束之间的凹陷中。

解剖

相关肌肉：在髂胫束后方，股二头肌肌腱前方。

相关血管：有膝上外侧动、静脉。

相关神经：布有股外侧皮神经末支。

主治　膝腘肿痛、挛急、小腿麻木、脚气。

5. 膝关（肝经）（图 4-67- 穴 2）

定位　在膝部，胫骨内侧髁的下方，阴陵泉后 1 寸。

解剖

相关肌肉：在胫骨内侧面下方，腓肠肌内侧头的上部。

相关血管：深部有胫后动脉。

相关神经：布有腓肠内侧皮神经，深部为胫神经。

主治　膝髌肿痛、下肢痿痹。

6. 曲泉（肝经）（图 4-68）

定位　在膝部，腘横纹内侧端，半腱肌肌腱内缘凹陷中。

解剖

相关肌肉：在胫骨内侧髁后缘，半膜肌、半腱肌止点前上方，缝匠肌后缘。

相关血管：浅层有大隐静脉，深层有腘动、静脉。

相关神经：布有隐神经、闭孔神经，腘窝可触及胫神经。

主治　月经不调、痛经、带下、阴挺、阴痒、产后腹痛、腹中包块、遗精、阳痿、疝气、小便不利、膝髌肿痛、下肢痿痹。

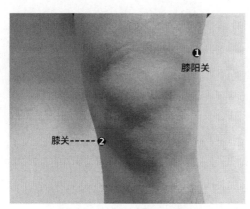

图 4-67　1 膝阳关　2 膝关

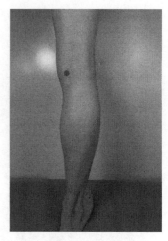

图 4-68　曲泉

十三、踝部常用穴位的相关解剖学基础

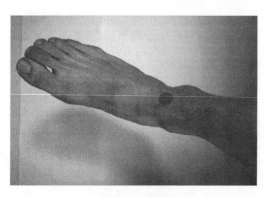

图 4-69　解溪

1. 解溪（胃经）（图 4-69）

定位　在踝区，踝关节前面中央凹陷中，拇长伸肌肌腱与趾长伸肌肌腱之间。

解剖

相关肌肉：在拇长伸肌腱与趾长伸肌腱之间。

相关血管：有胫前动、静脉。

相关神经：浅部有腓浅神经，深层为腓深神经。

主治　下肢痿痹、踝关节痛、足下垂等；头痛、眩晕；癫狂；腹胀、便秘。

2. 昆仑（膀胱经）（图 4-70）

定位　在踝区，外踝尖与跟腱之间的凹陷中。

解剖

相关肌肉：有腓骨短肌。

相关血管：有小隐静脉及腓动、静脉。

相关神经：有腓肠神经经过。

主治　后头痛、项强、目眩；腰骶疼痛、足踝肿痛；癫痫；滞产。

3. 申脉（膀胱经）（图 4-71）

定位　在踝区，外踝尖直下，外踝下缘与跟骨之间凹陷中。

解剖

相关肌肉：在腓骨长、短肌肌腱上缘。

相关血管：有外踝动脉网及小隐静脉。

相关神经：布有腓肠神经的足背外侧皮神经分支。

主治　头痛、腰腿酸痛；神志病：眩晕、失眠、癫狂痫等。

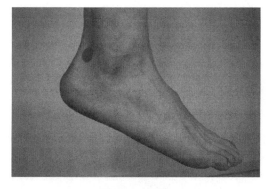

图 4-70　昆仑

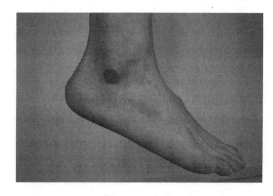

图 4-71　申脉

4. 照海（肾经）（图 4-72）

定位　在踝区，内踝尖下 1 寸，内踝下缘边际凹陷中。

解剖

相关肌肉：在足大趾外展肌的止点处。

相关血管：后方有胫后动、静脉。

相关神经：布有小腿内侧皮神经，深部为胫神经本干。

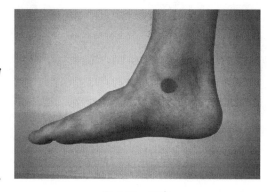

图 4-72　照海

主治

神志病：失眠、癫痫等。

五官热性病：咽喉干痛、目赤肿痛等。

妇科疾病：月经不调、痛经、带下、阴挺等。

泌尿系统疾病：小便频数、癃闭。

5. 丘墟（胆经）（图 4-73）

定位　在踝区，外踝的前下方，趾长伸肌肌腱的外侧凹陷中。

解剖

相关肌肉：在趾短伸肌起点处。

相关血管：有外踝前动、静脉分支。

相关神经：布有足背外侧皮神经分支及腓浅神经分支。

主治　颈项痛、腋下肿、胸胁痛、外踝肿痛等；足内翻、足下垂；目赤肿痛、目翳等。

十四、足部常用穴位的相关解剖学基础

冲阳（胃经）（图 4-74）

定位　在足背，第 2 跖骨基底部与中间楔状骨关节处，可触及足背动脉。

解剖

相关肌肉：在趾长伸肌肌腱外侧。

相关血管：有足背动、静脉及足背静脉网。

相关神经：当腓浅神经的足背内侧皮神经第 2 支本干处，深层当腓深神经。

主治　胃痛、口眼㖞斜、癫狂、足痿。

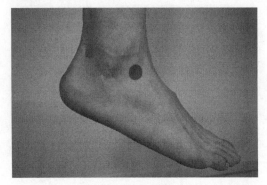

图 4-73　丘墟

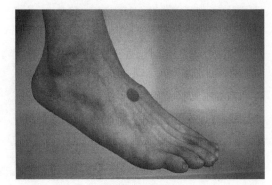

图 4-74　冲阳

（范志勇，俞　乐，吴　山）

第五章 林氏正骨推拿的作用原理及基础

第一节 林氏正骨推拿的作用原理

手法治疗筋伤时主要选取针对软组织的理筋放松手法，针对骨关节采用正骨推拿手法，从中医学角度分析这些手法往往具有活血化瘀、舒经通络、理筋整复的功效，具体临床运用时去分析每一种手法的作用原理，同时根据关节运动功能障碍选取手法（根据筋骨紊乱情况，如果骨错缝和筋出槽同时具有，一般是快扳和缓扳同时运用，如果运动功能障碍是由于筋出槽所导致关节运动减少，不存在骨错缝，则可以采用缓扳手法），或结合影像学检查 CT、MRI、X 线结果选取手法。

一、常见手法的力学效应

理筋放松手法 如揉法、推法等，具有增加局部组织循环，升高皮肤温度，提高痛阈值，拉伸紧张肌肉，松解粘连等功效。

拔伸手法 拉开椎间隙和椎间孔，扩大神经根管，松解痉挛肌肉，松动小关节，纠正脊柱曲度异常，缓解疼痛。临床常用如颈椎徒手拔伸手法和腰椎徒手拔伸手法，这里要注意的是，手法徒手牵引颈椎注意角度，不同节段的牵引对不同节段的小关节受力也是不同的，如林氏正骨推拿手法中调整上段颈椎采取微屈位提拉旋转斜扳法，中段颈椎采取颈椎定点斜扳手法，下段颈椎采取前屈位提拉旋转斜扳法，这三种扳动手法均应于扳动前根据不同颈椎病变节段进行拔伸。

如腰椎徒手牵引效应：降低椎间盘内压，增宽椎间隙，松动小关节，扩大椎间孔和神经根管，减少突出物对神经根的压迫。

按压类手法 如俯卧位颈椎胸椎交界处按压手法（具有拉伸胸锁乳突肌，改善颈椎脊柱曲线变直及后弓畸形的功效）；腰椎后伸扳法或者平卧位腰椎按压手法也有同样功效。

后伸扳法 包括垫枕背伸按压手法，单腿式或双腿式腰椎后伸扳法，这类手法可以纠正后弓畸形，改善前屈损伤，增加椎间盘外压，使髓核向腹侧移动，改变突出物和神经根的位置。

腰椎拉压复位法（又称腰椎瞬间拔伸手法） 有增加椎间隙，矫正侧弯和后弓，松解软组织的功效，这类手法既有拔伸功效，又有按压功效。

直腿抬高手法 具有拉伸坐骨神经和腘绳肌，松解粘连的功效。

旋转扳法（包括各种斜扳类手法） 具有纠正小关节紊乱，松解痉挛肌肉，增加椎间孔和神经根管，改变突出物和神经根位置，使髓核向旋转的对侧移动，改善侧屈和旋转功能障碍，多次松解可以松动突出物、缓解痉挛软组织和神经根粘连，升高温度和改善循环等功效。如俯卧位颈椎旋转缓压手法，具有纠正小关节紊乱及松解肌肉痉挛的功效。

这里应该注意的是：颈椎、腰椎等旋转手法，向左侧旋转扳动时左侧的关节突关节间隙增大，向右侧扳动时右侧关节突关节间隙增大。同时当棘突向左侧偏歪时，操作者位于患者左后侧方，运用旋转手法向左扳动，同时右手拇指从左向右推动偏歪棘突，纠正向左偏歪的棘突。同样道理，当棘突向右侧偏歪时，操作者位于患者右后侧方，运用旋转手法向右扳动，同时左手拇指从右向左推动偏歪棘突，纠正向右偏歪的棘突。

下肢后伸按压手法　可以纠正骶髂关节后错位。

屈膝屈髋按压手法　单侧屈膝屈髋按压手法可纠正骶髂关节前错位，双侧屈膝屈髋按压手法可纠正腰骶关节前错位。

扩胸扳手法　具有调整肩锁、胸锁、胸肋、肋椎关节错位及胸椎小关节后弓畸形，缓解肩关节水平后伸功能障碍功效，对于挛缩胸大肌、肋间肌有拉伸作用。

二、林氏正骨推拿手法的作用机制

（一）林氏正骨推拿核心在于调整筋骨紊乱状态、恢复筋骨平衡

林氏正骨推拿治疗筋伤病的核心在于调整筋骨紊乱状态、恢复筋骨力学平衡，使内源性和外源性稳定达到协调统一。以脊柱筋伤病为例，与脊柱关节有关的运动主要有伸屈及旋转、侧屈，因此林氏正骨推拿关键在于运用脊柱伸屈手法（颈椎伸屈功能障碍采用颈椎徒手拔伸手法；上中胸段胸椎伸屈功能障碍采用垫枕俯卧叠掌按压法；腰椎伸屈功能障碍采用垫枕背伸定点按压法、平卧位定点按压法）及脊柱旋转手法（颈椎旋转功能障碍采用微屈位提拉旋转扳颈法、颈椎定点旋转扳法、前屈位提拉旋转扳颈法；下胸段旋转功能障碍采用坐位定点旋转推顶法；腰椎旋转功能障碍采用坐位定点旋转扳法、立体定位斜扳法、提拉旋转斜扳法、侧卧定点踩跷法）对脊柱的小关节、深部肌群进行调整，同时对筋骨进行调整，即是对筋骨紊乱复合体的治疗。如旋转手法，不仅对目标脊柱关节节段具有确切的机械效应，同时有利于痉挛的解除和粘连的松解（尤其是深层的多裂肌的调节）；脊柱屈伸调整手法通过对硬脊膜向上或向下的拉伸，使神经根也发生位移，从而减少对硬脊膜组织的机械刺激。通过对构成脊柱稳定性相关肌群及关节的调整达到筋骨力学平衡，从而有效治疗脊柱筋伤病。

（二）对脊柱及四肢关节功能障碍的手法调整原理

如腰椎的关节功能障碍有伸屈功能障碍、侧屈功能障碍、旋转功能障碍。

腰椎伸屈功能障碍常见的是前后错位，尤其是前屈障碍，我们采用垫枕背伸定点按压法、平卧位定点按压法纠正前屈损伤带来的关节后突后弓畸形。

腰椎旋转功能障碍常见的是腰椎关节的旋转错位（关节的旋转活动和侧屈活动是耦合运用）。我们采用坐位定点旋转扳法、立体定位斜扳法、提拉旋转斜扳法、侧卧定点踩跷法纠正关节旋转错位，对于骶髂关节紊乱引发的下肢后伸功能障碍我们采用下肢后伸定点按压手法或者下肢后伸定点踩跷法。

针对同时伴有腰椎伸屈及旋转功能障碍的手法：临床正骨推拿采用两步法，第一步采用垫枕背伸定点按压法、平卧位定点按压法纠正腰椎伸屈功能障碍，第二步根据腰椎旋转错位不同节段分别采用坐位定点旋转扳法、立体定位斜扳法、提拉旋转斜扳法、侧卧定点踩跷法纠正旋转或平移错缝。

针对同时伴有颈椎伸屈功能及旋转功能障碍的手法：临床正骨采用两步法，第一步采

用徒手拔伸手法纠正颈椎伸屈功能障碍，第二步根据颈椎旋转错位不同节段分别采用微屈位提拉旋转扳颈法、颈椎定点旋转扳法治疗，予前屈位提拉旋转扳颈法纠正旋转或平移错缝。

肩关节功能障碍，以肩周炎为例，最常见外展功能障碍，我们采用肩关节定点按压手法；膝关节功能障碍，以膝关节退行性病变为例，最常见伸屈功能和侧向活动功能障碍，我们采用膝关节定点按压手法；踝关节功能障碍，以踝关节扭伤为例，最常见跖屈内翻位损伤，临床正骨采用两步法，第一步采用踝足部定点踩法纠正跖屈损伤，第二步采用踝关节定点挤压手法纠正内翻损伤。

（三）对椎间盘突出的手法调整原理

髓核突出方向常见向后突出，向前突出，向椎体内突出；其中向后突出具有临床意义，向后突出分为单侧型突出、双侧型突出、中央型突出。临床上单侧型突出最常见，即侧后方突出。同时脊柱运动和髓核移动密切相关，脊柱不同方向的运动对椎间盘的作用不同。脊柱屈曲时髓核向后移动，椎间盘内压力增加；脊柱伸展时，髓核向前移动，椎间盘压力减低。脊柱侧屈或旋转时，髓核向对侧移动。脊柱不同方向的运动对椎间盘的作用是姿势纠正疗法影响髓核移动的基础。

椎间盘突出时髓核向后突出是诱发临床症状的主要因素，脊柱前屈时髓核向后移动，因此弯腰、久坐、负重等前屈损伤是导致椎间盘突出的最常见损伤姿势，我们采用垫枕背伸定点按压法、平卧位定点按压法纠正前屈损伤，使髓核向腹侧移动，同时配合姿势纠正疗法如背伸功能锻炼和小燕飞纠正前屈损伤，减少髓核对后侧的压迫，使临床症状缓解，因此垫枕背伸定点按压法、平卧位定点按压法是治疗椎间盘突出的基础手法。

脊柱侧屈或旋转时髓核向对侧移动对林氏正骨推拿手法向病变侧斜扳具有临床指导意义，如腰椎间盘突出时髓核向左后方突出引发左下肢放射痛，我们采用坐位定点旋转扳法、立体定位斜扳法、提拉旋转斜扳法、侧卧定点踩跷法等使腰部向左侧旋转扳动，使髓核向右侧移动，减少对左侧的压迫可以迅速缓解症状。因此针对腰椎间盘突出时髓核向左后方突出引发左下肢放射痛，临床上我们采用两步法：第一步采用垫枕背伸定点按压法、平卧位定点按压法纠正髓核后突引起的前屈损伤，第二步采用坐位定点旋转扳法、立体定位斜扳法、提拉旋转斜扳法、侧卧定点踩跷法等纠正髓核向左侧的压迫，使髓核向对侧移动，操作往往在 2 ～ 3 分钟即可缓解临床症状。

针对腰椎间盘突出 L4/5（侧后方突出）的手法治疗方案　临床正骨推拿采用两步法，第一步采用垫枕背伸定点按压法、平卧位定点按压法纠正椎间盘向后突出造成的功能障碍，第二步对 L4/5 突出节段采用立体定位斜扳法或侧卧定点踩跷法纠正侧方突出造成的功能障碍。

针对腰椎间盘突出 L5/S1（侧后方突出）的手法治疗方案　临床正骨推拿采用三步法，第一步采用垫枕背伸定点按压法、平卧位定点按压法纠正椎间盘向后突出造成的功能障碍，第二步对 L5/S1 突出节段分别采用提拉旋转斜扳法或侧卧定点踩跷法纠正侧方突出造成的功能障碍。第三步采用下肢后伸定点踩跷法或下肢后伸定点按压法治疗骶髂关节紊乱（L5/S1 侧后方突出往往伴有骶髂关节紊乱）。

针对腰椎间盘突出 L4/5（侧后方突出）伴骶髂关节损伤的手法治疗方案　临床正骨推拿采用三步法，第一步采用垫枕背伸定点按压法、平卧位定点按压法纠正椎间盘向后突出造成的功能障碍，第二步对 L4/5 突出不同节段分别采用立体定位斜扳法、侧卧定点踩跷法纠正侧方突出造成的功能障碍，第三步采用下肢后伸定点按压法、下肢后伸定点踩跷法纠正骶髂关节紊乱造成的功能紊乱。

针对颈椎间盘突出（侧后方突出）的手法治疗方案　临床正骨推拿采用两步法，第一步采用徒手拔伸手法纠正椎间盘向后突出造成的功能障碍，第二步根据颈椎间盘突出的不同节段分别采用微屈位提拉旋转扳颈法、颈椎定点旋转扳法或前屈位提拉旋转扳颈法纠正侧方突出造成的功能障碍。

（四）对肌肉痉挛诱发的关节功能障碍的手法调整原理

临床上我们通过触诊"突、凹、板、软、痛"发现关节没有出现错位，但关节的活动度明显减少，不存在骨错缝，且脊柱两侧肌肉张力不一，一侧板结、一侧相对松软，这种情况往往是由深部肌群障碍如多裂肌和回旋肌、横突间肌、棘突间肌痉挛引起关节功能下降所致，通过运用立体定位斜扳法、提拉旋转斜扳法、侧卧定点踩跷法等对板结的深部肌群进行加压小振幅缓扳可以迅速缓解临床症状，使一侧板结状态迅速缓解。如发现竖脊肌张力两侧均为绷紧状态，往往是脊柱伸屈功能障碍，我们可以运用垫枕背伸定点按压法、平卧位定点按压法纠正由于伸屈功能障碍所引发的肌肉绷紧状态。

三、根据影像学结果选择林氏正骨推拿手法

临床常根据 CT、MRI、X 线检查来确定手法的选择。

（一）椎间盘突出为例

如腰椎间盘突出症可以根据 CT、MRI 中椎间盘髓核突出方向选择手法：

髓核向侧后方突出　选取手法可以参考"对椎间盘突出的手法调整原理"，先运用按压类手法（垫枕背伸定点按压法、平卧位定点按压法）纠正髓核后突，再运用旋转类手法（坐位定点旋转扳法、立体定位斜扳法、提拉旋转斜扳法、侧卧定点踩跷法）纠正侧方突出。

髓核单纯后突　选取单纯按压类手法（垫枕背伸定点按压法、平卧位定点按压法）纠正髓核后突即可。

（二）关节紊乱为例

X 线检查提示椎间隙、椎间孔变窄、曲度异常　可以选择徒手拔伸手法。

X 线检查提示脊柱曲线变直及后弓畸形　选取按压类手法，如颈椎脊柱曲线变直及后弓畸形采用俯卧位颈胸椎交界处按压手法及徒手颈椎拔伸手法；如腰椎曲线变直及后弓畸形采用垫枕背伸定点按压法、平卧位定点按压法。

X 线检查提示棘突偏歪　采用旋转类手法（颈椎棘突偏歪采用微屈位提拉旋转斜扳法、颈椎定点斜扳手法、前屈位提拉旋转斜扳法；腰椎棘突偏歪采用坐位定点旋转扳法、立体定位斜扳法、提拉旋转斜扳法、侧卧定点踩跷法）：偏向哪侧则向哪侧旋转扳动。由于侧弯和旋转错位是耦合运用，经常运用旋转类手法同时纠正侧弯畸形，对于腰椎明显侧弯畸形和旋转错位的情况我们选取提拉旋转斜扳手法纠正这种混合错位。

X 线检查提示关节突关节间隙变窄　采用旋转类手法：哪侧关节突关节间隙变窄则向哪侧旋转扳动，可以扩大旋转侧的关节突关节间隙。

X 线检查提示骨盆正位片出现高低骨盆和宽窄骨盆　如患侧髂后上棘位置偏低（骶髂关节后错位）采用下肢后伸定点按压手法或者下肢后伸定点踩跷法。患侧髂后上棘位置偏

高（骶髂关节前错位）采用屈膝屈髋按压手法。

X 线检查提示膝关节间隙变窄　膝关节退行性病变以膝关节内侧间隙变窄最常见，可以采用膝关节定点按压手法。

（范志勇，吴　山）

第二节　林氏正骨推拿的整体发力原则

流派手法崇尚医武同源，武术搏击和推拿手法都讲究发力，早期很多医生既是医师又是武术家，且治疗伤科疾病涉及发力，流派要求学习少林内功和易筋经，尤其是少林内功，特别强调力，里面就讲究"运用霸力、以力贯气"。林老指出"力不足不为才"，强调了把握不好力量的推拿医生成不了好医生，手法操作时力量过大易损伤患者身体，力量太小又达不到治疗目的，作为一名优秀的推拿医生首先需要明白推拿是作为机械力刺激的形式之一，要对推拿操作时的发力有清晰的认识，我们流派的发力讲究整体发力原则。

正骨推拿发力原则借鉴了内劲的运用，武术中常常把内劲称为爆发力，吴山教授认为我们流派的手法不仅仅运用爆发力还运用了下沉力。总结出林氏正骨推拿的整体发力原则："气沉丹田，蓄力下沉，手足相随，脊柱为轴，力透足底，贯于掌指，爆发力出"，这 28 字方针是每一位学习林氏正骨推拿学员必须牢牢掌握的口诀。

一、气沉丹田

无论是练习手法或功法，还是一般武术套路的练习，首先要练习内劲。把握内劲就要认识到丹田的重要性：丹田，一般指肚脐内向里斜下 1 寸 3 分处，也有指脐下 3 寸，自古以来就被养生家们所重视。丹田在传统中医、道教、养生、气功、武术等各家都有明确的提及和实际的运用，在现今的生活中也被广泛重视和使用，如唱歌、演讲、运动、打球、气功、瑜伽、打拳、打坐、搬重物、养生保健等。

王宗岳在《太极拳论》中提到："虚领顶劲，气沉丹田。"运用腹式呼吸法自然呼吸，以膈肌的上下活动来实现"气沉丹田"，使气存养在腹部，不让它上浮，有稳定身体重心的作用。林氏正骨推拿常用的手法就是按压类手法，以垫枕背伸按压手法的练习为例，发力的基本姿势：伸膝挺腰，展胸直背，双肘伸直，双臂与身躯形成一整体之力瞬间而发。其中的展胸直背有助于"气沉丹田"，胸背部肌肉在松沉中逐渐下收，外向前合，使腰部周围一圈充实，骶骨有力，也使腹部在放松状态下极为充实。

二、蓄力下沉

《灵枢·官能》云："爪苦手毒，为事善伤者，可使按积抑痹。"这里明确表明了推拿手法的运用需要一定的劲力即力度及热度，指治疗伤科疾病需要力量深沉有力。正骨手法在传承过程中具有只可意会不可言传的特点，给临床教学带来诸多不便，其核心就在于许多人难以把握正骨手法的动力学参数，跟师时林老说得最多的一句话就是："力量再沉一些，再下沉一些"，以往无法有效地理解其临床重要意义，通过多年的跟师及临床体会最终发现还是要从手法力的基础原理出发，因为任何手法最终都要以机械力的形式作用于人体，力是作用的基础。林氏正骨推拿手法临床起效的关键在于下沉力与爆发力手法的结合运用，手法要起到整复关节的作用关键在于力的运用，要充分认识下沉力的运用。这是正骨推拿手法安全临床运用的基石，且为下一步爆发力手法运用奠定坚实基础。

三、手足相随，脊柱为轴

这里表明手法的完成虽然最终通过手来完成动作技巧，但是运用时必须认识到手足和脊柱必须保持平衡的重要性，尤其是腰部的重要性。《十三势行功心解》中称"腰为纛"（古代军中大旗），而《十六关要论》中把"活泼于腰"作为第一关。由此可见，腰脊是维持人体重心的中心轴，是承上启下的枢纽，腰部松活沉稳有利于脊柱保持中正安舒，展胸直背，为下一步发力奠定基础，如腰部力量不足则直接导致无法有效发出内劲。经典著作说"腰为枢纽"或说"主宰于腰"是正确的。腰处于人的机体上下之间，承上启下非常重要。手足相随，其关键在于全身各个关节的运动都要时刻"以腰为主的脊柱为轴心"，实现"大轴"带动"小轴"的协调运转。也只有在腰的带动下，最后将周身劲力才能整合在一起通过手来完成最后的动作，同时配合运用弓马步，使力量下沉和躯干前倾有助于发力。总之只有周身各关节整体地、协调地在脊柱的带动下运动，才能达到最好的练习效果。

四、力透足底，贯于掌指

武术中的发力方式对于我们具有很好的借鉴，如李亦畬《五字诀》有云："劲起脚跟，主于腰间，形于手指，发于脊背。"张三丰《太极拳论》有云："其根在脚，发于腿，主宰于腰，形于手指。"《十三势行功心解》有云："力从脊发"，"力透足底"，指蹬地产生反作用力。这个力由腰腿协调后将力量传于掌指，即贯于掌指，再将力量作用于目标节段。当然贯于掌指时已不仅仅是上肢肌腱产生的力，关键还包括了腰腹力量及下肢肌腱产生的力。因此我们认为这里明确表明了许多武术发力虽然最后通过手部动作来完成，但是需要整体的协调尤其是腰腿的协调才能顺利完成相关动作技术。

五、爆 发 力 出

林氏正骨推拿手法的发力特点是突发、短促、可控、收放自如，即爆发力，是快速力量的重要组成部分，即最短时间内快速发出最大力量的能力。爆发力运用得当同时具备以下特点：爆发力出前先有下沉力的运用，力量持续时间短，发力速度快，旋转角度严格控制在亚生理区内。

爆发力手法的力学特点就是"加压小振幅快扳技术"，这是林氏正骨推拿最常用的手法，尤其适用于身体强壮患者。值得注意的是，林氏正骨推拿操作过程中运用好下沉力结合爆发力，本质即运用预加载力和扳动力，目的就是打开挛缩的关节以达到最大峰值力，因此为了达到最大峰值力，如果预加载力足够大那么只需要很小的扳动力就可以达到最大峰值力，如果预加载力太小，则需要使用较大的扳动力以达到最大峰值力，这就是通常所说的力沉和力大的区别，与大力及暴力有本质不同。因此"推拿力法并重论"对于提高每一位推拿医师的手法临床运用具有重要指导意义。

当然，具体到每一位患者，在手法操作时，并非每一位都需要运用爆发力，很多儿童、身体柔弱者、妇女、老年人不一定可以接受这样发力方式的治疗，因此针对此类患者可以结合以下沉力为主的缓扳法，操作时运用加压小振幅缓扳技术，对此类患者疗效显著。

我们流派的技术不仅仅强调手法的技法，技法多种多样，而且都具有统一的发力特点，因此把握好整体发力原则对学好林氏正骨推拿技术意义重大。

（范志勇，吴　山）

第三节　林氏正骨推拿的发力关键及错误发力方式

一、林氏正骨推拿手法发力关键

林氏正骨推拿手法运用的核心和关键就是运用下沉力结合"爆发力"，下沉力即预备加载力，爆发力指关节冲击力，其施力特征是高速度低幅度。手法要起到整复关节的作用关键在于力的运用，尤其是预备加载力、扳动力、最大作用力。

（1）预备加载力：在手法起始阶段对位于拟调整关节浅层的软组织给予准静态的载荷，目的是压紧软组织并使目标关节向生理范围极限运动。

（2）下沉力：即足够的预备加载力的运用，指运用时将躯干自身的重力通过腰部传自足底，再通过足底和地面的反作用力汇集于医者双手和患处，这时不仅仅是医者手部的发力，还应运用好马步和弓步，马步将医者重心下沉，弓步有利于医者躯干前倾，这种步态的调整有助于医者迅速把握下沉力的运用，即向下向前，在教学中如果能把握好这一点有助于林氏正骨推拿手法的快速掌握。

（3）力沉的目的：为下一步爆发力手法的安全运用奠定基础，预备加载力足够大的情况下只是需要运用很小的扳动力就可以达到最大作用力，从而达到整复关节的目的。

（4）力大：缺少足够预备加载力，单一的爆发力或者大量爆发力必然造成患者的损伤，通常预备加载力在较小的情况下需要运用很大的扳动力才能够达到最大作用力以达到整复关节的目的，这种情况即指的暴力手法，患者最容易造成医源性损伤。张景岳指出："专用刚强手法，极力困人……病者亦以谓法所当然，即有不堪，勉强忍受，多见强者致弱，弱者不起，非惟不能去病，而适以增害。"《医宗金鉴》云："手法亦不可乱施，若元气素弱，一旦被伤，势已难支，设手法再误，则万难挽回矣……"力大力强不是林氏正骨推拿手法的特点，我们讲究的是"爪苦手毒"，要求力量深沉有力且有热度。

二、林氏正骨推拿手法常见的错误发力方式

不少初学者跟师以后最常提出的问题为难以把握发力方式，即什么时候运用爆发力，心里没底，一是怕伤到患者，一是怕伤到自身，究其根本在于林氏正骨推拿手法发力方式和传统手法有较大的区别。

把握林氏正骨推拿手法发力方式注意以下特点：扳动间区、下沉力、爆发力。

（1）单纯暴力型：一是没有把握住扳动间区，没有在关节被动运动极限运用手法，二是发力时单纯使用爆发力，没有下沉力，这种只有冲击相无预加载相的手法最容易造成医

源性损伤。还有就是即便把握住扳动区间，在关节被动运动极限运用手法，运用爆发力前没有足够的下沉力同样造成损伤。

（2）纯下沉力型：手法运用时只是单纯运用下沉力，没有运用爆发力，对于身体壮实患者没有爆发力的运用，无法有效调整相关关节。

（3）杂乱无章型手法：既不知道扳动区间，又不知道下沉力和爆发力的运用，发力没有规律，不稳定，时大时小。

（4）爆发力不足型：有下沉力手法，缺少爆发力（有预加载相而无冲击相），有一定治疗效果，但是达不到完全松解关节的目的。

（5）力量不稳定型：有下沉力也有爆发力，但是力量不稳定，时大时小。

（6）力量不足型：有下沉力也有爆发力，但是力量偏小。

正确的发力：把握住扳动区间，关节被动运动极限运用手法，有足够下沉力也有爆发力；而且力量稳定，往往以最小扳动力达到所需整复关节的最大作用力。

（范志勇，吴震南，赵家友）

第四节　林氏正骨推拿的整体发力训练方式及目的

一、林氏正骨推拿的整体发力训练方式

推拿手法和推拿功法是推拿学最核心两大组成，手法练习过程中中医推拿和中华武术一样，需要刻苦训练，与其他保健推拿、西方整脊不同之处在于功法的练习，要借助功法以增强功力，也就是内劲，这种内劲不是蛮力死力，必须通过经年累月的练习才能起到效果。林氏正骨推拿的整体发力原则："气沉丹田，蓄力下沉，手足相随，脊柱为轴，力透足底，贯于掌指，爆发力出"，这个原则指导我们流派每一位学习者的锻炼，在学习流派手法前，应该多练习易筋经和少林内功，易筋经和少林内功一样被认为是中华武术、健身最主要的功法之一。这是每一位推拿学习者的基本功，不仅可以强壮体魄，还可为下一步手法的操作奠定基础。

易筋经就是通过改变筋骨而打通全身经络的内功方法。易筋经姿势及锻炼法有12势，即韦驮献杵（有3势）、摘星换斗、出爪亮翅、九鬼拔马刀、倒拽九牛尾、卧虎扑食、三盘落地、青龙探爪、打躬势、工尾势等。对于我们腰背部肌肉、下肢力量、指力、臂力、掌力都有很好的锻炼作用。

韦驮献杵三势可以让肩背、上臂、前臂的肌肉、韧带充分得到锻炼，如斜方肌、背阔肌、三角肌、肱二头肌等；摘星换斗可以锻炼上肢屈肌及伸肌肌群；出爪亮翅可以锻炼上肢屈肌及伸肌肌群肌力和十指指力；九鬼拔马刀可以锻炼颈肩部肌群、肱二头肌、肱三头肌及掌指力量；倒拽九牛尾势中成拳的练习则能充分锻炼上肢屈肌群；饿虎扑食势中两掌下按地可以充分锻炼掌力及腰腹部肌群；三盘落地可以锻炼股四头肌及股二头肌、腰背部肌群；青龙探爪可以锻炼人体的腰腹部肌群、肋间肌、上下肢肌群；打躬势、工尾势均可以有效锻炼腰腹部肌群。

少林内功：属外功，增劲效果明显，强身健体作用较强，故特别适宜于增强推拿人员的

体力和体质，相对易筋经而言，易筋经训练能舒展筋骨、调身、调心、调息。少林内功虽不强调吐纳意守，但强调以力贯气，蓄力于指端，强调腰腿（根基）的霸力和上肢运动，尤其下肢动作，要求运用"霸力"（即用足力气，以足趾抓地，足跟踏实，下肢挺直，两股用力）。

其裆式有站裆、马裆、弓箭裆、并裆、大裆、低裆、悬裆和胯裆。其动作有前推八匹马、倒拉九头牛、霸王举鼎、平手托塔、顺水推舟、仙人指路、运掌合瓦、风摆荷叶、凤凰展翅、怀中抱月、丹凤朝阳、两手托天、三起三落、顶天抱地、海底捞月、乌龙钻洞、饿虎扑食、磨腰扳腿、推把上桥、双龙搅水、双虎夺食等。

前推八匹马及三起三落有利于发展平推法所需的臂力和持久力，锻炼肱三头肌为主，倒拉九头牛动作中可以锻炼手指及腕部的灵活度，加强大圆肌、胸大肌、背阔肌锻炼，霸王举鼎可以锻炼上臂、前臂及指伸肌群。三起三落不仅锻炼下肢肌群，同时对腰背肌和上肢也有锻炼价值，如站裆势、马裆势及弓箭裆势专门锻炼人体的下肢肌群。

久练易筋经及少林内功能够增强脊柱、下肢的桩力，以及上肢的臂力及指力，提高全身的通透性，为推拿手法整体发力准备了必要条件。

以上是基本功，此外日常需要经常锻炼的方法主要是马步练习及弓步练习，为下一步爆发力练习打下基础。

马步练习：两足分开，其距较肩稍宽，两足成内八字，屈膝下蹲，膝不可向前超过足尖（下蹲的幅度可根据自己的身体情况而定，但髋不可低于膝），两手扶膝，直腰、挺胸、头端平，目前视（图 5-1～图 5-2）。

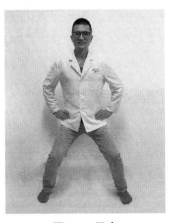 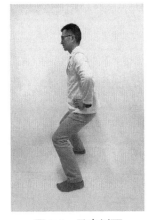

图 5-1　马步　　　　　　　　　图 5-2　马步侧面

弓步练习：两腿一前一后，使两足之距较肩约宽一倍；前腿屈膝，足尖向里，小腿约与地面垂直，大腿与小腿的角度略大于直角；后腿用劲挺直，足尖略外展，挺胸塌腰，蓄腹收臀，两手叉腰，头端平，目前视（图 5-3）。

爆发力练习：左手手掌根或者豆状骨着力于作用部位，右手握住左手腕部，气沉丹田，蓄力下沉，伸膝挺腰，展胸直背，双肘伸直，双臂与身躯形成一整体之力瞬间爆发而出（图 5-4）。

这里需要强调的是：爆发力的练习一定是通过腰部来发力，带动下肢上肢的协同发力，单纯的上臂、前臂、腕部的发力都是错误的。

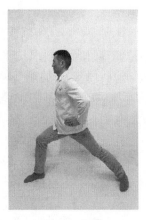
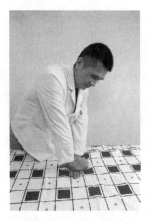

图 5-3　弓步　　　　　　　　图 5-4　爆发力练习

二、林氏正骨推拿的整体发力目的

《灵枢·官能》曰："爪苦手毒，为事善伤者，可使按积抑痹。"原本是指要选取那些筋骨强健、身体相对强壮的徒弟，这里主要是指通过整体发力训练要求做到力量深沉有力且有热度。如文献中明确了对推拿医生的要求"爪苦手毒"，包括了两个方面：一是手狠，需要一定的力量和耐力；一是手热，即推拿医生功力体现。

因此要想成为一名合格的推拿医师，必须具备一定的素质，"爪苦"是需要长期艰苦锻炼功法后获得，功到自然成，临床过程中一定要获得"手毒"的效果。

（范志勇，田　强，吴　山）

第五节　林氏正骨推拿的常用发力部位及手势

一、林氏正骨推拿常用的发力部位

常见发力部位为肘部、掌根、大鱼际、小鱼际、豆状骨、拇指指端、拇指桡侧缘、拇指指腹（图 5-5 ～ 图 5-12）。

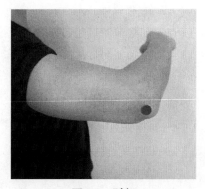
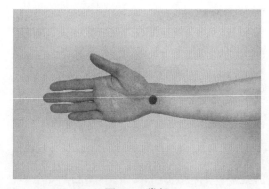

图 5-5　肘部　　　　　　　　　　图 5-6　掌根

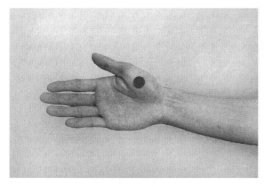

图 5-7　大鱼际

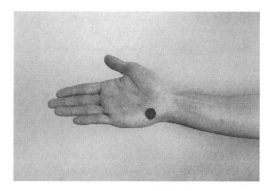

图 5-8　小鱼际

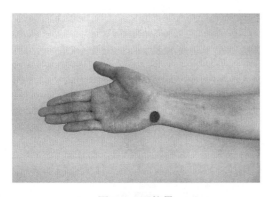

图 5-9　豆状骨

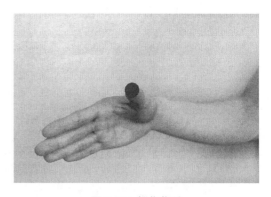

图 5-10　拇指指端

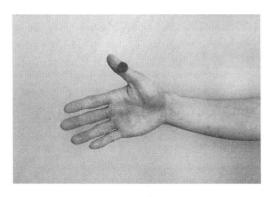

图 5-11　拇指桡侧缘

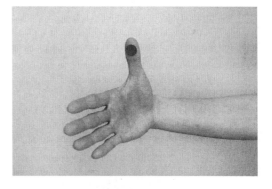

图 5-12　拇指指腹

二、林氏正骨推拿的常用手势

常用手势为仰掌、正掌、并掌、半握拳（图 5-13 ～图 5-16）。

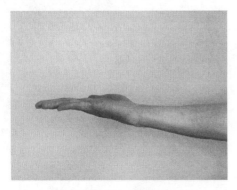

图 5-13　仰掌

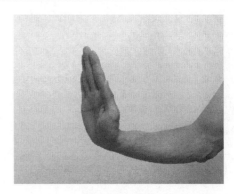

图 5-14　正掌

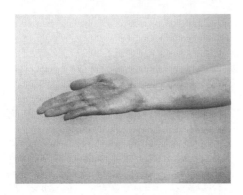

图 5-15　并掌

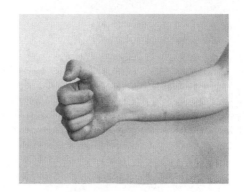

图 5-16　半握拳

（范志勇，吴　山）

第六节　林氏正骨推拿的常用着力部位

林氏正骨推拿常用的着力部位（图 5-17 ～图 5-35）：乳突、关节突、棘突、横突、髂骨翼、髂前上棘、髂后上棘、髂后下棘、坐骨结节、骶骨旁、内踝部、外踝部、肩胛区、膝关节两侧，其中关节的交界处是正骨重点，如寰枕关节、寰枢关节、C7 ～ T1、T12 ～ L1、L5 ～ S1*。

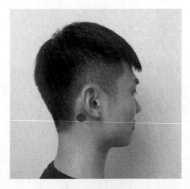

图 5-17　乳突

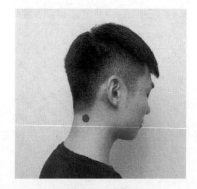

图 5-18　关节突

---

* C 表示颈椎，C7 为第 7 颈椎；T 表示胸椎，T1 表示第 1 胸椎；L 表示腰椎；L1 表示第 1 腰椎。依此类推，后同。

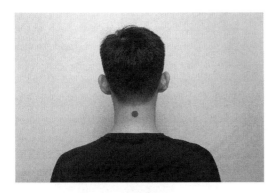

图 5-19　棘突

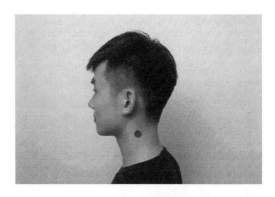

图 5-20　横突

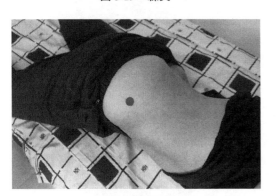

图 5-21　髂骨翼

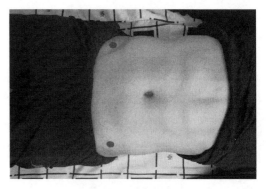

图 5-22　髂前上棘

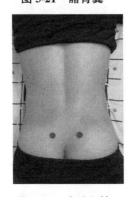

图 5-23　髂后上棘

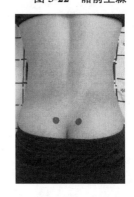

图 5-24　髂后下棘

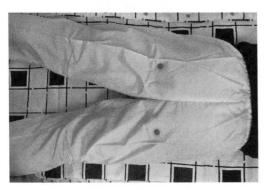

图 5-25　坐骨结节

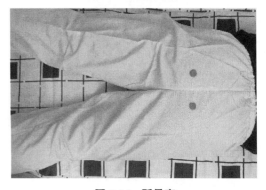

图 5-26　骶骨旁

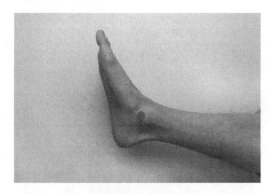

图 5-27 内踝部

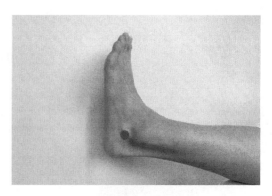

图 5-28 外踝部

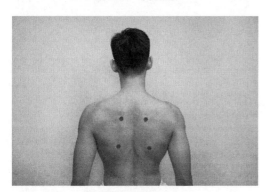

图 5-29 肩胛区

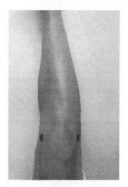

图 5-30 膝关节两侧

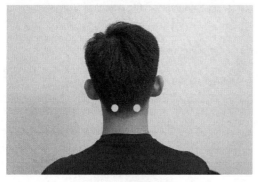

图 5-31 寰枕关节

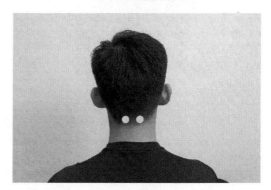

图 5-32 寰枢关节

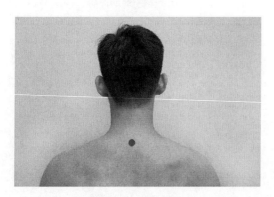

图 5-33 C7 ～ T1

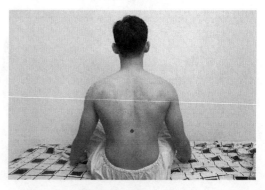

图 5-34 T12 ～ L1

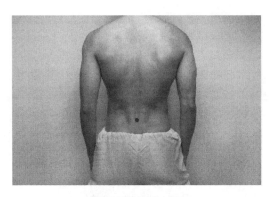

图 5-35 L5～S1

乳突：位于耳垂后方，其基底部的前内方有茎乳孔，面神经由此孔出颅。此处为理筋点穴手法常常作用部位。

关节突：颈椎、胸椎、腰椎均有关节突关节，如颈椎的关节突，椎弓根与椎弓板交界处有上下关节突，上关节突 1 对，在椎弓根和椎弓板结合处向上方突起。下关节突 1 对，在椎弓根和椎弓板结合处向下方突起，颈椎关节突呈横椭圆形。相邻关节突，即上位椎骨的下关节突和下位椎骨的上关节突构成关节突关节，又称椎间关节。此处为扳动类手法常常作用部位。

棘突：在后正中线上，自上而下可摸到大部分椎骨棘突，棘突是脊椎骨的一个突起，颈椎、胸椎、腰椎均有棘突，其中第 7 颈椎棘突长，末端不分叉，是临床计数椎骨序数和取穴的标志。

横突：是自椎弓根和椎弓板连接处呈冠状位向两外侧突出，其中颈椎部分胸椎横突、L3 横突相对容易触及。

髂骨翼：属于髂骨一部分，髂骨由髂骨体和髂骨翼组成，髂骨翼是髋臼上方的宽大部分，其上缘肥厚呈 S 形，髂骨翼内侧面称为髂窝，髂骨翼上缘称为髂嵴，位于腰骶部两侧皮下，两侧髂嵴最高点的连线平对 L4 棘突，是计数椎骨的标志。

髂前上棘：是髂嵴前端的突起。

髂后上棘：是髂嵴后端的突起。皮下脂肪较多时为一皮肤凹陷，否则为一骨性突起。两侧髂后上棘的连线与第 2 骶椎相平。

髂后下棘：髂后上棘下方约 2.5cm。

坐骨结节：屈髋坐位时与坐凳接触的骨性结构，在臀部下内方可触摸到。

此外，骶骨旁、内踝部、外踝部、肩胛区、膝关节两侧等关节的交界处也是正骨重点，如寰枕关节、寰枢关节、C7～T1、T12～L1、L5～S1。

（范志勇，吴　山）

第七节　林氏正骨推拿调整的关节解剖极限

林氏正骨推拿属于扳动类手法的一种，如果操作不当在治疗过程中不可避免会遇到意外，其中最关键之处在于操作者没有把握扳动区间，什么时候可以进行扳动没有明确的认识，因此要减少医疗事故，必须充分认识扳动手法在操作过程中的关节运动的生理区（包括主动运动区和被动运动区）、亚生理区、关节终末感等核心概念。

首先，认识关节的生理活动是关节在生理范围内进行的运动，如关节的屈伸、收展、旋转等运动，既可主动完成，也可被动完成。关节运动的生理区（包括主动运动区和被动运动区），如正常人颈椎的旋转范围可以达到60°～80°，60°～80°为主动运动极限，此时如果加一外力使颈椎继续旋转2°～3°可以感受被动运动的关节达到关节活动范围终末时医者的手感，即关节终末感，同时未突破亚生理区，此时为被动运动极限，在被动运动的极限再加以爆发力进行扳动可以使关节面发生分离，从而纠正错位的关节，且会发出咔嗒声。

亚生理区：将脊柱关节调整到最大生理限度后，进入亚生理区时突然加快旋转速度，迅速发力并迅速停止，在这一点的认识上，不管哪个手法流派，基本认识一致。沈国权形容为：要对被推拿颈椎关节活动度精确控制，做到手法的短促及随发随收。孙树椿和张军描述为：合理控制旋转角度，迅速准确地完成旋转上提动作。当然有些学者把它称为"闪动力"或者"短促力"。李义凯教授认为：尽管描述方法不同，但在以下三点上认识是一致的：①力量持续时间短；②发力速度快；③旋转角度严格控制在亚生理区范围内。

如以颈椎扳法为例：颈椎在被动旋转到极限时，椎体之间小关节的摩擦及关节囊的张力阻碍其继续旋转，如果此时突然施加短促的旋转力，可使关节面被旋转发生分离，纠正错位关节，松解关节周围的粘连，解除滑膜嵌顿，使患者的症状得到明显的好转。

（范志勇，吴　山）

第八节　手法操作体位

手法操作前要选择好适当的体位。对患者而言，宜选择感觉舒适，肌肉放松，既能维持较长时间，又有利于医生手法操作的体位。对医生来说，宜选择一个操作方便，并有利于手法运用、力量发挥的操作体位，同时要做到意到、身到、手到、步法随手法相应变化。在整个操作过程中，术者身体各部分动作要协调一致。

一、颈椎手法正确体位及错误体位

（一）坐位颈椎手法操作时正确体位的摆放姿势

坐位颈椎前屈体位（正确）-第1步（图5-36）。

坐位颈椎前屈旋转极限体位（正确）-第2步（图5-37）。

坐位颈椎前屈旋转极限加压贴胸体位（正确）-第3步（图5-38）。

（二）坐位颈椎手法操作时错误体位的摆放姿势

坐位颈椎后伸体位（常见错误体位）-坐位时颈椎后伸行扳法容易导致椎动脉供血不足出现头晕（图5-39）。

坐位颈椎前屈旋转未达极限体位（常见错误体位）-旋转未达关节运动极限位进行扳动容易导致头晕（图5-40）。

坐位颈椎前屈旋转未贴胸体位（常见错误体位）- 未贴胸治疗不能发挥林氏正骨推拿的整体发力原则，容易导致扳动失败（图 5-41）。

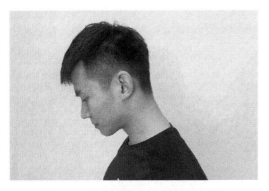

图 5-36　坐位颈椎前屈体位（正确）

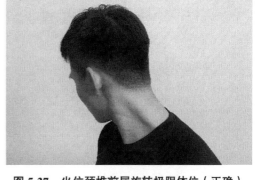

图 5-37　坐位颈椎前屈旋转极限体位（正确）

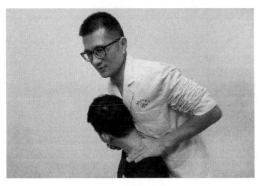

图 5-38　坐位颈椎前屈旋转极限加压贴胸体位
（正确）

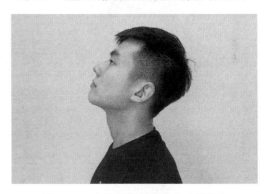

图 5-39　坐位颈椎后伸体位（错误）

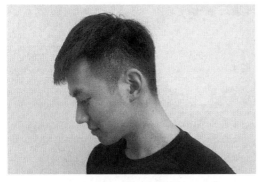

图 5-40　坐位颈椎前屈旋转未达极限体位
（错误）

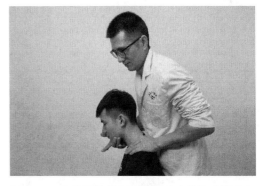

图 5-41　坐位颈椎前屈旋转未贴胸体位（错误）

二、腰椎手法操作时正确体位及错误体位

（一）垫枕背伸定点按压手法

垫枕背伸体位（正确）（图 5-42），垫枕前屈体位（错误）（图 5-43），枕头未垫在合

适部位（图 5-44）。

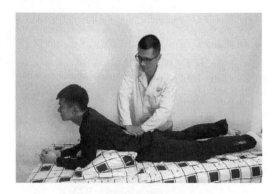

图 5-42　垫枕背伸体位（正确）

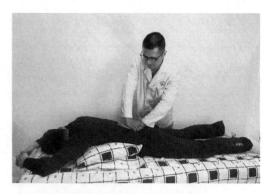

图 5-43　垫枕前屈体位（错误）

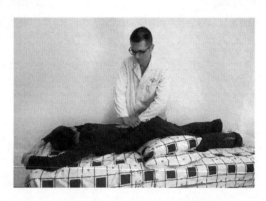

图 5-44　枕头未垫在合适部位

（二）立体定位斜扳手法

　　侧卧旋转极限体位（正确）- 整复 L3/4、L4/5 时下肢应该伸直，整复 L5/S1 时膝关节屈曲并伸出床边。旋转时达极限位（图 5-45）。

　　侧卧旋转未达极限体位（错误）- 头前倾，整复 L3/4、L4/5 时下肢未伸直并膝关节屈曲。旋转时未达极限位（图 5-46）。

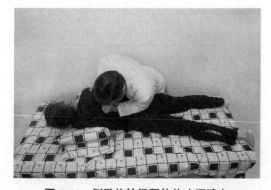

图 5-45　侧卧旋转极限体位（正确）

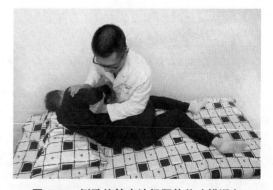

图 5-46　侧卧旋转未达极限体位（错误）

（三）提拉旋转斜扳手法

提拉旋转极限体位（正确）- 整复 L5/S1 时膝关节屈曲并伸出床边。旋转时达极限位（图 5-47）。

提拉旋转未达极限体位（错误）- 头前倾，整复 L5/S1 时膝关节伸直。旋转时未达极限位（图 5-48）。

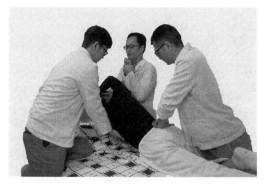
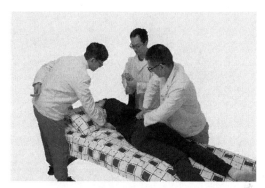

图 5-47　提拉旋转极限体位（正确）　　　　图 5-48　提拉旋转未达极限体位（错误）

（四）下肢后伸定点按压手法

下肢后伸极限体位（正确）（图 5-49），下肢后伸未达极限体位及双手支撑、头后仰（错误）（图 5-50）。

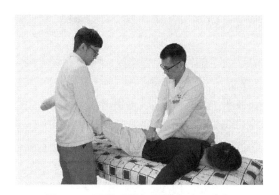
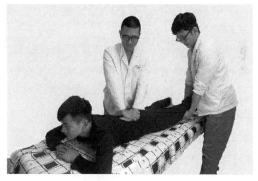

图 5-49　下肢后伸极限体位（正确）　　　　图 5-50　下肢后伸未达极限体位及双手
　　　　　　　　　　　　　　　　　　　　　　　　支撑、头后仰（错误）

（范志勇，吴震南，赖淑华，俞　乐）

第六章　筋骨评估及治疗的原则、程序及应用

第一节　筋骨评估及治疗的原则和程序

中医筋伤的主要临床表现为疼痛、肿胀、畸形、功能障碍。这些筋伤疾病主要通过问诊、闻诊、望诊、触诊（切诊、摸诊）进行临床诊断。其中问诊、闻诊和常规筋伤诊疗一样，如伤科问诊主要包括主诉、伤处、伤势、受伤时间、受伤的原因和体位、寒热、疼痛情况、肢体功能状况（如膝关节损伤后可能出现游离体，游离体卡在关节腔内可能出现关节交锁现象），伤科闻诊主要听有没有出现关节弹响声（如半月板受伤出现弹响）、肌腱和腱鞘的摩擦音（如腱鞘炎）和关节摩擦音（膝骨关节炎常常可以听到关节摩擦音）。

"准"是我们流派的一大特色及文化，流派诊治提倡"看得准、摸得准、治疗准、验证准"，因此望诊、触诊（切诊、摸诊）是林氏正骨推拿流派的核心筋伤诊疗评估要素。其中精准推拿手法施治是我们流派的核心。精准正骨推拿的概念：在中医学辨证论治原则的指导下，在整体观的框架下，通过望诊三要素、触诊五要素、治疗七要素、验证七要素等，以筋骨作为辨证论治目标进行手法操作及组方，因人、因时、因地灵活运用手法诊治。对每一位患者，每一次就诊时的筋骨辨证和用药，做到个体化诊疗。

望诊三要素：望脊柱及四肢部形态及动态（即关节功能运动状态）、相关影像学、舌象等三个方面。

触诊五要素：触摸的重点在摸筋摸骨有没有出现"突、陷、板、软、痛"、神经系统检查、相关肌肉的神经支配、专科特殊检查及切脉等五个方面。

在望诊和触诊基础上来确定手法治疗的靶点，来明确治疗方式是理筋还是正骨、还是筋骨同调，因此筋骨辨治是否精准就成为关键。根据筋骨评估重点确立手法治疗流程七要素：确立手法治疗的目标节段—确定何种手法进行组合（采用两步法，理筋和正骨）施治—确立治疗体位—确立正骨推拿手法治疗目标节段关节运动的解剖界限—确立所选手法的力学特征—治疗后的功能锻炼—验证流程，往往可以在3～5分钟内迅速缓解患者的临床症状。同时提供治疗后七大流程进行验证。

一、筋伤诊治的关键：筋骨紊乱状态、筋骨紊乱复合体

中医理论中筋骨密不可分，流派认为肌肉、肌腱、血管、周围神经、滑膜组织包裹在骨关节周围，各自正常地排列，一旦受到外伤、劳损、姿势异常、外感风寒等诱因会导致关节、肌肉、肌腱、周围神经、滑膜组织轻微移位或排列不整齐，彼此相互影响，如骨错缝往往会导致筋（软组织）的出槽，筋出槽（软组织错位）则会引起肌紧张，致使关节产生细微的位移，出现疼痛及功能障碍等筋骨紊乱失衡状况，这一平衡失衡不仅仅指骨错缝或筋出槽，还指一个整体的紊乱状态，我们将它称为"筋骨紊乱状态"。既往只提骨关节错位或者软组织错位只是简单地认识到筋或骨在解剖层面的变化是有缺陷的，如目前西方的整脊医学

逐渐意识到半脱位概念已经不适应手法临床的需要，因此提出半脱位复合体，认为整脊时不仅仅调整关节，更加应该重视关节相关的神经、肌肉、韧带、血管及其他结缔组织的病理变化对关节的影响。

骨错缝很多时候存在影像学层面的改变，但有部分情况并没有明显的影像学改变，而临床的确存在关节功能活动障碍，通过对西方整脊医学半脱位复合体的内涵认识，进一步加强对中医学骨错缝、筋出槽的内涵认识，正骨手法的作用靶点不再局限于脊柱关节位置变化或者软组织位置的变化，更加应该重视功能的改变，如经过触诊及影像学检查可见关节位移者属于筋骨紊乱范畴，如触诊及影像学检查未见关节位移，只是软组织损伤错位导致关节活动不利、功能发生变化，则应该属于筋骨紊乱范畴，针对以上两种临床常见情况，我们应该将正骨推拿的靶点修订为"筋骨紊乱复合体"，即筋或骨的损伤后彼此相互作用、相互影响出现关节活动不利、筋骨失衡状态的一种理论模型，如"十一五"《推拿学》教材中以颈椎病为例，其中神经根型颈椎病的病理特点在于颈椎钩椎关节增生、关节突骨刺、肿胀的软组织共同形成的混合性的突出物对神经根造成刺激而出现的典型放射痛，这里提到的混合性的突出物其实就是筋骨紊乱复合体，既有骨的损伤又有筋的损伤，其中有关脊髓型颈椎病的病理特点描述是膨出的椎间盘、增生的椎体后缘骨刺、向下滑脱的椎体、增厚的黄韧带、椎管内肿胀的软组织共同形成的混合性的突出物对脊髓造成的压迫，出现脊髓长传导束功能障碍，这里提到的混合性的突出物也属于筋骨紊乱复合体。

以腰椎间盘突出症为例，病变的基础虽为椎间盘髓核的突出，但发病核心在于髓核突出后破坏了脊柱内在平衡，进而使内外平衡失调，导致两椎体相对位置的改变及两侧软组织肌张力不一，属于筋骨力学失衡，治疗的靶点在于骨关节的错位及相关软组织的错位，属于典型的筋骨紊乱复合体。正骨推拿手法操作过程中不可能只是单纯调整关节，也不可能只是单纯调整软组织，一定是筋骨同治，因此这就为林氏正骨推拿治疗脊柱及脊柱相关疾病的精准操作奠定了治疗基础，如快速扳动具有高速、高振幅的力学特性，缓扳技术具有低速、低振幅的力学特性，我们治疗时提出运用快扳技术调整关节的错位为主，更加运用缓扳技术调整软组织错位，这样通过快扳和缓扳结合，以快扳调骨，缓扳调筋可以有效调整筋骨紊乱复合体治疗脊柱及脊柱相关疾病。

二、望诊三要素、触诊五要素、治疗七要素、验证七要素

（一）望诊三要素

临床上流派望诊的关键在于望脊柱、四肢部形态及动态，相关影像学及其他检查分析，舌象等三个方面。

1.望患者的脊柱、四肢部形态及动态　如脊柱望诊的重点在于观察脊柱四个生理弯曲，即颈椎前凸、胸椎后凸、腰椎前凸和骶尾椎后凸。要注意检查脊柱的生理曲线是否改变，脊柱有无畸形等。如脊柱前凸畸形多由于姿势不良，小儿麻痹症或滑膜嵌顿等引起。脊柱后凸畸形，多见小儿佝偻病和脊柱结核、类风湿脊柱炎。如腰椎间盘突出症：望诊的重点是腰部僵直、生理前凸消失、脊椎侧弯，一侧肌肉肿胀，跛行。生理前凸消失、脊椎侧弯提示腰椎关节出现紊乱，一侧肌肉肿胀提示筋伤，此时属于筋骨紊乱状态，需要正骨理筋并重。四肢要注意检查有无肿胀、畸形和肌肉萎缩，双侧对比检查，如三角肌膨隆消失形成"方肩"表示肩关节脱位。肘部肿胀常见于网球肘、骨折、脱位；桡神经损伤可出现腕下垂；

正中神经损伤可出现猿手畸形；髋关节外上方突出常常可见脱位；膝关节肿胀见于膝关节创伤性滑囊炎；踝部肿胀局限于一侧，见于侧副韧带损伤。看得准的关键在于患者是否属于筋伤，排除骨折、脱位等推拿手法的禁忌证。

脊柱及四肢部动态　即对脊柱和四肢的关节功能运动进行分析，是否存在关节功能障碍。望脊柱的伸屈运动、旋转运动、侧屈等动态情况；四肢如肩部的上举、外展、内收、外旋、内旋等动态情况，髋部的前屈、后伸、外旋、内旋等动态情况；肘部的伸屈旋转动态情况，腕部的伸屈、桡尺偏等动态情况；膝部的伸屈动态情况；踝部的伸屈、内外翻动态情况。一旦出现相关关节的功能障碍，可推断是哪块肌肉出了问题，哪条神经支配出了问题，对后续手法的运用奠定诊断基础。

2. 相关影像学及其他检查分析　主要通过 X 线检查、CT、MRI、彩超等进行分析，影像学方法"揣外知内"、"外治"是中医推拿的特色诊疗方式。X 线检查、CT、MRI 及 B 超等非侵入性物理检查方法，为人体解剖研究及学习提供了良好的途径。X 线片可清楚地看到骨结构、关节及关节间隙；CT 检查可更清晰地看到椎骨、椎间盘、脊髓；MRI 检查对椎间盘、脊髓及脏器的显示更具特异性。X 线、CT、MRI 等影像学检查其中重要的一点就是排除肿瘤、结核等禁忌证，彩超排除动脉夹层、动脉瘤、动脉的斑块等手法禁忌证，如腰椎 X 线提示Ⅲ度或Ⅳ度的滑脱，一般手法治疗疗效差，如腰椎间盘巨大脱出往往提示手法效果一般。

（1）颈胸部筋伤病影像学检查重点及注意事项。其中颈椎病、寰枢关节半脱位、颈椎椎管狭窄、胸廓出口综合征、落枕、筋膜炎、胸胁屏伤最常见，其中颈椎病是检查重点，临床分型包括神经根型、脊髓型、椎动脉型、交感神经型、颈型颈椎病。其中神经根型、脊髓型、椎动脉型在影像学检查方面有比较明显的区别。

神经根型颈椎病　颈椎 X 线片表现：①生理曲度变化，变直或后突畸形、侧弯、旋转，棘突偏歪；②椎间隙（从颈椎到腰椎逐渐增宽，4～12mm；由于曲度的原因，前宽后窄）变狭，前宽后窄消失，出现椎间隙等宽或者前窄后宽；③骨赘形成；④椎间孔变小；⑤小关节及钩椎关节退行性变；⑥项韧带骨化。有条件选取颈椎 CT 或者 MRI：查椎间盘有无突出，常见部位为下颈椎及下腰椎（后突超过 4mm 有意义），超过 8mm 可以定义为巨大型突出。如果伴有手指麻木明显：可以选取神经肌电图排除腕管综合征。

脊髓型颈椎病　建议首选颈椎 MRI 检查：往往出现突出髓核、压迫硬膜囊及脊髓、神经根受压，黄韧带钙化、后纵韧带钙化，并可见 X 线片常常显示椎间隙变狭，前宽后窄消失，出现椎间隙前窄后宽。

椎动脉型颈椎病　颈椎 X 线片，颈椎正侧张口位可出现神经根型颈椎病常见的 X 线片表现：①生理曲度变化，变直或后突畸形、侧弯、旋转；②椎间隙变狭，前宽后窄消失，出现椎间隙等宽或前窄后宽；③骨赘形成；④椎间孔变小；⑤小关节及钩椎关节退行性变；⑥项韧带骨化。此外，重点观察有没有出现寰枢关节紊乱情况，如齿状突和侧块间隙。同时配合经颅多普勒 TCD、颈动脉、椎动脉彩超检查动脉血流速度及脑血流量等。颈椎 CT 或者 MR：往往提示两侧的横突孔不一样大小。有条件者建议进行颈椎 MRA 或者 CTA 以进一步检查血管情况。

以上颈部筋伤影像学中，椎间隙、椎间孔变窄为拔伸类手法临床运用奠定基础；椎体的侧弯旋转、棘突的偏歪为旋转类手法临床运用奠定基础；椎体的后弓为按压类手法的临床运用奠定基础。

寰枢关节半脱位 建议首选颈椎正侧张口位 X 线检查：一般寰齿间隙（AOI）成人大于 3mm，儿童大于 4mm 说明寰椎前脱位或半脱位，如果大于 5mm 说明横韧带断裂，同时重点关注齿状突和侧块间隙及水平间隙。侧位片还要注意有没有出现颅底凹陷症，有条件进一步行颈椎 CT 或者 MRI 检查排除有没有肿瘤结核等其他病变。确定齿状突偏歪方向为旋转手法的运用奠定基础。

颈椎管狭窄 首选 CT 及 MRI：CT 常常提示侧隐窝狭窄（不小于 3mm，一般认为 2mm 即为狭窄），MRI 提示椎管前后径 14mm 以上为正常，12～14mm 为相对狭窄，12mm 以下为绝对狭窄。可以配合神经肌电图检查：神经体感电位 SEP 潜伏期平均值延长为传导障碍，提示脊髓、神经受压。

胸廓出口综合征 首选颈椎和胸椎 X 线检查：往往提示颈肋或者 C7 横突过长。

落枕、筋膜炎 首选颈椎 X 线检查：提示轻度骨质增生或无明显异常。

胸胁屏伤 首选胸椎正侧位、全胸正位 X 线检查以排除骨折。

（2）肩部筋伤病影像学检查重点及注意事项。其中肩周炎、肩袖损伤最常见。

肩周炎 怀疑早期首选 MRI：部分没有异常，部分可以出现关节囊增厚水肿、喙肱韧带处纤维组织增生。X 线检查：往往早期无异常，后期出现骨质疏松、关节间隙变窄或者增宽、骨质增生，肱骨大结节处软组织出现钙斑具有重要诊断价值。

肩袖损伤 MRI 是首选，往往提示肩袖撕裂或撞击综合征（肱骨头和喙肩弓之间的撞击），此外也要注意 X 线片分析，对肩峰形态进行判断。肩峰分型：1 型，扁平肩峰；2 型，弧形肩峰；3 型，钩形肩峰。肩袖损伤患者，肩峰形态扁平者较少，但是弧形及钩形明显增加。同时排查有没有骨折的出现，此外肱骨头和肩缝之间的距离（一般大于等于 7mm，小于 7mm 提示撕裂）有没有出现巨大肩袖损伤，X 线表现：恰当的投照体位（肩关节 Y 型位）可显示肩峰下致密变、不规则或有骨赘形成，钩形肩峰，肩肱间距变窄（正常 1.0～1.5cm；＜1.0cm 为狭窄；但大多以 0.6～0.7cm 为其下限；＜0.5cm，提示广泛性肩袖撕裂损伤）。肩袖损伤尤其是完全断裂禁止用手法操作。

临床不少肩袖损伤误诊为肩周炎，因此建议手法操作前重点关注对肩峰形态的判断，结合肩袖损伤的症状慎重选取手法操作，对于完全断裂者尤其慎重。

（3）腰部及骨盆筋伤病影像学检查重点及注意事项。其中腰椎间盘突出、腰椎滑脱、腰椎管狭窄、骶髂关节错位、骶髂关节炎、强直性脊柱炎、髂骨致密性骨炎、第 3 腰椎横突综合征、股骨头坏死最常见。

腰椎间盘突出 首选腰椎 CT、MRI，判断有没有椎间盘髓核突出，常见椎间盘后缘软组织密度影突入椎管，部分突出物伴有钙化、黄韧带肥厚、侧隐窝狭窄（一般选取 CT，侧隐窝前后径小于等于 2mm 可以判断，判断侧隐窝狭窄 CT 优于 MRI），神经根受压及硬膜囊受压。此外关注真空征：椎间盘髓核脱水后变脆、碎裂，使椎间盘内出现气体，即真空征。关注 Schmorl 结节：椎体的软骨板破裂，髓核可经裂隙突入椎体海绵质内，造成椎体内出现半圆形缺损阴影，称为施莫尔结节。MRI 显示黑色椎间盘时提示为黑盘症，即存在椎间盘变性脱水。和手法相关的影像学即髓核向后外侧的突出，为后伸按压类手法和旋转类手法的临床运用奠定基础。

腰椎滑脱 首选 X 线检查，腰椎正侧双斜位，过伸过屈侧位。国内常用 Meyerding 分级来评估脊柱滑脱的程度，即将下位椎体上缘分为四等份，根据椎体相对下位椎体向前滑移的程度分为Ⅰ～Ⅳ度：Ⅰ度是指椎体向前滑动不超过椎体中部矢状径的 1/4 者；Ⅱ度是超过 1/4，但不超过 2/4 者；Ⅲ度是超过 2/4，但不超过 3/4 者；Ⅳ度是超过椎体矢状径的 3/4 者。斜位可见椎弓根崩裂。

腰椎管狭窄　首选 MRI，MRI 提示椎管前后径 14mm 以上为正常，12mm 为相对狭窄，10mm 以下为绝对狭窄。影像学可见椎间盘突出、椎体滑脱、小关节紊乱、后纵韧带和黄韧带肥厚、骨质增生等。

骶髂关节错位　首选 X 线检查，分析骨盆正位片，患侧骶髂关节间隙增宽，有没有出现高低骨盆及宽窄骨盆，大小不一闭孔。后错位一般患侧髂后上棘比健侧稍低（临床伴有下肢髋后伸障碍）；前错位一般患侧髂后上棘比健侧稍高（患侧下肢屈膝屈髋困难）。后错位采用下肢后伸定点按压手法或下肢后伸定点踩跷法治疗，前错位采用屈膝屈髋按压手法治疗。

骶髂关节炎　首选 X 线检查或 CT。骶髂关节炎的放射学表现分级为 0 级：正常；Ⅰ级：可疑改变；Ⅱ级：可见局限性侵蚀、硬化，关节间隙正常；Ⅲ级：明显异常，有侵蚀硬化、关节间隙增宽或狭窄，部分强直；Ⅳ级：严重病变，完全性关节强直。

强直性脊柱炎　首选 X 线检查：早期可见局限性侵蚀、硬化，但关节间隙正常；晚期骶髂关节可见骨质疏松、腰椎小关节模糊，晚期关节间隙变窄，软骨下骨质呈现锯齿样破坏，完全出现小关节融合，关节囊钙化、韧带骨化、骨桥形成。

髂骨致密性骨炎　首选 X 线检查。骶髂关节正位片见关节间隙整齐清晰，以骶髂关节面中下 2/3 的髂骨侧骨质异常致密，呈均匀一致的骨质致密带，这些硬化区无骨质破坏，不侵犯骶骨侧，病变可为对称性，也可为单侧。

第 3 腰椎横突综合征　首选 X 线检查，一般无异常情况，部分可见横突过长或者两侧横突不对称。

股骨头坏死　早期首选 MRI，可以提示有骨髓水肿、局部充血、渗出等急性炎症病理改变为主要特征。晚期可以清晰显示股骨头塌陷。X 线片示股骨头密度增高与囊性低密度区及骨质硬化；关节间隙的变化；关节囊内游离体。继发表现：股骨头变形；髋臼增厚，间隙增宽；关节囊内游离体。因此临床上遇到许多腰腿痛患者建议行腰椎正侧位 + 骨盆正位片，往往就是为了排查有没有股骨头坏死以防误诊误治。

（4）膝部筋伤病影像学检查重点及注意事项。其中膝关节炎、半月板损伤最常见。

膝关节炎　首选 X 线检查。骨关节炎的 X 线片特点表现为非对称性关节间隙变窄，尤其是内侧间隙变窄，软骨下骨硬化和囊性变，关节边缘骨质增生和骨赘形成；关节内游离体，关节变形及半脱位，髌韧带钙化。根据 Kellgren 和 Lawrecne 的放射学诊断标准，骨关节炎分为五级：0 级，正常；Ⅰ级，关节间隙可疑变窄，可能有骨赘；Ⅱ级，有明显的骨赘，关节间隙轻度变窄；Ⅲ级，中等量骨赘，关节间隙变窄较明确，软骨下骨质轻度硬化改变，范围较小；Ⅳ级，有大量骨赘形成，可波及软骨面，关节间隙明显变窄，硬化改变极为明显，关节肥大及明显畸形。手法的选择必须结合临床症状。

半月板损伤　X 线检查无意义，首选 MRI 检查。MRI 检查为半月板损伤的分度和决定是否手术提供重要的依据。根据 MRI 结果，半月板损伤 MRI 一般分为三级：Ⅰ级为早期变形或者退变；Ⅱ级为较严重的变性，程度甚于Ⅰ级，未出现撕裂；Ⅲ级为出现撕裂，如斜行撕裂、水平撕裂、垂直撕裂、放射冠撕裂、桶状撕裂、纵行撕裂、边缘撕裂、复杂撕裂。其中水平撕裂多见退行性病变，垂直撕裂及放射冠撕裂多见于创伤；纵行撕裂、边缘撕裂容易发生绞锁，横行撕裂发生于半月板中央且不易发生绞锁。根据 MRI 结果，发生纵行撕裂、边缘撕裂时多采用手法解除绞锁以缓解临床症状。

（5）踝部筋伤（踝关节扭伤）影像学检查重点及注意事项。

踝关节扭伤　首选 X 线检查：踝关节无骨折及明显脱位；内、外踝处可有小骨片撕脱。必要时须加照强力内翻位 X 线片，正常人足内翻时可见距骨上关节面和胫骨下关节面 5°～10° 的倾斜，超过这个限度确定韧带损伤。若经临床检查和 X 线检查高度怀疑踝关节韧带损伤，患者经济允许可行踝关节 MRI 检查以了解损伤的程度，手法临床运用必须结合临床症状。

（6）阅片过程中还需要注意的重点。

脊柱畸形　如颈椎畸形：常见畸形为阻滞椎（融合椎），两个或两个以上的椎体融合为一个块体，常见于腰椎和颈椎，阻滞椎体一般较正常椎体高。如腰椎、骶尾椎畸形：腰椎骶化（4 个腰椎）；骶椎腰化（6 个腰椎）；先天性骶椎裂等为常见畸形。

骨密度减少或者增高　密度减少常见于骨质疏松、骨质软化、骨质破坏；骨密度增高常见于骨质增生硬化、椎缘的增生、韧带的骨化、慢性炎症、骨病的修复、骨痂、骨肿瘤或骨转移等。

椎体压缩性骨折　椎体受压变扁，呈楔形改变，多见于单个椎体。形态改变有异，椎体前缘可压缩 1/3 或 1/2。

骨质破坏　X 线片示局部密度减低或消失；见于恶性肿瘤（包括原发与继发）、急性骨髓炎、骨结核。其中恶性肿瘤骨质破坏的 X 线表现有三种：筛孔样、虫蚀样、融冰样。

以上常见的影像学检查及其他常见检查为手法的安全运用和选择奠定了基础。

3. 望舌　如腰椎间盘突出症、椎管狭窄、腰椎滑脱等腰痛病的舌象也是重点。①腰痛病（气滞血瘀型）：舌质暗红，或有瘀斑，苔薄白或腻；②腰痛病（湿热型）：舌红，苔黄腻；③腰痛病（寒湿型）：舌体胖，苔白腻；④腰痛病（痛痹）：舌质淡，苔薄白腻；⑤腰痛病（肾虚型）：舌淡，苔少。望舌有助于体质辨证论治，除了手法治疗外，加强舌象望诊，运用中药调理也是流派一大特色。

（二）触诊五要素

触摸的重点在摸筋摸骨、神经系统检查、相关肌肉的神经支配、专科特殊检查及切脉等五个方面。

1. 第一是摸筋摸骨　在望诊的基础上，根据望诊脊柱及四肢的动态，即是否存在脊柱四肢的关节运动障碍，然后对这些关节及相关肌群进行触诊，通过触诊"突、陷、板、软、痛"，判断有没有骨错缝、筋出槽等情况，突和陷是指重点检查一些骨性标志如棘突、横突、关节突关节，有没有隆突和凹陷，板和软是重点检查软组织，有没有板结痉挛即松软无力，痛是重点检查骨性标志和肌肉痉挛、板状、结节状态时有没有明显疼痛，临床常常可见脊柱的棘突不在同一轴线，两侧的横突不对称，脊柱两侧肌肉张力，一侧板结而一侧松软等，这些均属于中医筋骨失衡状态，手法选择包括纠正筋出槽的手法（点穴、理筋、颈椎缓扳技术），纠正骨错缝的手法（包括颈椎快扳技术）。

2. 第二是神经系统检查　神经系统检查包括：①体感检查（深感觉是指感受肌肉、肌腱、关节和韧带等深部结构的本体感觉，包括振动觉、位置觉、运动觉、关节觉、浅感觉，如对皮肤及黏膜的浅痛觉、温度觉及触觉是否有异常的检查）。②神经反射：浅反射指刺激皮肤、黏膜或角膜引起的反射，包括角膜反射、腹壁反射、提睾反射、趾反射和肛门反射；

深反射指刺激骨膜、肌腱引起的反射，包括肱二头肌反射、肱三头肌反射、桡骨膜反射、膝反射、跟腱反射；病理反射如 Babinski 征、Oppenheim 征、Gordon 征、Chaddock 征。③运动检查: 肌力、肌张力、肌容积的检查。如脊髓型颈椎病出现腹壁反射及提睾反射减弱，出现髌阵挛和踝阵挛。

3. 第三是相关肌肉的神经支配　临床上许多肌肉酸痛或者功能障碍的患者不一定是局部肌肉问题，可能与它的神经节段支配相关。肩胛提肌疼痛患者，有可能是肩胛背神经（C4～6）出现了问题，因此要从中医整体观、从神经支配的颈椎出发，可能是 C4～6 的节段出现问题；股四头肌无力患者，可能是神经支配的股神经（L2～4）出现问题；梨状肌酸痛，与 S1～2 节段相关，通过整复调整相关脊柱节段可以迅速缓解临床症状，因此了解相关肌肉的神经支配相当重要。

常见的简易上下肢运动相关肌肉及神经支配（表 6-1，表 6-2）可以参考柏树令的《系统解剖学》。详细部分可以参考相关肌肉解剖学基础章节部分。

表 6-1　上肢神经定位诊断所检测的运动相关肌肉及神经支配

运动	肌肉名称	神经	神经节段
肩外展	三角肌	腋神经	C3
屈肘	肱二头肌	肌皮神经	C5，C6
桡侧伸腕	桡侧腕伸肌	桡神经	C6
伸肘	肱三头肌	桡神经	C7
屈指	拇长屈肌，指深屈肌	正中神经	C8
拇指外展	拇短展肌，第1骨间背侧肌	正中神经	T1
		尺神经	C8，T1

表 6-2　下肢神经定位诊断所检测的运动相关肌肉及神经支配

运动	肌肉名称	神经	神经节段
屈髋	髂腰肌	股神经	L1，L2
收髋	大腿内收肌	闭孔神经	L2，L3
伸膝	股四头肌	股神经	L3，L4
踝背伸	胫骨前肌	腓深神经	L4
足内翻	胫骨后肌	胫神经	L4，L5
足外翻	腓骨长、短肌	腓浅神经	L5，S1
屈膝	股二头肌	坐骨神经	S1
踝跖屈	小腿三头肌	胫神经	S1，S2

4. 第四是专科特殊检查　如颈椎的压顶试验、臂丛神经牵拉试验、旋颈试验、腰椎的屈颈试验、直腿抬高试验等，肩部的搭肩试验，膝关节的麦氏征试验等专科特殊检查。

5. 第五是切脉　许多经过手法治疗后无法稳固疗效的患者，我们除了考虑筋骨病变外，还要关注患者的体质辨证，以腰痛病为例：①腰痛病（气滞血瘀型），脉涩；②腰痛病（湿热型），脉濡数；③腰痛病（寒湿型），脉沉紧或沉迟；④腰痛病（痛痹），脉沉弦或紧；⑤腰痛病（肾虚型），脉细。如寒湿型腰痛患者给予独活寄生汤，气血不足颈性眩晕患者给予温经汤，阳虚、寒湿及血瘀患者我们手法治疗后给予七味通痹镇痛包外敷。

在望诊三要素和触诊五要素的基础上我们确立了筋骨评估流程。

望诊三要素（望脊柱及四肢部形态及动态、相关影像学、舌象等三个方面）＋触诊五要素（触摸的重点在摸筋摸骨有没有出现"突、陷、板、软、痛"、神经系统检查、相关肌肉的神经支配、专科特殊检查及切脉等五个方面）—排除禁忌证—确立是筋伤筋病、骨伤骨病，还是筋骨均有损伤—为林氏正骨推拿手法的运用提供基础。

（三）治疗七要素

在上述精准评估的基础上，我们根据患者病情制定相应的治疗方案，除了手法治疗外，我们还结合中药的内服外用及练功等功能锻炼加强疗效。流派认为只要诊断精确，林氏正骨推拿手法疗效往往立竿见影，在3～5分钟内迅速缓解症状。

经过多年的临床我们总结了一套行之有效的治疗流程，首先根据筋骨评估重点确立治疗流程七要素：①确立手法治疗的目标节段；②确定何种手法进行组合（理筋或正骨）施治；③确立治疗体位；④确立正骨推拿手法治疗目标节段关节运动的解剖界限；⑤确立所选手法的力学特征；⑥治疗后的功能锻炼；⑦验证流程。

治疗后的功能锻炼是重点：许多患者在治疗时疗效非常理想，过几天后又恢复原状，这是因为没有重视功能锻炼，其中如何根据影像学结果进行锻炼，有以下几点注意事项。

影像学检查提示胸椎及腰椎椎间隙变窄时建议行吊单杠以拉伸椎间隙。

影像学检查提示颈椎生理曲度变直甚至反弓时建议行头部后伸锻炼，同时减少长时间低头动作。

影像学检查提示腰椎生理曲度变直甚至反弓、椎体向后滑脱时建议行小燕飞和拱桥锻炼。

影像学检查提示脊柱侧弯建议行吊单杠和对侧侧屈拉伸锻炼。

影像学检查提示腰椎椎间隙前窄后宽时建议行吊单杠以拉伸椎间隙和垫枕背伸锻炼、小燕飞。

影像学检查提示腰椎椎体前滑脱时建议患者仰卧位行屈膝屈髋压腹锻炼。

影像学检查提示强直性脊柱炎时建议多进行霸王举鼎等向上拉伸的动作及扩胸运动。

影像学检查提示颈椎间盘突出时建议多进行头部后伸锻炼，同时减少长时间低头动作。

影像学检查提示腰椎间盘突出时建议多进行腰部后伸锻炼，同时减少长时间久坐、弯腰，坐矮凳等，同时告诫患者坐位前屈是最伤腰的；此外告诫患者起床的标准姿势应该是侧身以双手支撑起床，尤其不可以直腿屈腰起床，这是导致腰椎间盘突出反复发作的重要因素。

影像学检查提示高低骨盆或者宽窄骨盆，大小闭孔不一时多认为有骨盆旋移症或骶髂关节紊乱，建议纠正歪臀坐姿及跷二郎腿。

影像学检查提示膝关节退行性病变尤其是膝关节间隙变窄，建议患者减少登山及爬楼梯。

（四）验证七要素

（1）疼痛、眩晕、心悸等主要症状有无明显减轻或者消失。

（2）治疗后局部或者全身出现微热感或者微出汗。

（3）通过望诊观察患者外形和动态（即通过望关节活动度判断关节功能恢复情况），注意做到治疗前后对比、健侧和患侧对比，尤其脊柱病检查时注意关节的功能情况，如前屈、后伸、侧屈、旋转功能的恢复情况。

（4）通过触诊检查"突、陷、板、软、痛"，观察患椎棘突、横突、关节突关节是否已恢复到正常的位置及各骨性突起的压痛点是否减轻或者消失。

（5）通过触诊检查"突、陷、板、软、痛"，观察脊柱四肢关节两侧肌张力是否恢复正常或近于正常水平，注意治疗前后对比；两侧软组织因肌肉紧张而形成的条索及压痛点有没有消失或者减轻；注意做到治疗前后对比、健侧和患侧对比。

（6）专科特殊检查情况：如颈椎病检查压顶扣顶试验，腰椎间盘突出症检查直腿抬高试验是否阳性转为阴性。

（7）量表的检查：条件允许情况下进行相关量表检查，如 Vas 评分检查疼痛；眩晕量表检查眩晕状况等。

以腰椎间盘突出症（L4/5 侧后方突出）为例

（1）确立治疗体位（坐位旋转体位、垫枕背伸体位、侧卧旋转体位、提拉旋转体位、下肢后伸体位为常见手法治疗腰椎间盘突出症的五种体位）：根据髓核向后方、侧方突出的情况我们选择垫枕背伸体位、侧卧旋转体位。

（2）确立手法治疗的目标节段（L2/3、L3/4 还是 L4/5 还是 L5/S1，或是否伴有骶髂关节损伤）：根据影像学检查和触诊我们选择手法操作的目标节段为 L4/5 节段棘突及髂骨翼。

（3）确定何种手法进行组合（理筋或正骨）：治疗的靶点为筋骨紊乱复合体，通过两步四法，即第一步理筋（按揉法及弹拨法两种理筋手法），第二步正骨（髓核向后方突出选取垫枕背伸定点按压手法、侧方突出选取立体定位斜扳手法）来纠正筋骨紊乱状态。

（4）确立正骨推拿手法治疗目标节段关节运动的解剖界限（关节主动极限还是被动运动极限）：爆发力冲击之前，患者处于垫枕背伸体位或侧卧旋转体位，给予一定的下沉力（足够预备加载力）进行加压，使目标节段处于被动运动的极限位，为下一步的小振幅快扳及缓扳技术奠定安全基础。

（5）确立所选手法的力学特征［下沉力、爆发力、快扳（压）、缓扳（压）］：上述准备后，先运用穴位及肌肉按揉法及弹拨法，一般 1～2 分钟内完成，运用垫枕背伸定点按压手法，以加压小振幅快扳（爆发力手法）1～7 次或者加压小振幅缓扳（下沉力手法）10～30 次，一般 1～2 分钟内完成，整个流程 2～4 分钟内完成手法操作。

（6）治疗后的功能锻炼：可以建议患者加强背伸锻炼、小燕飞等功能锻炼。

（7）验证流程

1）患侧腰腿痛有无明显减轻或消失。

2）治疗后腰部或全身出现微热感或微出汗。

3）通过望诊观察患者腰椎动态（即关节功能恢复情况），腰椎前屈、后伸、侧屈、旋转功能的恢复情况。

4）通过触诊检查"突、陷、板、软、痛"，观察 L4/5 棘突、横突、关节突关节是否已恢复到正常的位置及各骨性突起的压痛点是否减轻或消失。

5）通过触诊检查"突、陷、板、软、痛"，观察 L4/5 关节两侧肌张力是否恢复正常或近于正常水平，注意治疗前后对比；两侧软组织因肌肉紧张而形成的条索及压痛点有没有消失或减轻；注意做到治疗前后对比、健侧和患侧对比。

6）专科特殊检查情况：屈颈试验、直腿抬高试验及加强试验、挺腹试验阳性有没有转阴性。

7）量表的检查：如 Vas 评分检查疼痛；JOA 下腰痛量表的评估。

（范志勇，吴　山）

第二节　手法治疗筋伤病的评估

通过望诊三要素（望脊柱及四肢部形态及动态、相关影像学、舌象等三个方面）+ 触诊五要素（触摸的重点在摸筋摸骨有没有出现"突、陷、板、软、痛"、神经系统检查、相关肌肉的神经支配、专科特殊检查及切脉等五个方面）来确定手法治疗的靶点，以明确治疗是理筋还是正骨，还是筋骨同调。

治疗以后注意验证疗效，我们强调验证的七大要素：①疼痛、眩晕等主要症状有无明显减轻或消失；②治疗后局部或全身出现微热感或微出汗；③通过望诊观察患者形态和动态恢复情况；④通过触诊检查"突、陷、板、软、痛"，观察患椎棘突、横突、关节突关节是否已恢复到正常的位置及各骨性突起的压痛点是否减轻或消失；⑤通过触诊检查"突、陷、板、软、痛"，观察脊柱四肢关节两侧肌张力是否恢复，触诊条索及压痛点有没有消失或减轻；⑥专科特殊检查，如腰椎间盘突出症检查直腿抬高试验阳性转阴性；⑦量表的检查，条件允许情况下进行相关量表检查，如 VAS 评分检查疼痛，眩晕量表检查眩晕状况等。结合古籍文献我们发现岭南林氏正骨推拿具备治疗后镇痛、微热、微出汗、消肿通络的功效。因此我们将这几点作为我们治疗后的验证要素。

对于验证七要素中的①、④、⑤，都涉及疼痛，早在《内经》中就提到手法的镇痛效果，如"按之则热气至，热气至则痛止矣"。

对于验证七要素中的②，涉及手法治疗后局部或全身出现微热感，《内经》中提及手法起到温经散寒功效，"按之则热气至"。

对于验证七要素中的②，涉及治疗后局部或全身出现微出汗，《儒门事亲》张从正认为汗吐下三法，推拿属于汗法，明代罗洪先在《万寿仙书》中说："按摩法能疏通毛窍，能运旋荣卫。"玄府即毛窍汗孔，说明推拿具有发汗功效。

对于验证七要素中的④、⑤，涉及触诊中"突、陷、板、软、痛"，即对于关节突起、肌肉板结肿胀、条索痉挛等经络不通情况，《内经》提到手法起到消肿通络的功效，《素问•举痛论》说："按之经络以通郁闭之气，摩其壅聚，以散郁结之肿。"

对于验证七要素中的⑥、⑦，我们主要是根据专科特色，结合现代医学的相关检查要点以丰富我们流派的检查要素。

一、颈椎相关疾病的评估

（一）颈部望诊三要素（望颈部形态及动态、相关影像学、舌象等三个方面）

1. 望颈部形态及动态

（1）望颈部外形

1）颈部皮肤：有无瘢痕、窦道、脓肿。

2）望颈椎的生理曲度是否正常：有无平直、后突、侧弯、扭转等畸形改变。

3）两侧的颈部肌肉有无痉挛或短缩，有无局限性肿胀或隆起。

4）望颈部有无畸形，颜面是否对称。如小儿先天性肌性斜颈患者，其头部向一侧倾斜，颜面多不对称，一侧胸锁乳突肌明显隆起。"落枕"及颈部扭伤患者，颈项僵直，呈现斜颈状。寰枢关节失稳患者，被迫体位呈现僵硬状。颈椎小关节紊乱患者，下颌偏向一侧。强直性脊柱炎，颈椎强直，头部旋转不灵活。颈椎肿瘤或结核患者，椎体被破坏时将出现头部不能自由转动。

（2）望颈部动态

1）屈伸运动：35°～45°（图6-1、图6-2）。

2）侧弯运动：45°（图6-3、图6-4）。

3）旋转运动：60°～80°（图6-5、图6-6）。

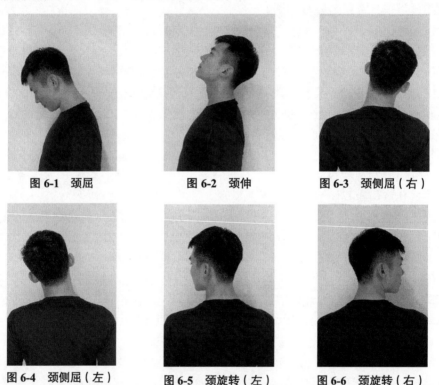

图6-1　颈屈　　　　　图6-2　颈伸　　　　　图6-3　颈侧屈（右）

图6-4　颈侧屈（左）　　图6-5　颈旋转（左）　　图6-6　颈旋转（右）

以上运动出现运动障碍或有疼痛反应均属异常。

2. 颈部影像学检查　通过X线检查、CT、MRI来分析有没有出现增生、椎间盘突出、关节紊乱、滑脱、侧隐窝狭窄、椎管狭窄、肿瘤、脊髓损伤、结核等病变，将结合其他查体结果制定治疗方案。对于椎动脉型颈椎病：进行彩超、经颅多普勒（TCD）等检查以排除有没有血管问题。

怀疑交感神经型颈椎病或颈椎源性心悸等还需要做心脏彩超、心电图等进行排查。

3. 望舌　根据舌象的结果分析所属证型，气滞血瘀、风寒型、风热型、湿热型、寒湿型、肝肾亏虚、气血不足、肝气郁结、肾阳虚、肾阴虚，将结合其他查体结果制定治疗方案。

（二）颈部触诊五要素

触摸的重点在摸筋摸骨有没有出现"突、陷、板、软、痛"、神经系统检查、相关肌肉的神经支配、专科特殊检查及切脉等五个方面。

1. 辨筋骨论治通过"突、陷、板、软、痛"分析

（1）压痛点

1）颈棘间韧带或项肌压痛，为扭伤或落枕。

2）颈椎棘突旁及肩胛内上角处压痛，同时一侧上肢有放射性疼痛，多为颈椎病、颈椎间盘突出。

3）颈椎关节突关节、横突压痛，多为关节突关节的炎症或损伤。

4）颈椎棘突压痛，多见于项韧带钙化或棘上韧带炎。

5）风池穴（斜方肌和胸锁乳突肌之间）压痛：寰枢关节错位、颈性眩晕或颈性头痛。

6）疼痛评估（VAS 评分）。运用疼痛视觉模拟评分法（Visual Analog Scale，VAS）评估疼痛程度，使用 100mm 视觉模拟标尺法，0 为无痛，10 为最痛。

（2）颈部两侧肌肉的肌张力（如两侧斜方肌、胸锁乳突肌等）是否恢复正常或近于正常水平，注意治疗前后对比。

（3）徒手肌力检查：

颈前屈：

主要动作肌　胸锁乳突肌（神经支配：副神经）。

辅助肌　头长肌、颈长肌、前斜角肌、舌骨下肌群、中斜角肌、后斜角肌、头前直肌。

运动范围　0°～35°～45°。

检查方法　体位：仰卧位。手法：固定其胸廓下部，肩部放松。令其完成颈椎屈曲运动。检查者用两手指在前额部施加阻力（两侧胸锁乳突肌不对称者，使其头部向侧方旋转，完成屈颈动作，阻力施于耳部）。

评级　5 级与 4 级：能对抗前额部强阻力完成颈椎屈曲全关节活动范围的运动者为 5 级，仅能对抗中等阻力完成以上动作者为 4 级。3 级与 2 级：能克服重力的影响，完成颈椎全关节活动范围运动者为 3 级。头置于检查台上，令其完成向左再向右的转头，能完成部分运动者为 2 级。1 级与 0 级：完成屈颈动作时，仅能触及胸锁乳突肌收缩的为 1 级，触不到收缩者为 0 级。

颈后伸（伸展）：

主要动作肌　斜方肌、头半棘肌、头夹肌、颈夹肌、颈棘肌、骶棘肌、项髂肋肌、头最长肌、头棘肌、颈棘肌、颈半棘肌（神经支配：副神经、脊神经后支）。

辅助肌　多裂肌、头上斜肌、头下斜肌、头后大直肌、头后小直肌、肩胛提肌。

运动范围　0°～45°。

检查方法　体位：俯卧位。手法：头伸出检查台前端，双上肢置于体侧。检查者一手置于被检查者的头后部，向下方施加阻力，另一手置于下颏以起保护作用。

评级　5 级与 4 级：能对抗施予头部的最大阻力而完成颈椎后伸的全关节活动范围的运动者为 5 级，仅能对抗中等度阻力完成以上运动者为 4 级。3 级：能克服重力的影响，完成颈椎后伸的全关节活动范围的运动者为 3 级。2 级：患者取仰卧位，检查者双手置于被检查者头的下方，令其头向下压检查者的手，能出现轻微运动者为 2 级。1 级与 0 级：检查者用手支撑被检查者头部，令其完成后伸运动，另一手触摸第 7 颈椎和枕骨间的肌群，有收缩者为 1 级，无收缩者为 0 级。

颈旋转：

主要动作肌　胸锁乳突肌（神经支配：副神经）。

辅助肌　头长肌、颈长肌、前斜角肌、舌骨下肌群、中斜角肌、后斜角肌、头前直肌。

运动范围　0°～60°～80°。

检查方法　体位：仰卧位。手法：被检查者头转向一侧。检查者一手施加相反方向阻力以对抗此动作。

评级　5级与4级：能对抗强阻力完成颈椎旋转全关节活动范围的运动者为5级，仅能对抗中等度阻力完成以上运动者为4级。3级与2级：能克服重力的影响，完成颈椎全关节活动范围运动者为3级。头置于检查台上，令其完成向左再向右的转头，能完成部分运动者为2级。1级与0级：完成屈颈动作时，仅能触及胸锁乳突肌收缩者为1级，触不到收缩者为0级。

2. 神经系统检查、相关肌肉的神经支配　此部分内容见相关章节。

3. 颈椎专科特殊检查

（1）叩顶试验（椎间孔挤压试验）：患者坐位，头转向患侧并略屈，医者一手置于患者头顶，另一手轻叩之。如出现颈部疼痛或上肢放射痛，即为阳性反应。挤压试验的机制在于使椎间孔缩小，加重对颈神经根的刺激，故出现疼痛或放射痛，提示 Spurling 征阳性，有神经根性损害，临床常见于神经根型颈椎病。如果出现患侧腰腿痛提示腰神经根受压（图6-7）。

（2）臂丛神经牵拉试验（颈脊神经根张力试验）：患者坐位，头微屈，医者立于患侧，一手置患侧头部，另一手握患腕做反向牵引，此时牵拉臂丛神经，若患肢出现放射性疼痛或麻木，则为阳性，提示 Eaten 试验阳性，有臂丛神经损害，临床多见于神经根型颈椎病（图6-8）。

（3）椎间孔分离试验（引颈试验）：患者坐位，医者两手分别托住患者下颌和枕部，向上牵拉。若患者能感到颈部和上肢疼痛减轻，即为阳性。分离试验的机制是牵拉并扩大狭窄的椎间孔，舒展小关节囊，减轻对神经根的挤压和刺激，使疼痛减轻（图6-9）。

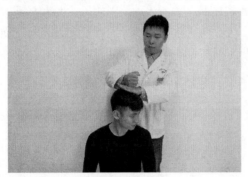

图6-7　叩顶试验

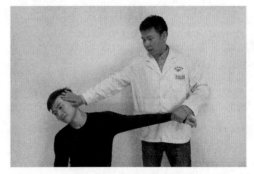

图6-8　臂丛神经牵拉试验

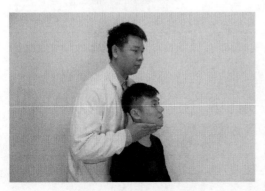

图6-9　椎间孔分离试验

（4）斜角肌压迫试验（深呼吸试验）：患者坐位，头保持正直，两手置于膝部，先比较两侧桡动脉搏动力量，嘱患者将头转向患侧，然后尽力后伸颈部并深吸气，同时医者双手下压其肩部，再比较两侧脉搏或血压，往往患侧脉搏减弱或消失、疼痛症状加重。相反，抬高肩部，头面转向前方，则脉搏恢复，疼痛缓解，提示 Adson 征阳性，临床常见于颈肋和前斜角肌综合征（图6-10）。

（5）超外展试验：患者站立或坐位，医者

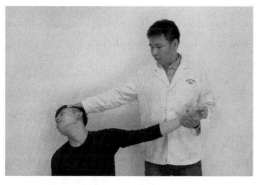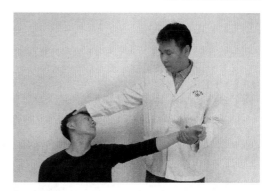

图 6-10 斜角肌压迫试验

将其患肢从侧方外展高举过肩、过头，若桡动脉脉搏减弱或消失，即为阳性，多因锁骨下动脉被喙突及胸小肌压迫所致（图 6-11）。

（6）旋颈试验（椎动脉扭曲试验）：患者坐位，头略后仰，并自动向左右做旋颈动作，若患者出现头昏、头痛、视物模糊症状则为阳性，多见于椎动脉型颈椎病（图 6-12）。

（7）屈颈试验：患者仰卧，医者托患者枕部并使其头部前屈而表现不同程度的颈强，被动屈颈受限，称为颈强直，其可提示脑膜刺激征，

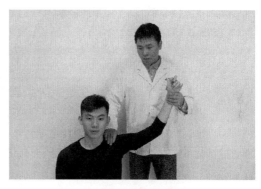

图 6-11 超外展试验

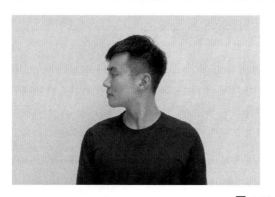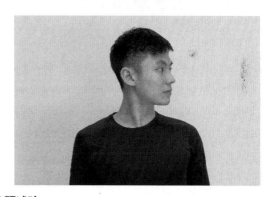

图 6-12 旋颈试验

还有一种情况就是坐位或卧位，主动或被动屈颈 1～2 分钟引起腰腿痛或麻木提示腰部神经根受压（图 6-13）。

4.切脉 根据切脉的结果分析所属证型，如气滞血瘀型、风寒型、风热型、湿热型、寒湿型、肝肾亏虚型、气血不足型、肝气郁结型、肾阳虚型、肾阴虚型，将结合其他查体结果制定治疗方案。

二、胸椎相关疾病的评估

（一）胸椎望诊三要素

胸椎望诊三要素包括望胸部形态及动态、相关影像学、舌象等三

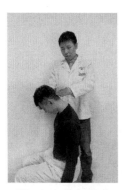

图 6-13 屈颈试验

个方面。

1. 望胸部形态及动态

（1）望胸部外形

1）望胸部皮肤及软组织：胸部皮肤有无红肿、包块及皮下青筋暴露。

2）望胸廓胸椎形态：肺气肿及支气管哮喘患者，桶状胸。佝偻病患者，鸡胸，胸骨凸出，前后径增大。胸壁畸形患者，漏斗胸，胸骨凹陷，呈漏斗状。胸椎侧弯患者，肩背部两侧不对称。脊柱结核患者及小儿佝偻病，脊柱后凸畸形呈现驼峰状。类风湿性脊柱炎患者，脊柱后凸畸形呈现圆弧形，姿势强直。肋软骨炎患者可有局限性高凸，皮色不变，质硬无移动。

3）望胸式呼吸：应注意观察胸式呼吸是否存在，胸部创伤的患者为减轻疼痛多采用腹式呼吸。多发性双侧肋骨骨折患者，胸部可出现明显塌陷，形成连枷胸而出现反常呼吸。

（2）望胸部动态：胸椎功能，T1～4 被动侧屈时幅度为 5°～25°，T5～8 被动侧屈时幅度为 10°～30°，T9～12 被动侧屈时幅度为 20°～40°，T9～12 被动旋转幅度为 70°～90°，以上运动出现运动障碍或有疼痛反应均属异常。

2. 胸部影像学检查 通过 X 线检查、CT、CTA、MRI 来分析有没有出现增生、椎间盘突出、关节紊乱、滑脱、侧隐窝狭窄、椎管狭窄、肿瘤、脊髓损伤、结核等病变，将结合其他查体结果制定治疗方案。

3. 望舌 根据舌象的结果分析所属证型，如气滞血瘀型、风寒型、风热型、湿热型、寒湿型、肝肾亏虚型、气血不足型、肝气郁结型、肾阳虚型、肾阴虚型，将结合其他查体结果制定治疗方案。

（二）胸椎触诊五要素

触摸的重点在摸筋摸骨有没有出现"突、陷、板、软、痛"、神经系统检查、相关肌肉的神经支配、专科特殊检查及切脉等五个方面。

1. 辨筋骨论治通过"突、陷、板、软、痛"分析

（1）压痛点：背部压痛点，常发生在棘突或关节突关节或横突旁、肩胛骨内上角、冈下肌、菱形肌等处，多见于肩背部肌筋膜炎、胸椎小关节紊乱、肋横突关节紊乱、下颈椎病变。压痛点疼痛评估（VAS 评分）。

（2）胸背部两侧肌肉的肌张力（如两侧菱形肌、背阔肌、竖脊肌等）是否恢复正常或近于正常水平，注意治疗前后对比。

（3）徒手肌力检查

躯干前屈：

主要动作肌　腹直肌（神经支配：肋间神经 T5～12）。

辅助肌　腹内斜肌、腹外斜肌。

运动范围　0°～80°。

检查方法　体位：仰卧位。手法：固定被检查者双下肢。

评级　5 级：被检查者双手交叉置于颈后，尽力前屈抬起胸廓，双肩胛骨下角均可以完全离开台面者为 5 级。4 级：双上肢于胸前交叉抱肩，令其尽力抬起上身，双肩均可以完全离开台面者为 4 级。3 级：双上肢置于躯干两侧，令其尽力抬起上身，双侧肩胛骨下角可以离开台面者为 3 级。2 级：双上肢置于躯干两侧，双膝关节屈曲，令其颈椎前屈，检查者按压其胸廓下部使腰椎前屈消失，骨盆倾斜，如头部能抬起者为 2 级。1 级与 0 级：患者取仰卧位，令其咳嗽，同时触诊腹壁，有轻微收缩者为 1 级，无收缩者为 0 级。

躯干旋转：

主要动作肌 腹内斜肌、腹外斜肌（神经支配：肋间神经、髂腹下神经、髂腹股沟神经）。

辅助肌 背阔肌、半棘肌、多裂肌。

运动范围 $0° \sim 45°$。

检查方法 体位：仰卧位，双手在头后部交叉。手法：被检查者取仰卧位，令被检查者右肘向左膝方向运动（检查右腹外斜肌和左腹内斜肌），胸廓向一侧旋转，屈曲（两侧均做检查）。

评级 5级：被检查者双手交叉置于后头部，腹外斜肌收缩侧的肩胛骨可离开台面，完成躯干旋转者为5级。4级：被检查者取仰卧位，双侧上肢在胸前交叉抱肩，完成5级相同动作（腹外斜肌收缩侧的肩胛骨可离开台面，完成躯干旋转）者为4级。3级：双上肢向躯干上方伸展，完成5级相同动作（腹外斜肌收缩侧的肩胛骨可离开台面，完成躯干旋转）者为3级。2级：取仰卧位，完成以上动作时肩胛骨下角不能离开台面，但可以观察到胸廓的凹陷者为2级。1级与0级：取仰卧位，双上肢置于体侧，双髋关节屈曲，足底踩在床面上。令被检查者左侧胸廓尽力靠近骨盆右侧，同时触诊其肋骨下缘以下的肌肉，出现收缩者为1级，无收缩者为0级。

躯干后伸（伸展）：

主要动作肌 骶棘肌、背髂肋肌、胸最长肌、背棘肌、腰髂肋肌、腰方肌（神经支配：脊神经后支、腰神经前支）。

辅助肌 半棘肌、旋转肌、多裂肌。

运动范围 胸椎 $0°$，腰椎 $0° \sim 25°$。

检查方法 体位：俯卧位，双手在后头部交叉。手法：令被检查者将胸廓下部尽量高地抬起。

评级 5级：在检查者固定双踝关节的条件下，被检查者躯干伸展可以稳定地维持姿势不动，并且看不到勉强用力的表现。4级：在检查者固定双踝关节的条件下，被检查者能抬起躯干，但到最终点出现摇晃并勉强维持的状态。3级：被检查者取俯卧位，双上肢置于体侧，检查者固定其双踝。令其完成胸椎与腰椎的后伸，能完成对抗重力的充分后伸运动，脐部离开台面为3级。2级：检查方法与3级相同，被检查者仅能部分完成后伸运动（不能达到正常范围）为2级。1级与0级：令被检查者完成以上运动的同时触诊其脊柱，可触及收缩者为1级，无收缩者为0级。

2. 神经系统检查、相关肌肉的神经支配 此部分内容见相关章节。

3. 胸椎专科特殊检查

（1）胸廓挤压试验：首先进行前后挤压，医者一手扶住患者背部，另一手从前面推压其胸骨部，使之产生前后的挤压力（如有肋骨骨折，则骨折处有明显疼痛感或出现骨擦音）；然后再行侧方挤压，将两手分别放置其胸廓两侧，向中间用力挤压，如有骨折或胸肋关节脱位，则在损伤处出现疼痛反应（图 6-14）。

（2）腰大肌紧张试验：检查下腹痛患者时，嘱其患侧下肢伸直，然后医者用手固定其下肢，让患者做屈髋对抗动作。如有腹痛，提示腹膜后有激惹，如后位阑尾炎。亦可让患者卧向健侧，医者左手固定其髋部，右手将患侧下肢向后过伸，询问是否引起腹痛，如有疼痛为阳性（图 6-15）。

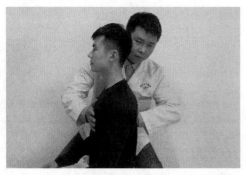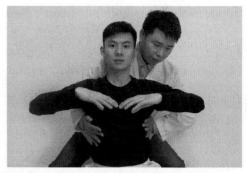

图 6-14　胸廓挤压试验

（3）挺胸试验：患者坐位，检查者一手握住患者肘部，一手切住桡动脉，嘱患者挺胸，两臂直肘后伸。一侧检查完后再检查对侧，并进行左右比较。若活动时桡动脉搏动减弱或消失，手臂及手部有疼痛麻木为试验阳性，提示锁骨下动脉及臂丛神经在第一肋骨和锁骨间隙受到压迫，临床见于肋锁综合征（图 6-16）。

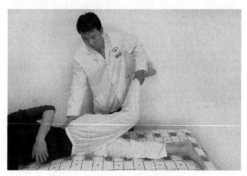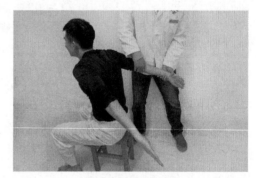

图 6-15　腰大肌紧张试验　　　　　　　图 6-16　挺胸试验

4. 切脉　根据切脉的结果分析所属证型，气滞血瘀型、风寒型、风热型、湿热型、寒湿型、肝肾亏虚型、气血不足型、肝气郁结型、肾阳虚型、肾阴虚型，将结合其他查体结果制定治疗方案。

三、腰椎相关疾病的评估

（一）腰部望诊三要素

腰部望诊三要素包括望腰部形态及动态、相关影像学、舌象等三个方面。

1. 望腰部形态及动态

（1）望腰背部外形

1）望腰背部皮肤色泽：神经纤维瘤或纤维异样增殖症，腰背部有不同形状的咖啡色斑点；先天性骶椎裂，腰骶部汗毛过长、皮肤色浓；硬脊膜膨出，腰部中线软组织肿胀；流注脓肿，一侧腰三角区肿胀。

2）望生理弯曲及骨性标志

A. 从后面观察背纵沟是否异常，从侧面观察腰背部生理弯曲，注意观察胸椎正常生理向后弯曲度和腰椎向前弯曲度是否存在，一般来说，青年人胸椎生理后曲较小，而腰椎生理前曲较大；老年人则胸椎后曲较大，而腰椎生理前曲较小。

B. 两肩胛骨内角与 T3 棘突在同一水平。

C. 两肩胛骨下角与 T7 棘突在同一水平。

D. 所有胸腰椎棘突都在背部正中线上。

E. 髂嵴连线与第四腰椎棘突在同一水平。

3）望异常弯曲

A. 侧弯畸形：侧弯畸形患者，脊柱两侧出现左右侧弯，很多原因都可以引起脊椎侧弯，如姿势不良、双下肢不等长、肩部畸形、腰椎间盘突出症、小儿麻痹后遗症及慢性胸腔或胸廓病变等。

B. 后突畸形：类风湿性脊柱炎、老年性骨质疏松症患者，出现圆背畸形；椎体压缩性骨折、脱位、椎体结核和肿瘤骨质破坏等患者，出现驼背畸形。

（2）望腰背部动态

1）前屈运动：可达 80°～90°（图 6-17）。

2）后伸运动：可达到 30°（图 6-18）。

3）侧屈运动：可达 20°～30°（图 6-19、图 6-20）。

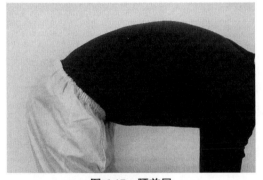

图 6-17　腰前屈

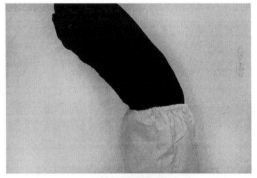

图 6-18　腰后伸

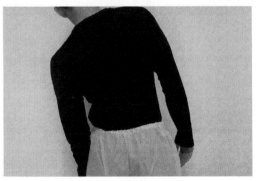

图 6-19　腰侧屈（左）

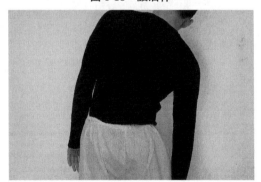

图 6-20　腰侧屈（右）

4）旋转运动：可达到 30°（图 6-21）。

以上运动出现运动障碍或有疼痛反应均属异常。

2. 腰部影像学检查　通过 X 线、CT、MRI 检查来分析有没有出现增生、椎间盘突出、关节紊乱、滑脱、侧隐窝狭窄、椎管狭窄、肿瘤、脊髓损伤、结核等病变，将结合其他查体结果制定治疗方案。

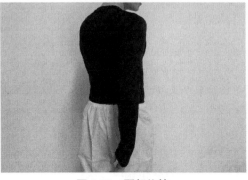

图 6-21　腰部旋转

3. 望舌　根据舌象的结果分析所属证型，气滞血瘀型、风寒型、风热型、湿热型、寒湿型、肝肾亏虚型、气血不足型、肝气郁结型、肾阳虚型、肾阴虚型，将结合其他查体结果制定治疗方案。

（二）腰部触诊五要素

触摸的重点在摸筋摸骨有没有出现"突、陷、板、软、痛"、神经系统检查、相关肌肉的神经支配、专科特殊检查及切脉等五个方面。

1. 辨筋骨论治通过"突、陷、板、软、痛"分析

（1）压痛点

1）腰段竖脊肌压痛或腰部两侧广泛压痛，多见于腰肌扭伤或劳损。

2）第 3 腰椎横突端压痛，见于第 3 腰椎横突综合征。

3）病变节段的棘突间及两旁有深压痛和放射痛，见于腰椎间盘纤维环突出症、椎管狭窄、腰椎滑脱。

4）棘上或棘间压痛，见于棘上或棘间韧带损伤。

5）髂嵴内下方压痛，多见于臀肌筋膜炎。

6）髂后上棘压痛，多见于骶髂关节紊乱。

7）腰段关节突关节压痛，多见于腰部扭伤或腰椎小关节紊乱。

8）髂嵴最高点内侧 2 ～ 3cm 下方可触及条索及压痛点，多见于臀上皮神经损伤。

9）梨状肌体表投影区有深压痛，多见于梨状肌综合征。

10）疼痛评估（VAS 评分）。

（2）腰部两侧肌肉的肌张力（如两侧竖脊肌、髂腰肌等）是否恢复正常或近于正常水平，注意治疗前后对比。

（3）徒手肌力检查：同胸椎部躯干的徒手肌力检查。

2. 神经系统检查、相关肌肉的神经支配　此部分内容见相关章节。

3. 腰椎专科特殊检查

（1）拾物试验：主要用于判断小儿脊柱前屈功能有无障碍。当小儿不配合检查时，常用此方法检查。置一物于地面，嘱患儿拾起，注意观察患儿的取物动作和姿势。正常时，应直立弯腰伸手拾起。当脊柱有病变，腰不能前屈时，患儿则屈髋、屈膝，腰部板直，一手扶住膝部下蹲，用另一手拾起该物。此为拾物试验阳性（图 6-22）。

（2）俯卧背伸试验：用于检查婴幼儿脊柱是否有保护性僵硬或脊柱病变，患儿俯卧，两下肢伸直并拢，医者上提双足，使腰部过伸。正常脊柱呈弧形后伸状态，发生病变者则大腿和骨盆与腹壁同时离开床面，脊柱呈僵直状态（图 6-23）。

（3）腰骶关节试验（骨盆回旋试验）：患者仰卧，双腿并拢，令其尽量屈膝、屈髋，医者双手扶住膝部用力按压，使大腿贴近腹壁，此时腰髋部呈被动屈曲状态，腰骶部出现疼痛反应即为阳性。其主要用于检查腰骶部疾病（图 6-24）。

（4）直腿抬高试验及加强试验：嘱患者仰卧，医者一手握患者足部，另一手保持膝关节在伸直位，将两下肢分别做直腿抬高动作。正常时，两下肢同样能抬高 70° 以上，除腘窝部有紧张感外，并无疼痛或其他不适。如果一侧下肢或双下肢抬高幅度降低，不能继续抬高，同时伴有下肢放射性疼痛则为直腿抬高试验阳性。应记录其抬高的度数。当直腿抬高到最大限度的角度时将足跟背伸，如引起患肢放射性疼痛，即为加强试验阳性。借此可以区别由于髂胫束、腘绳肌或膝关节后关节囊紧张所造成的抬高受限。因为背伸踝关节只

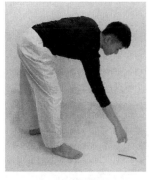

图 6-22 拾物试验

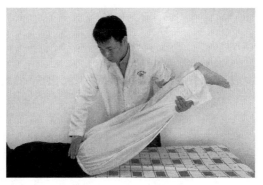

图 6-23 俯卧背伸试验

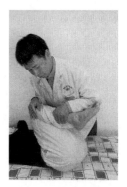

图 6-24 骨盆回旋试验

加剧小腿腓肠肌的紧张，而对小腿以上的肌膜无影响（图 6-25、图 6-26）。

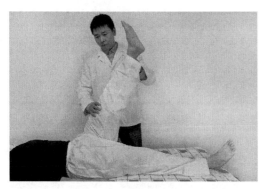

图 6-25 直腿抬高试验

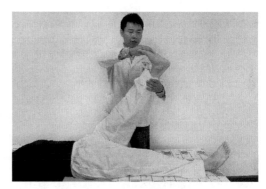

图 6-26 直腿抬高加强试验

（5）健侧腿直腿抬高试验：做健侧腿直腿抬高试验时，如引发患肢坐骨神经放射性痛，则为阳性，见于椎间盘突出较明显的腰椎间盘突出症、中央型腰椎间盘突出症或腋下型腰椎间盘突出症（图 6-27）。

（6）股神经牵拉试验：患者取俯卧位，医者一手固定患者骨盆，另一手握患肢小腿下端，膝关节伸直或屈曲，将大腿强力后伸，若出现大腿前方放射样疼痛，即为阳性，提示可能有股神经根受压（图 6-28）。

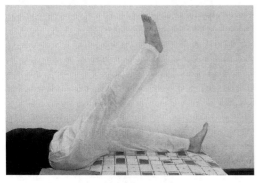

图 6-27 健侧腿直腿抬高试验

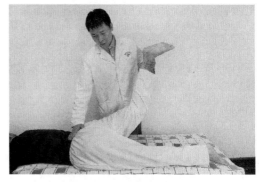

图 6-28 股神经牵拉试验

（7）屈膝试验：患者取俯卧位，双下肢伸直。医者一手按压住其腰骶结合部，另一手握患侧踝部，然后将患者小腿抬起使膝关节逐渐屈曲，使足跟接近臀部。若出现腰部和大腿前侧放射性痛，即为阳性，提示股神经损害，并可根据疼痛的起始位置判断其受损的部位（图6-29）。

（8）趾背屈试验：患者取仰卧位，两下肢伸直，趾用力背屈。同时，检查者以手指压拇趾甲部，测试其肌力大小并两侧对比。腰椎间盘突出L5神经根受压时，患侧明显减弱（图6-30）。

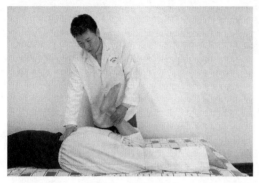

图6-29　屈膝试验

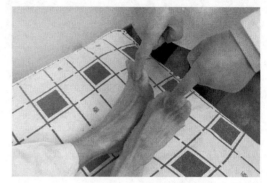

图6-30　趾背屈试验

（9）趾跖屈试验：患者取仰卧位，两下肢伸直，趾用力跖屈。同时，检查者以手指对抗按压拇趾底部，测试其肌力大小并两侧对比。腰椎间盘突出S1神经根受压时，患侧明显减弱（图6-31）。

（10）颈静脉压迫试验：主要目的是检查椎间盘突出情况。患者可以取站立位、坐位或卧位。检查者用双手按压患者的两侧颈静脉，仰卧位时，如果患者的颈部及上肢出现疼痛加重的情况，多数是由于神经根型颈椎病所致。如果进行颈部按压时，下肢疼痛症状明显的话，则表示坐骨神经痛的症状来源于椎管内病变。站位比较适用于进行L4/5椎间盘突出检查的患者（图6-32）。

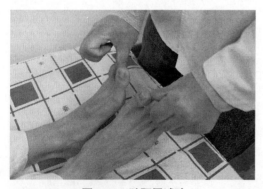

图6-31　趾跖屈试验

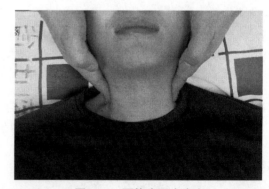

图6-32　颈静脉压迫试验

（11）挺腹试验：患者仰卧，双手放于腹部或两侧，以头部及两足跟为着力点，将腰部和臀部向上抬。引起椎管内压力增加，牵拉刺激受损的神经根而引出腰痛或下肢放射痛。用于检查神经根周围是否存在软组织损伤和无菌性炎症（图6-33）。

（12）Kemp征：躯干向后侧屈引发同侧下肢坐骨神经痛（图6-34）。

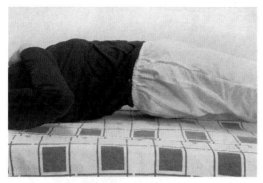

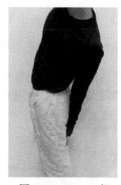

图 6-33　挺腹试验　　　　　　　　　　　图 6-34　Kemp 征

4. 切脉　根据切脉的结果分析所属证型，如气滞血瘀型、风寒型、风热型、湿热型、寒湿型、肝肾亏虚型、气血不足型、肝气郁结型、肾阳虚型、肾阴虚型，将结合其他查体结果制定治疗方案。

四、髋部及骨盆相关疾病的评估

（一）髋部及骨盆望诊三要素

髋部及骨盆望诊三要素包括望髋部及骨盆形态和动态、相关影像学、舌象等三个方面。

1. 髋部及骨盆形态和动态

（1）望髋部及骨盆外形：骨盆倾斜，腰椎侧弯、骶髂关节紊乱：出现两侧髂前上棘不在同一水平线上，两侧髂嵴高点、髂后上棘不在同一高度，两侧臀横纹不在同一水平线上。

髋关节后脱位（陈旧性）：腰生理前凸加大，臀部明显后凸，髋部呈现屈曲位。

慢性髋关节疾病、小儿麻痹后遗症：臀大肌萎缩。

双侧先天髋关节脱位：两侧股骨大转子向外突出，会阴部增宽。

单侧髋内翻畸形：患肢短缩。

（2）望髋部动态

1）前屈运动：主要是髂腰肌的作用，正常髋关节屈曲可达到 130°～140°（图 6-35）。

2）后伸运动：主要为臀大肌的作用，正常可后伸 30°。患者取俯卧位，两侧下肢伸直，先做主动后伸检查，观察后伸角度，然后医者一手按住骶骨部，固定骨盆，另一手托住并抬起大腿中下段，使髋关节后伸，注意骨盆是否会离开床面（图 6-36）。

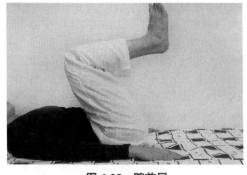

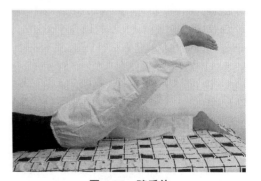

图 6-35　髋前屈　　　　　　　　　　　图 6-36　髋后伸

3）外展运动：主要是臀中肌的作用，正常时可达到 45°（图 6-37）。

4）内收运动：是大腿内收肌群的共同作用，正常可达 30°（图 6-38）。

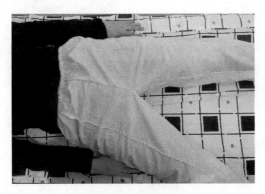 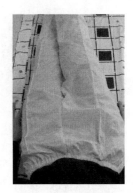

图 6-37　髋外展　　　　　　　　　　　　　　图 6-38　髋内收

5）外旋运动：主要是梨状肌、上孖肌、下孖肌、股方肌及闭孔内肌等髋外旋肌群的作用，正常时下肢伸直位外旋可达 45°，屈膝 90° 时可达 80°（图 6-39）。

6）内旋运动：内旋是臀中肌、臀小肌及阔筋膜张肌的作用。髋关节的内旋活动正常可达 35°～45°（图 6-40）。

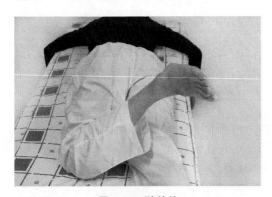 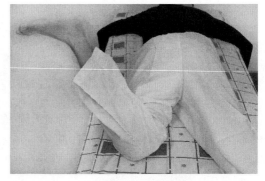

图 6-39　髋外旋　　　　　　　　　　　　　　图 6-40　髋内旋

以上运动出现运动障碍或有疼痛反应均属异常。

2. 髋部及骨盆影像学检查　通过 X 线检查、CT、MRI 来分析有没有出现两侧高低骨盆、两侧宽窄骨盆，增生、骨折、脱位、关节紊乱、肿瘤、脊髓损伤、结核等病变，将结合其他查体结果制定治疗方案。

3. 望舌　根据舌象的结果分析所属证型，如气滞血瘀型、风寒型、风热型、湿热型、寒湿型、肝肾亏虚型、气血不足型、肝气郁结型、肾阳虚型、肾阴虚型，将结合其他查体结果制定治疗方案。

（二）髋部及骨盆触诊五要素

触摸的重点在摸筋摸骨有没有出现"突、陷、板、软、痛"、神经系统检查、相关肌肉的神经支配、专科特殊检查及切脉等五个方面。

1. 辨筋骨论治通过"突、陷、板、软、痛"分析

（1）压痛点

1）腹股沟部压痛肿胀，见于股骨头坏死、股骨颈骨折、急性化脓性关节炎、髋关节结核等。

2）髋关节外侧大转子浅表压痛，多见于大转子滑囊炎。

3）阔筋膜张肌压痛点约在居髎穴处，见于阔筋膜张肌或髂胫束损伤。

4）坐骨神经梨状肌出口处压痛，多见于梨状肌紧张综合征或坐骨神经痛、腰椎间盘突出症。

5）坐骨结节处压痛：坐骨结节炎。

6）疼痛评估（VAS 评分）。

（2）髋部及骨盆两侧肌肉的肌张力（如两侧臀大肌、梨状肌等）是否恢复正常或近于正常水平，注意治疗前后对比。

（3）徒手肌力检查

骨盆上提：

主要动作肌　腰方肌、腰髂肋肌（神经支配：腰神经）。

辅助肌　腹内斜肌、腹外斜肌。

运动范围　立位时一侧骨盆上提，该侧足可完全离开地面。

检查方法　体位：仰卧位，俯卧位。手法：仰卧位，令腰部适当伸展。被检查者双手扶持检查台台面以固定胸廓（如伴有肩、臂无力者，由助手协助固定胸廓）。

评级　5 级与 4 级：检查者双手握住被检查者踝关节，将下肢向下方牵拉，与此同时令其骨盆向胸廓方向上提，被检查者能对抗最大阻力完成骨盆上提动作为 5 级。对抗中等度阻力完成骨盆上提动作者为 4 级。3 级：被检查者取俯卧位。检查者一手握踝关节上方支持下肢，另一手置于膝关节下方使下肢离开检查台以减少下肢与床面的摩擦力。令其一侧完成上提骨盆动作，能完成者为 3 级。2 级：仅能完成部分上提骨盆动作者为 2 级。1 级与 0 级：骨盆上提肌群部位较深，触诊较困难，一般临床中不做 1 级或 0 级的检查。

其余同躯干的前屈、后伸、旋转徒手肌力检查。

髋关节屈曲：

主要动作肌　腰大肌、髂肌（神经支配：腰丛神经分支 L1～4）。

辅助肌　股直肌、缝匠肌、阔筋膜张肌、耻骨肌、短收肌、长收肌。

运动范围　0°～140°。

检查方法　体位：坐位（3～5 级），侧卧位（2 级），仰卧位（0～1 级）。手法：取坐位，双侧小腿自然下垂，两手把持诊台台面以固定躯干。检查者一手固定其骨盆，令被检查者最大限度地屈曲髋关节。

评级　5 级与 4 级：坐位，令被检查者完成屈曲髋关节的同时，对其膝关节上方施加阻力。能对抗最大阻力，完成屈曲髋关节的全关节活动范围运动并能保持体位者为 5 级，对抗中等度阻力完成关节全活动范围运动并能保持体位者为 4 级。3 级：坐位，被检查者能对抗肢体重力的影响，完成髋关节全范围的屈曲运动并能维持屈曲体位者为 3 级。2 级：取侧卧位，被检下肢位于上方并伸直，位于下方的下肢呈屈曲位。检查者站在被检查者背后托起被检下肢，令被检下肢完成屈髋屈膝运动。在解除肢体重力影响下能完成髋关节全活动范围内的屈曲运动者为 2 级。1 级与 0 级：取仰卧位，检查者托起被检侧小腿，令被检查者用力屈髋关节，同时触诊缝匠肌内侧、腹股沟下方之腰大肌，能触及收缩者为 1 级，无收缩者为 0 级。

髋关节伸展：

主要动作肌　臀大肌、半腱肌、半膜肌、股二头肌长头（神经支配：臀下神经

L5 ～ S2、胫神经 L4 ～ S3）。

运动范围　0°～ 20°。

检查方法　体位：俯卧位（3 ～ 5 级、0 ～ 1 级），侧卧位（2 级）。手法：俯卧位，固定骨盆。令被检查者尽力伸展髋关节，检查者在其膝关节近端（或踝关节上方）施以阻力（单独检查臀大肌肌力时应保持膝关节屈曲位）。

评级　5 级与 4 级：被检查者取俯卧位，能对抗最大阻力，完成全关节活动范围运动并到达终末时仍可维持者为 5 级，能对抗中等度阻力完成以上运动者为 4 级。3 级：被检查者取俯卧位，解除阻力，能克服肢体重力的影响，完成全关节活动范围运动并维持其体位者为 3 级。2 级：被检查者取被检下肢在上方的侧卧位，位于下方的下肢呈屈髋屈膝位。检查者一手托住被检下肢，一手固定骨盆，令其下肢完成髋关节伸展并膝关节伸展，在此解除重力影响的条件下可以完成全关节活动范围的伸展运动者为 2 级。1 级与 0 级：被检查者取俯卧位，令其伸展髋关节，同时触诊臀大肌有无收缩（应仔细触诊肌肉上下两部分），有收缩者为 1 级，无收缩者为 0 级。

髋关节外展：

主要动作肌　臀中肌（神经支配：臀上神经 L4 ～ S1）。

辅助肌　臀小肌、阔筋膜张肌、臀大肌。

运动范围　0°～ 45°。

检查方法　体位：侧卧位（3 ～ 5 级），仰卧位（0 ～ 2 级）。手法：侧卧位，被检侧下肢在上方，髋关节轻度过伸展位。下方下肢膝关节呈屈曲位。检查者一手固定骨盆，令被检侧下肢外展，另一手在膝关节处正直向下施以阻力。

评级　5 级与 4 级：被检查者取侧卧位，能对抗最大阻力，完成髋关节外展的全关节活动范围的运动者为 5 级，能对抗强至中等度阻力完成以上运动并能维持者为 4 级。3 级：被检查者取侧卧位，解除阻力，能克服肢体重力的影响，完成全关节活动范围的运动，达到运动终末并能维持者为 3 级。2 级：被检查者取仰卧位，检查者一手握住被检踝关节轻轻抬起使其离开台面，不加阻力也不予以辅助，目的是减少与台面的摩擦力。在解除肢体重力的影响下，能完成全关节活动范围的外展运动者为 2 级。1 级与 0 级：被检查者取仰卧位，令其完成以上动作的同时，触诊大转子上方及髂骨外侧臀中肌，有收缩者为 1 级，无收缩者为 0 级。

髋关节内收：

主要动作肌　大收肌、短收肌、长收肌、耻骨肌、股薄肌（神经支配：闭孔神经 L2 ～ 4、股神经、胫神经 L4 ～ S3）。

运动范围　0°～ 20°～ 30°。

检查方法　体位：侧卧位（3 ～ 5 级），仰卧位（0 ～ 2 级）。手法：侧卧位，被检侧下肢位于下方，另一侧下肢由检查者抬起约成 25° 外展。令被检下肢内收与对侧下肢靠拢。同时检查者另一手在其膝关节上方施加阻力。

评级　5 级与 4 级：被检查者侧卧位，能对抗最大阻力，完成髋关节内收全关节活动范围运动并能保持体位者为 5 级，能对抗强至中等度阻力完成以上运动并维持其体位者为 4 级。3 级：被检查者侧卧位，解除外加阻力，能克服肢体重力影响，完成髋关节内收的全关节活动范围运动者为 3 级。2 级：被检查者仰卧位，双下肢外展约 45°。检查者一手轻托被检侧踝关节以减少与台面的摩擦。在解除肢体重力的影响下，髋关节能完成全活动范围的内收运动，髋关节不出现旋转者为2级。1级与0级：被检查者体位和检查者手法同2级检查法。令被检侧髋关节内收，检查者另一手于大腿内侧及耻骨附近触诊，肌肉有收缩者为1级，无收缩者为0级。

髋关节外旋：

主要动作肌　闭孔外肌、闭孔内肌、股方肌、梨状肌、上孖肌、下孖肌、臀大肌（神经支配：闭孔神经后股L2～S4骶丛分支）。

辅助肌　缝匠肌、股二头肌长头。

运动范围　0°～45°。

检查方法　体位：坐位（3～5级），仰卧位（0～2级）。手法：被检查者取坐位，双小腿下垂，双手握住台面，以固定骨盆。令被检侧大腿外旋。检查者一手按压被检侧膝关节上方（大腿远端）外侧，向膝内侧方向予以对抗，检查者另一手在踝关节上方向外侧施加阻力，两手的合力构成对髋关节外旋的对抗。

评级　5级与4级：被检查者坐位，能对抗最大阻力，完成髋关节外旋的全关节活动范围的运动并能维持其体位者为5级，能克服强至中等度阻力完成以上运动并维持其体位者为4级。3级：体位同5级检查者，解除外加阻力，能完成全关节活动范围的外旋运动并能维持最终体位者为3级。2级：被检查者取仰卧位，髋、膝关节伸展，解除肢体重力的影响，能完成髋关节外旋者为2级。1级与0级：被检查者取仰卧位，令其髋关节外旋时触诊大转子后方皮下深部，肌肉有收缩者为1级，无收缩者为0级。

髋关节内旋：

主要动作肌　臀小肌、阔筋膜张肌（神经支配：臀上神经L4～S1）。

辅助肌　臀中肌、半腱肌、半膜肌。

运动范围　0°～45°。

检查方法　体位：坐位（3～5级），仰卧位（0～2级）。手法：坐位，双侧小腿自然下垂。被检查者双手握住台面边缘以固定骨盆。被检侧下肢大腿下方垫一棉垫，检查者一手固定膝关节上方（大腿远端内侧面），并向外侧施加阻力。令被检侧髋关节内旋，检查者另一手握在踝关节上方外侧面向内侧施加阻力。

评级　5级与4级：能对抗最大阻力，完成髋关节全关节活动范围的内旋运动并维持其体位者为5级，能对抗强至中等度阻力完成以上运动并维持其体位者为4级。3级：解除外加阻力，完成以上运动并能维持其体位者为3级。2级：被检查者取仰卧位，髋关节置于外旋位，能完成髋关节内旋并超过中线者为2级（下肢重力可对完成此动作有辅助作用，可以稍加阻力以消除重力的影响）。1级与0级：被检查者取仰卧位，做髋关节内旋运动时，如在髂前上棘的后方及下方、阔筋膜张肌起始部附近、臀小肌（臀中肌及阔筋膜张肌下方深层）处触及收缩者为1级，无收缩者为0级。

2. 神经系统检查、相关肌肉的神经支配　此部分内容见相关章节。

3. 髋部及骨盆专科特殊检查

（1）骨盆分离试验及挤压试验：患者取仰卧位，医者两手分别置于患者两侧髂前上棘部，两手同时向外推按髂骨翼，使之向两侧分开，若局部发生疼痛反应，称为骨盆分离试验阳性；医者双手分别放于其髂骨翼两侧，双手同时向中线挤压，如有骨折则会发生疼痛，则为骨盆挤压试验阳性。常用于检查骨盆骨折及骶髂关节病变（图6-41、图6-42）。

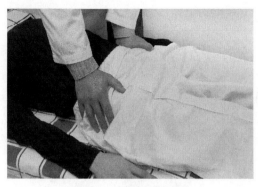

图 6-41 骨盆分离试验

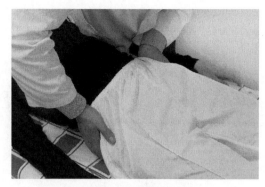

图 6-42 骨盆挤压试验

（2）"4"字试验（Fabere 征、Patrick 征）：患者取仰卧位，患肢屈髋屈膝，并外展外旋，外踝置于对侧大腿上，相交成"4"字，医者一手固定骨盆，一手置于膝内侧向下压，若引起骶髂关节处疼痛，则为阳性，多提示骶髂关节劳损、类风湿关节炎等病变（图 6-43）。

（3）床边试验（Gaenslen 征）：患者取仰卧位，患侧靠近床边，臀部突出于床边，以患者下肢能够充分外展为宜，使其健侧腿尽量屈膝、屈髋，医者用手按住膝部，使大腿靠近腹壁，另一手将患腿移至床边外，用力向下按压使之过度后伸，使骨盆沿着横轴旋转，如能诱发骶髂关节处疼痛则为阳性，多提示骶髂关节病变（图 6-44）。

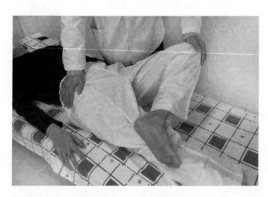

图 6-43 "4"字试验

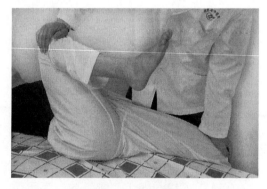

图 6-44 床边试验

（4）伸髋试验（Yeoman 征）：患者取俯卧位，双下肢并拢伸直，患侧下肢屈膝 90°，医者一手按住骶髂关节处，另一手肘部托住患侧大腿下部，用力向上抬起患肢，使之过度后伸，如引发骶髂关节疼痛，则为阳性，提示骶髂关节病变（图 6-45）。

（5）特伦德伦堡试验（Trendelenburg test）：又称髋关节承重功能试验，用于检查有无臀中肌麻痹和髋关节的稳定程度。检查时患者处于直立位，背向医者，先将患腿屈膝抬起，用健侧单腿站立，然后再以患侧单腿站立，注意观察站立时骨盆的升降变化。健侧单腿站立时，对侧骨盆上升；患侧单腿站立时，则对侧骨盆下降。其常用于诊断小儿麻痹后遗症、小儿先天性髋关节脱位、成人陈旧性髋关节脱位、股骨颈骨折后遗症、髋内翻畸形、股骨头坏死等疾病。其也用于评估髋关节的稳定性和髋外展肌对骨盆的稳定性（图 6-46）。

（6）托马斯征（Thomas sign）：又称髋关节屈曲挛缩试验，用于检查髋关节有无屈曲挛缩畸形。检查时患者取仰卧位，腰部放平，先将健侧腿伸直，然后再将患腿伸直，注意观察达到一定程度时腰部是否离开床面，向上挺起，如腰部挺起则为阳性。当患肢完全伸

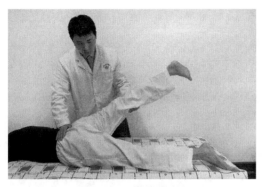

图 6-45　伸髋试验

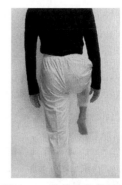

图 6-46　特伦德伦堡试验

直后，再将健肢屈髋、屈膝，使大腿贴近腹壁，腰部也下降贴近床面，此时患腿自动离开床面，向上抬起，也为阳性。阳性者说明髋关节有屈曲挛缩，常用于检查髋关节结核、髋关节炎或强直、类风湿关节炎、髂腰肌炎等（图 6-47）。

（7）髋关节过伸试验：又称腰大肌挛缩试验，患者取俯卧位，患膝屈曲 90°，医者一手握踝部将下肢提起，使患髋过伸。若骨盆也随之抬起，即为阳性，说明髋关节不能过伸。腰大肌脓肿、假关节早期结核、髋关节强直可有此阳性体征（图 6-48）。

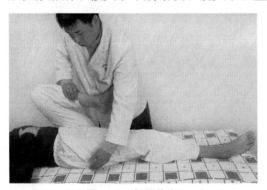

图 6-47　托马斯征

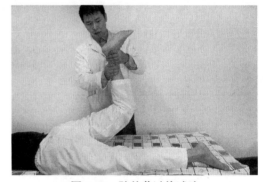

图 6-48　髋关节过伸试验

（8）髂胫束挛缩试验（Ober 征）：患者取侧卧位，健肢在下，医者立于患者背后，一手固定骨盆，另一手握住患肢踝部，使患膝屈曲 90°，患髋先屈曲、外展，再后伸。最后放松握踝的手，让患肢自然落下，正常时落在健肢的后方，若落在健肢的前方或保持上举外展的姿势，则为阳性，提示髂胫束挛缩或阔筋膜张肌挛缩（图 6-49）。

（9）蛙式试验：多用于幼儿，检查时，患儿仰卧，使双膝双髋屈曲 90°，医者使患儿双

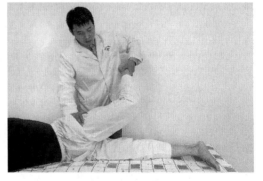

图 6-49　髂胫束挛缩试验

髋做外展外旋至蛙式位，双侧肢体平落在床面为正常，若一侧或双侧肢体不能平落于床面，即为阳性，说明髋关节外展外旋受限，根据临床可考虑为先天性髋关节脱位（图 6-50）。

（10）望远镜试验（Dupuytren 征）：又称套叠征，用于检查婴幼儿先天性髋关节脱位。检查时患儿仰卧，两下肢放平伸直，医者一手固定骨盆，另一手握住膝部将大腿抬高 30°，

并上下推拉股骨干,如出现松动感或抽动感,即为阳性,正常髋关节几乎没有活动度,而对于脱位的髋关节可见较多相对运动,该多余运动称为望远镜运动或活塞运动,可双侧对照检查(图6-51)。

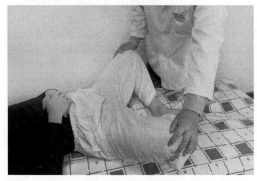

图6-50 蛙式试验

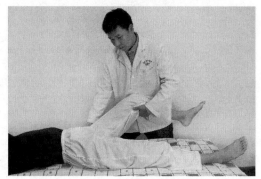

图6-51 望远镜试验

(11)足跟叩击试验:患者仰卧,两下肢伸直,医生以一手将患肢略作抬高,另一手沿肢体纵轴叩击其足跟,若髋部产生震痛,为阳性,见于髋部骨折、炎症。下肢其他部位骨折可见相应部位震痛(图6-52)。

(12)掌跟试验:患者仰卧,两下肢伸直,若足侧向一侧,呈外旋位,则为阳性。本试验阳性,临床多提示有股骨颈骨折、髋关节脱位或截瘫(图6-53)。

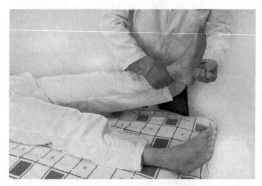

图6-52 足跟叩击试验

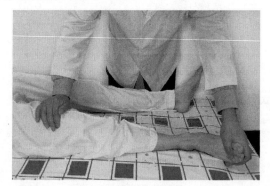

图6-53 掌跟试验

4. 切脉 根据切脉的结果分析所属证型,如气滞血瘀型、风寒型、风热型、湿热型、寒湿型、肝肾亏虚型、气血不足型、肝气郁结型、肾阳虚型、肾阴虚型,将结合其他查体结果制定治疗方案。

五、肩部相关疾病的评估

(一)肩部望诊三要素

肩部望诊三要素包括望肩部形态及动态、相关影像学、舌象等三个方面。

1. 望肩部形态扩动态

(1)望肩部外形

1)望肩部肿胀:挫伤、扭伤、肩袖破裂等患者,出现不同程度的肩部肿胀;肱骨外科颈骨折、大结节骨折,出现严重肿胀;锁骨骨折患者,出现肩前部肿胀,锁骨上窝饱满。

2）望肩部畸形：肩关节脱位患者，出现"方肩"畸形，三角肌膨隆消失；臂丛神经损伤患者，出现"垂肩"畸形；前锯肌瘫痪，肩胛骨向后凸起，如累及双侧则称为翼状肩胛。

3）望肩部肌肉萎缩：肩周炎、肩部骨折长期固定等患者，肌肉可出现失用性肌萎缩。如肩周炎最常见的是三角肌、冈上肌、冈下肌萎缩。

（2）望肩部动态

1）前屈运动：可达 90°，参与前屈运动的主要肌肉是三角肌前部和喙肱肌（图 6-54）。

2）后伸运动：可达 45°，参与后伸运动的主要肌肉是背阔肌和大圆肌（图 6-55）。

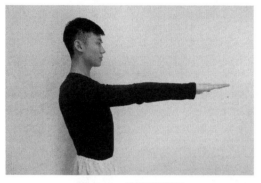

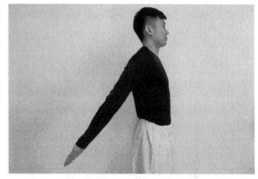

图 6-54　肩关节前屈　　　　　　　　　　　图 6-55　肩关节后伸

3）外展运动：可达 90°，参与外展运动的主要肌肉是三角肌和冈上肌（图 6-56）。

4）内收运动：可达 45°，参与内收运动的主要肌肉是胸大肌（图 6-57）。

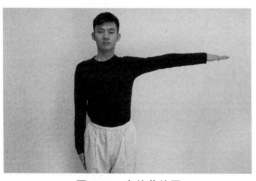

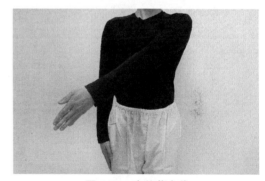

图 6-56　肩关节外展　　　　　　　　　　　图 6-57　肩关节内收

5）外旋运动：可达 30°，参与外旋运动的主要肌肉是冈下肌和小圆肌（图 6-58）。

6）内旋运动：可达 80°，参与内旋运动的主要肌肉是肩胛下肌和背阔肌（图 6-59）。

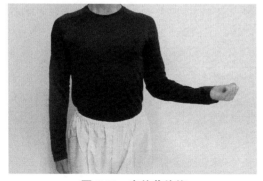

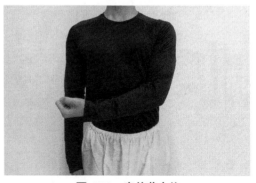

图 6-58　肩关节外旋　　　　　　　　　　　图 6-59　肩关节内旋

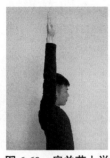

图 6-60　肩关节上举

7）上举运动：可达 180°（图 6-60）。

以上运动出现运动障碍或有疼痛反应均属异常。

2. 肩部影像学检查　通过 X 线检查、CT、MRI 来分析有没有出现增生、肩袖损伤、关节紊乱、肿瘤、骨折、脱位、结核等病变，将结合其他查体结果制定治疗方案。

3. 望舌　根据舌象的结果分析所属证型，如气滞血瘀型、风寒型、风热型、湿热型、寒湿型、肝肾亏虚型、气血不足型、肝气郁结型、肾阳虚型、肾阴虚型，将结合其他查体结果制定治疗方案。

（二）肩部触诊五要素

触摸的重点在摸筋摸骨有没有出现"突、陷、板、软、痛"、神经系统检查、相关肌肉的神经支配、专科特殊检查及切脉等五个方面。

1. 辨筋骨论治通过"突、陷、板、软、痛"分析

（1）压痛点

1）肩关节广泛性压痛并功能障碍，多为肩周炎、肩袖损伤、肩峰下撞击综合征。

2）肱二头肌长头处压痛，见于肱二头肌长头腱鞘炎。

3）喙突部压痛，见于肱二头肌短头肌腱炎。

4）肩胛骨内侧缘压痛，见于菱形肌损伤。

5）肩峰内下方有压痛，可见于肩峰下滑囊炎。

6）疼痛评估（VAS 评分）。

（2）肩部两侧肌肉的肌张力（如两侧三角肌等）是否恢复正常或近于正常水平，注意治疗前后对比。

（3）徒手肌力检查（分为肩胛骨及肩关节的徒手肌力检查）

1）肩胛骨徒手肌力检查

肩胛骨外展及向上旋转：

主要动作肌　前锯肌（神经支配：胸长神经 T5）。

辅助肌　胸大肌。

运动范围　0°～38°。

检查方法　体位：坐位，手放在膝关节上方。手法：令被检查者上肢向前并向上举起。在其肩关节屈曲约 130° 时，治疗师一手置于肘关节上方向相反方向施加阻力；另一手拇指与食指分开用虎口抵于肩胛骨下角，对肩胛骨的内侧缘与外侧缘进行触诊。

评级　5 级与 4 级：如能对抗最大阻力，上肢保持前伸（肩胛骨外展并向上旋转）姿势，肩胛骨不出现翼状突起者为 5 级；能对抗一定阻力达到上述标准者为 4 级。3 级：解除阻力，令被检肘关节伸展，肩关节约 130° 屈曲。肩胛骨可以充分外展并向上旋转，不出现翼状肩胛者为 3 级。2 级：被检查者取坐位，肩关节屈曲 90° 以上。检查者一手支撑其肘关节高于水平位，另一手虎口置于肩胛骨下角，令其保持该肢体位置。如果肩胛骨出现外展并向上方旋转，提示前锯肌肌力为 2 级；解除上肢重力时肩胛骨仍缓慢外展、肩胛骨不向上旋转或向脊柱移动为 2⁻ 级。1 级与 0 级：检查者一手扶持被检上肢，使肩关节屈曲 90° 以上，令被检查者努力保持该上肢位置，另一手拇指和其余各指触诊前锯肌。有收缩者为 1 级，无收缩者为 0 级。

肩胛骨上提：

主要动作肌 斜方肌上部纤维、肩胛提肌（神经支配：副神经、肩胛背神经C4～6）。

辅助肌 大、小菱形肌。

运动范围 10～12cm。

检查方法 体位：坐位（3～5级），俯卧位（0～2级）。手法：坐位，双上肢放松置于膝上。令被检查者尽力上提肩胛骨（双肩向耳朵方向运动即耸肩）并保持在上提的位置。检查者双手置于其肩上，向下施加压力。

评级 5级与4级：能对抗最大阻力完成肩胛骨充分上提动作者为5级，能对抗一定阻力充分完成上提肩胛骨者为4级。3级：解除外力，能克服肢体重力影响，在全关节运动范围内完成肩胛骨上提者为3级。2级：被检查者取俯卧位，前额部着台面，检查者一只手支撑肩关节以解除肢体重力的影响，另一只手触诊斜方肌上部纤维（沿颈椎斜方肌上部至锁骨附着部）。令其完成上提肩胛骨的运动，能充分完成者为2级。1级与0级：被检查者取俯卧位，令其上提肩胛骨，同时触诊锁骨上方的斜方肌上部纤维，有收缩者为1级，无收缩者为0级。

肩胛骨内收：

主要动作肌 斜方肌中部纤维、大菱形肌（神经支配：副神经、肩胛背神经C4～6）。

辅助肌 小菱形肌、背阔肌。

运动范围 15cm（内收、外展总活动范围）。

检查方法 体位：俯卧位，坐位。手法：俯卧位，上肢外展90°并外旋，肘关节屈曲90°。检查者固定其胸廓，并令其完成肩胛骨的内收（上肢离开台面上举），同时对肩胛骨外角施加阻力。

评级 5级与4级：能克服最大阻力，完成肩胛骨内收的全关节活动范围的运动者为5级。能克服一定阻力完成以上动作者为4级。3级：解除阻力，能克服肢体重力影响完成以上动作者为3级。2级：被检查者取坐位，上肢外展90°，置于桌面上，固定胸廓，在解除肢体重力影响下，能完成肩胛骨全关节活动范围的内收运动者为2级。不能维持坐位，俯卧位只能完成一部分内收动作者为2级。1级与0级：被检查者取坐位或俯卧位，令其完成内收动作时触诊肩峰与脊柱之间肩胛冈上之斜方肌中部纤维，有收缩者为1级，无收缩者为0级。

2）肩关节的徒手肌力检查

肩关节90°屈曲：

主要动作肌 三角肌、喙肱肌（神经支配：腋神经C5～7、肌皮神经C5～7）。

辅助肌 三角肌（中部纤维）、胸大肌（锁骨部纤维）、肱二头肌。

运动范围 0°～180°。

检查方法 体位：坐位（2～5级），仰卧位（0～1级）。手法：被检查者取坐位，上肢自然下垂，肘关节轻度屈曲，前臂呈旋前位（手掌面向下）。完成肩关节屈曲动作。检查者一手固定其肩胛骨，另一手在肘关节处施加阻力。

评级 5级与4级：能克服最大阻力，完成全关节活动范围运动者为5级，能对抗中等度阻力完成以上动作者为4级。3级与2级：解除阻力，能克服肢体重力影响完成全关节活动范围运动者为3级。完成部分运动，达不到全关节活动范围运动者为2级（亦可采用侧卧位,在解除重力下完成全关节活动范围运动者为2级)。1级与0级:被检查者取仰卧位,令其完成屈曲动作的同时,触诊上肢近端1/3处三角肌前部纤维及喙肱肌,有收缩者为1级,无收缩者为0级。

肩关节伸展:

主要动作肌 背阔肌、大圆肌、三角肌后部纤维(神经支配:胸背神经C6~8、肩胛下神经C5~6)。

辅助肌 小圆肌、肱三头肌。

运动范围 0°~60°。

检查方法 体位:坐位(2~5级),俯卧位(0~1级)。手法:被检查者取坐位或俯卧位,上肢内收、内旋(手掌向上)完成肩关节伸展动作。检查者一手固定其肩胛骨,另一手于肘关节处施加阻力。

评级 5级与4级:能对抗最大阻力完成全关节活动范围伸展运动者为5级,能对抗中等度阻力完成以上动作者为4级。3级与2级:解除阻力,能克服肢体重力影响,完成全关节活动范围运动者为3级,仅能完成部分活动范围的伸展者为2级(被检查者取侧卧位,腋下置一平板,在解除肢体重力影响下,可完成全活动范围伸展运动者亦为2级)。1级与0级:被检查者取俯卧位,令其完成上肢伸展的同时,触诊肩胛骨下缘的大圆肌、稍下方的背阔肌及上臂后方的三角肌后部纤维,有收缩者为1级,无收缩者为0级。

肩关节外展:

主要动作肌 三角肌中部纤维,冈上肌(神经支配:腋神经C5~7、肩胛上神经C5~6)。

辅助肌 三角肌(前、后部纤维)、前锯肌。

运动范围 0°~90°。

检查方法 体位:坐位(3~5级),仰卧位(0~2级)。手法:坐位,上肢自然下垂,肘关节轻度屈曲,手掌向下,完成外展动作,检查者一手固定其肩胛骨,另一手于肘关节附近施以阻力。

评级 5级与4级:如能对抗最大阻力,完成肩关节外展90°者为5级,能对抗中等度阻力完成以上运动者为4级。3级:解除阻力,克服肢体重力影响完成肩关节外展90°者为3级。要防止躯干倾斜及耸肩的代偿动作。2级:被检查者取仰卧位,解除肢体重力的影响,检查者固定其肩胛骨,被检上肢能沿台面滑动完成90°外展者为2级。1级与0级:被检查者取仰卧位,做肩外展动作(也可以令被检查者取坐位,检查者扶持被检查者的肩关节于外展位,令其保持此肢体位置),触诊三角肌中部(肱骨上1/3的外侧面)、肩胛冈上窝处的冈上肌,有收缩者为1级,无收缩者为0级。

肩关节水平外展:

主要动作肌 三角肌(神经支配:腋神经C5~7)。

辅助肌 冈下肌、小圆肌。

运动范围 从肩关节屈曲90°开始,外展范围为90°,从肩关节内收位开始即从-40°测量检查,则运动范围为130°(即-40°~90°)。

检查方法 体位:俯卧位(3~5级),坐位(0~2级)。手法:俯卧位,肩关节90°外展,上臂置于台面,前臂于台边缘处下垂。令其上臂尽力上抬做水平位外展,检查者一手固定肩胛骨,另一手于肘关节近端施以阻力(肘关节不得伸展)。

评级　5级与4级：被检查者取俯卧位，能对抗最大阻力完成肩关节水平位外展的全关节活动范围的运动者为5级，仅能对抗中等度阻力完成以上动作者为4级。3级：被检查者取俯卧位，解除外力，能克服肢体重力影响，完成以上动作的全关节活动范围运动者为3级。2级：被检查者取坐位，上肢90°外展，置于台面，肘关节轻度屈曲。检查者固定其肩胛骨，令其完成沿台面滑动的水平外展运动，可达到全范围活动者为2级。1级与0级：令其做肩关节水平外展动作，同时触诊三角肌后部纤维，有收缩者为1级，无收缩者为0级。

肩关节水平内收：

主要动作肌　胸大肌（神经支配：胸外侧神经C5 ～ T1、胸内侧神经C7 ～ T1）。

辅助肌　三角肌。

运动范围　从肩关节屈曲90°开始，运动范围为45°，从最大水平外展位开始则为135°。

检查方法　体位：仰卧位（3 ～ 5级），坐位（0 ～ 2级）。手法：肩关节外展90°，肘关节屈曲90°，检查者一手固定其躯干，另一手于其肘关节内侧施以阻力，同时令被检侧上肢尽力水平内收。

评级　5级与4级：被检查者取仰卧位，能对抗较大阻力完成肩关节水平内收的全关节活动范围的运动者为5级，仅能对抗轻度阻力完成以上运动者为4级。3级：被检查者取仰卧位，解除阻力，能克服肢体重力的影响，从肩关节90°外展内收至上臂与台面垂直者为3级。2级：被检查者取坐位，被检查者肩关节外展90°置于台面上（台面与腋窝同高），肘关节屈曲90°。检查者固定其躯干并令其上肢在台面上滑动，能完成水平位内收全关节活动范围内运动者为2级。1级与0级：被检查者取坐位，做水平内收运动时，检查者触诊胸大肌起止点附着部，有收缩者为1级，无收缩者为0级。

肩关节外旋：

主要动作肌　冈下肌、小圆肌（神经支配：肩胛上神经C5 ～ 6、腋神经C5 ～ 7）。

辅助肌　三角肌（后部纤维）。

运动范围　0° ～ 90°

检查方法　体位：俯卧位。手法：肩关节外展90°，上臂置于台面，前臂于床边自然下垂。检查者一手固定其肩胛骨，另一手握住其腕关节近端并施加阻力，令被检侧前臂用力向前上方抬起以完成肩关节外旋。

评级　5级与4级：能对抗最大阻力完成肩关节外旋的全关节活动范围的运动者为5级，仅能对抗中等度阻力完成以上动作者为4级。3级：解除阻力，能对抗肢体重力的影响，完成全关节活动范围的运动者为3级。2级：被检侧上肢在台边自然下垂，取内旋位，检查者固定其肩胛骨，能完成外旋的全关节活动范围者为2级。1级与0级：做外旋运动的同时，触诊肩胛骨外侧缘的小圆肌及冈下窝中的冈下肌，有收缩者为1级，无收缩者为0级。

肩关节内旋：

主要动作肌　肩胛下肌、胸大肌、背阔肌、大圆肌（神经支配：肩胛下神经C5 ～ 6、胸外侧神经C5 ～ T1、胸内侧神经C8 ～ T1、胸背神经C6 ～ 8）。

辅助肌　三角肌（前部纤维）。

运动范围　0° ～ 80°。

检查方法　体位：俯卧位。手法：被检查者取俯卧位，上臂外展90°置于台面，前臂在台边自然下垂。检查者一手固定其肩胛骨，另一手握其腕关节近端并施加阻力，令被检侧前臂向后上方摆动（抬起）以完成肩关节的内旋。

评级　5级与4级：能对抗最大阻力，完成肩关节内旋的最大活动范围运动者为5级，仅能对抗中等度阻力完成以上动作者为4级。3级：解除阻力，能对抗肢体重力影响，完成肩关节内旋的全关节活动范围的运动者为3级。2级：整个上肢由台边自然下垂，置于外旋位。检查者固定其肩胛骨，能完成肩关节内旋全关节活动范围内运动者为2级。注意防止前臂旋前的代偿动作。1级与0级：做肩关节内旋运动时，触诊腋窝深部的肩胛下肌，可触及收缩者为1级，无收缩者为0级（如触诊肩胛下肌有困难也可触摸胸大肌）。

2. 神经系统检查、相关肌肉的神经支配　此部分内容见相关章节。

3. 肩关节专科特殊检查

（1）落臂试验：患者站立，先将患肢被动外展90°，然后令其缓慢地向下放，如果不能慢慢放下，出现突然直落到体侧则为阳性，说明有肩袖撕裂的存在（图6-61）。

（2）搭肩试验（Dugas sign）：患者屈肘，如手能搭到对侧肩部的同时，肘部能贴近胸壁为正常，若患者不能完成上述动作，或仅能完成两动作之一者为阳性，提示有肩关节脱位的可能（图6-62）。

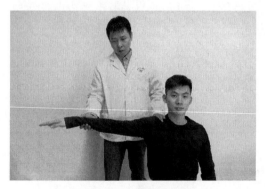
图 6-61　落臂试验

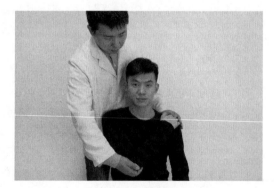
图 6-62　搭肩试验

（3）叶加森试验（Yergason test）：又称肱二头肌抗阻力试验。患者屈肘90°，医者一手扶其肘部，一手扶其腕部，嘱患者用力做屈曲及前臂旋后动作，医者给予阻力，如出现肱二头肌腱滑出，或结节间沟处产生疼痛为阳性征，前者为肱二头肌长头肌腱滑脱，后者为肱二头肌长头肌腱炎（图6-63）。

（4）疼痛弧试验：嘱患者肩外展或被动外展患肢，当外展到60°～120°时，冈上肌肌腱在肩峰下摩擦，而致肩部出现疼痛者，即为阳性，这一特定区域的外展痛称为疼痛弧，提示冈上肌肌腱炎（图6-64）。

（5）冈上肌肌腱断裂试验：嘱患者肩外展，当外展在30°～60°时可以看到患侧三角肌用力收缩，但不能外展上举上肢，越用力越耸肩。若医者被动外展患肢越过60°，则患者又能主动上举上肢。这一特定区外展障碍为阳性，提示有冈上肌肌腱的断裂或撕裂（图6-65）。

（6）Neer撞击试验：患者取坐位或站立位，医者将一手置于患者肩胛骨的后方以稳定肩胛带，另一手握住患者肘关节附近，使患者手臂在肩胛骨平面强制抬高，同时患者手臂内旋，运动时感觉肩部疼痛即为阳性，提示肩峰撞击综合征（图6-66）。

4. 切脉　根据切脉的结果分析所属证型，如气滞血瘀型、风寒型、风热型、湿热型、

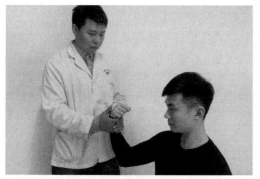

图 6-63　叶加森试验

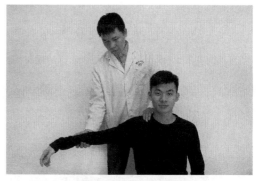

图 6-64　疼痛弧试验

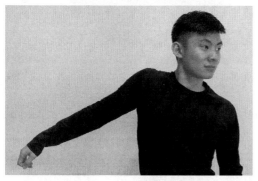

图 6-65　冈上肌肌腱断裂试验

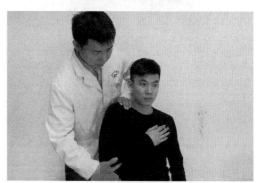

图 6-66　Neer 撞击试验

寒湿型、肝肾亏虚型、气血不足型、肝气郁结型、肾阳虚型、肾阴虚型，将结合其他查体结果制定治疗方案。

六、肘部相关疾病的评估

（一）肘部望诊三要素

肘部望诊三要素包括望肘部形态及动态、相关影像学、舌象等三个方面。

1. 望肘部形态与动态

（1）望肘部外形

1）望肘部肿胀：外伤性肿胀、病理性肿胀（化脓感染、结核等），肘关节有明显肿胀；肱骨内上髁骨折：肘内侧肿胀为著；肱骨外上髁或桡骨小头骨折：肘外侧肿胀为著，尺骨鹰嘴骨折：肘后方肿胀。

2）望肘部畸形

A. 肘外翻：肱骨下端骨折对位欠佳，或肱骨下端骨骺损伤，携带角＞15°，即为肘外翻畸形。

B. 肘内翻：尺偏型肱骨髁上骨折，因复位不良出现携带角＜5°者，称为肘内翻畸形。

C. 肘反张：肱骨下端骨折复位不良出现肘关节过伸超过10°者，称为肘反张。

D. 靴形肘：肘关节脱位或伸直型肱骨髁上骨折出现"靴形肘"。由于肱骨下端与尺桡骨上端的位置关系改变，在侧面观察肘部时，状如靴形。

E. 矿工肘：尺骨鹰嘴滑囊炎患者在其肘后形成如乒乓球样的囊性肿物，多发于矿工工作者。

（2）望肘部动态

1）屈肘运动：肘关节正常屈曲角度可达到140°，主要屈肘肌肉是肱二头肌（图6-67）。

2）伸肘运动：肘关节正常伸直为0°～5°，主要伸肘肌肉是肱三头肌（图6-68）。

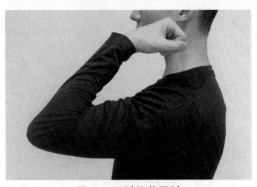

图 6-67　肘关节屈肘

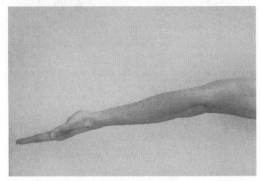

图 6-68　肘关节伸肘

3）旋转运动：前臂的旋转运动主要是由上下尺桡关节来完成的，肱桡关节则次之，正常前臂旋后可达80°～90°，主要旋后肌肉是旋后肌和肱二头肌。旋前运动主要由旋前圆肌和旋前方肌完成，正常前臂旋前可达80°～90°（图6-69、图6-70）。

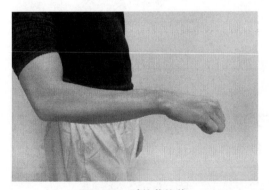

图 6-69　肘关节旋前

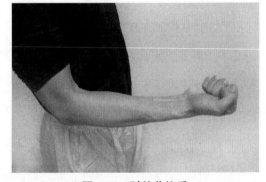

图 6-70　肘关节旋后

以上运动出现运动障碍或有疼痛反应均属异常。

2. 肘部影像学检查　通过 X 线检查、CT、MRI 来分析有没有出现增生、关节紊乱、骨折、脱位、肿瘤、结核等病变，将结合其他查体结果制定治疗方案。

3. 望舌　根据舌象的结果分析所属证型，如气滞血瘀型、风寒型、风热型、湿热型、寒湿型、肝肾亏虚型、气血不足型、肝气郁结型、肾阳虚型、肾阴虚型，将结合其他查体结果制定治疗方案。

（二）肘部触诊五要素

触摸的重点在摸筋摸骨有没有出现"突、陷、板、软、痛"、神经系统检查、相关肌肉的神经支配、专科特殊检查及切脉等五个方面。

1. 辨筋骨论治通过"突、陷、板、软、痛"分析

（1）压痛点

1）肱骨外上髁处及伸腕肌腹部压痛，多见于网球肘。

2）肱骨内上髁处压痛，多见于肱骨内上髁炎。

3）尺骨鹰嘴部压痛，见于尺骨鹰嘴骨折或滑囊炎。

4）疼痛评估（VAS 评分）。

（2）肘部两侧肌肉的肌张力（如两侧肱二头肌、肱肌、肱桡肌等）是否恢复正常或近于正常水平，注意治疗前后对比。

（3）徒手肌力检查

肘关节屈曲：

主要动作肌　肱二头肌、肱肌、肱桡肌（神经支配：肌皮神经 C5 ～ 7、桡神经 C5 ～ T1）。

辅助肌　其他前臂的屈肌群。

运动范围　0° ～ 150°。

检查方法　体位：坐位（3 ～ 5 级），仰卧位（0 ～ 2 级）。手法：坐位，两上肢自然下垂于体侧，检查肱二头肌时前臂旋后，检查肱肌时前臂旋前，检查肱桡肌时前臂于中间位，检查者一手固定其上臂，另一手于腕关节近端施以阻力。

评级　5 级与 4 级：被检查者取坐位，能对抗最大阻力完成肘关节屈曲全关节活动范围运动者为 5 级，能对抗中等度阻力完成以上运动者为 4 级。3 级：被检查者取坐位，解除阻力，能克服肢体重力影响完成肘关节屈曲，达全关节活动范围运动者为 3 级。2 级：被检查者取仰卧位，上臂外展 90°，置于外旋位，检查者固定其上臂，令其前臂在台面上滑动，完成肘关节屈曲，达全关节活动范围运动者为 2 级。1 级与 0 级：被检查者取仰卧位，令被检侧上肢做肘关节屈曲动作时，于肘关节前方触诊肱二头肌肌腱，于肱二头肌下方内侧触诊肱肌，于肘下方前臂前外侧触诊肱桡肌，有收缩者为 1 级，无收缩者为 0 级。

肘关节伸展：

主要动作肌　肱三头肌（神经支配：桡神经 C5 ～ T1）。

辅助肌　肘肌，前臂伸肌群。

运动范围　0° ～ 150°。

检查方法　体位：俯卧位（3 ～ 5 级），坐位（0 ～ 2 级）。手法：俯卧位，肩关节屈曲 90°，肘关节屈曲，检查者固定其上臂，令患者尽力伸肘，同时检查者于腕关节近端施加阻力。

评级　5 级与 4 级：被检查者取俯卧位，能对抗最大阻力完成肘关节伸展的全关节活动范围的运动者为 5 级，仅能对抗中等度阻力，完成以上运动者为 4 级。3 级：被检查者取俯卧位，解除阻力，能克服肢体重力的影响，完成肘关节伸展的全关节活动范围的运动者为 3 级。2 级：被检查者取坐位，上肢外展 90°（台面与腋窝同高），肘关节屈曲约 45° 置于台面上，检查者的手置于肘关节下方支撑上肢。令其前臂在台面上滑动，能完成肘关节伸展的全关节活动范围的运动者为 2 级。1 级与 0 级：做肘关节伸展运动时，检查者一手置于被检查者前臂下方支撑上肢，另一手在被检查者尺骨鹰嘴近端触诊肱三头肌肌腱，有收缩者为 1 级，无收缩者为 0 级。

前臂旋后：

主要动作肌　肱二头肌、旋后肌（神经支配：肌皮神经 C5 ～ 7、桡神经 C5 ～ T1）。

辅助肌　肱桡肌。

运动范围　0° ～ 80°。

检查方法　体位：坐位。手法：坐位，上肢于体侧自然下垂，肘关节屈曲 90°，前臂置于旋前位，手指自然放松，检查者一手托住其肘关节，另一手施阻力于其前臂远端桡骨背侧及尺骨掌侧。

评级 5级与4级：能对抗最大阻力，完成前臂旋后的全关节活动范围运动者为5级，能对抗中等度阻力完成以上动作者为4级。3级与2级：解除阻力，能完成前臂旋后的全关节活动范围运动者为3级，完成部分范围的运动者为2级。1级与0级：做前臂旋后运动，同时在前臂背侧的桡骨头下方触诊旋后肌（腕掌关节屈曲可与伸肌群相区别），在肘关节前下方触诊肱二头肌肌腱，有收缩者为1级，无收缩者为0级。

前臂旋前：

主要动作肌 旋前圆肌、旋前方肌（神经支配：正中神经C5～T1）。

辅助肌 桡侧腕屈肌。

运动范围 0°～80°。

检查方法 体位：坐位。手法：坐位，双侧上肢于体侧自然下垂，肘关节屈曲90°，前臂置于旋后位，手指放松，检查者一手固定其上臂，令其尽力完成掌心向下的旋转运动，同时另一手对其桡骨远端掌侧及尺骨背侧施以阻力。

评级 5级与4级：能对抗最大阻力完成前臂旋前的全关节活动范围运动者为5级，能对抗中等度阻力完成以上运动者为4级。3级与2级：解除阻力，能完成前臂旋前的全关节活动范围运动者为3级，仅能完成部分关节活动范围的运动者为2级。1级与0级：做前臂旋前动作的同时，于前臂掌侧远端1/3处触诊旋前方肌，于肱骨内上髁至桡骨外缘可触诊旋前圆肌，有收缩者为1级，无收缩者为0级。

2. 神经系统检查、相关肌肉的神经支配 此部分内容见相关章节。

3. 肘关节专科特殊检查

（1）Mill's试验：肘关节稍屈曲，手呈半握拳状，腕关节尽量屈曲，然后将前臂完全旋前，再将肘伸直。若肱骨外上髁处发生疼痛，即为阳性，提示肱骨外上髁炎（图6-71）。

（2）腕伸、屈肌紧张（抗阻力）试验：嘱患者握拳、屈腕，医者按压患者手背，患者抗阻力伸腕，如肘外侧疼痛则为阳性，提示肱骨外上髁炎；反之，嘱患者伸手指和背伸腕关节，医者以手按压患者手掌，患者抗阻力屈腕，肘

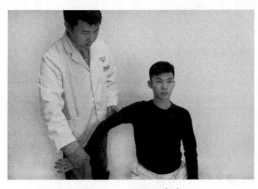

图6-71 Mill's试验

内侧疼痛为阳性，提示肱骨内上髁炎（图6-72，图6-73）。

（3）肘三角检查：患者取坐位或站立，手掌放在头顶上，然后主动伸肘，检查肱骨内上髁、肱骨外上髁与尺骨鹰嘴突相对位置。正常肘关节在屈肘成直角时，肱骨内上髁、肱骨外上髁与尺骨鹰嘴突三点成一尖向远侧的等腰三角形，肘关节伸直时，三点成一直线。肘关节脱位或肱骨内上髁、肱骨外上髁骨折时，三者的等腰关系发生改变。临床上常常用来鉴别肘关节后脱位与肱骨髁上骨折。

4. 切脉 根据切脉的结果分析所属证型，如气滞血瘀型、风寒型、风热型、湿热型、寒湿型、肝肾亏虚型、气血不足型、肝气郁结型、肾阳虚型、肾阴虚型，将结合其他查体结果制定治疗方案。

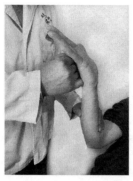

图 6-72　腕伸肌紧张试验

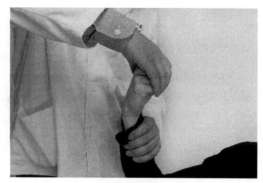

图 6-73　腕屈肌紧张试验

七、腕部和手部相关疾病的评估

（一）腕部和手部望诊三要素

腕部和手部望诊三要素包括望腕部和手部形态及动态、相关影像学、舌象等三个方面。

1. 望腕部和手部形态及动态

（1）望腕部和手部外形

1）望腕部和手部肿胀：腕部骨折、脱位，全腕关节出现肿胀；腕关节结核，关节呈梭形变，不红不热；风湿性关节炎，常见于第 2～5 指间关节呈梭形肿胀；舟骨骨折，鼻咽窝部肿胀明显；肺源性心脏病、支气管扩张，整个手指呈杵状指；腱鞘囊肿，腕背部出现局限性包块。

2）望手指震颤：多见于甲状腺功能亢进、帕金森病、慢性酒精中毒等。

3）望腕和手部畸形

A. Colles 骨折：餐叉样畸形，伸直型桡骨远端移位骨折。

B. 由尺神经损伤或臂丛神经损伤或烧伤患者：可见爪形手，畸形若由前臂缺血性肌挛缩所致，则掌指关节过伸，而指间关节屈曲，形似"鸟爪"。

C. 正中神经和尺神经同时损伤所致：出现猿手（扁平手、铲形手），表现为大、小鱼际肌萎缩，掌部的两个横弓消失，使掌心变为扁平，形如"猿手"。腕管综合征：可见大鱼际肌萎缩。尺神经损伤、肘管综合征或尺神经炎：可见小鱼际肌萎缩。骨间肌萎缩：常由尺神经麻痹、损伤或受压引起。

D. 桡神经损伤：出现腕下垂，前臂伸肌麻痹，主要表现为不能主动伸腕，形成腕下垂畸形。

E. 手指末节伸肌肌腱断裂：出现锤状指，引起末节指间关节屈曲，不能主动背伸，形似小锤状。

（2）望腕部动态

1）伸腕运动：主要由桡侧腕长伸肌、桡侧腕短伸肌和尺侧腕伸肌完成，伸腕达 30°～60°（图 6-74）。

2）屈腕运动：主要由桡侧腕屈肌和尺侧腕屈肌完成，正常屈腕可达 50°～60°（图 6-75）。

3）腕桡偏运动：主要是桡侧腕伸肌和桡侧腕屈肌的协同作用，正常时可达到 25°～30°（图 6-76）。

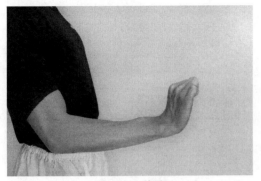

图 6-74　伸腕

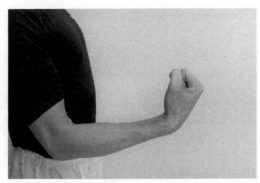

图 6-75　屈腕

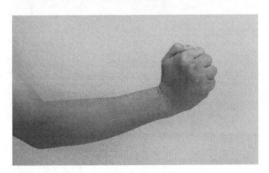

图 6-76　腕桡偏

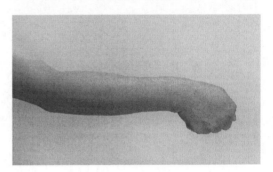

图 6-77　腕尺偏

4）腕尺偏运动：主要由尺侧腕伸肌和尺侧腕屈肌完成，正常时可达到 30°～ 40°（图 6-77）。

以上运动出现运动障碍或有疼痛反应均属异常。

2. 腕部和手部影像学检查　通过 X 线检查、CT、MRI 来分析有没有出现增生、关节紊乱、骨折、脱位、肿瘤、韧带撕裂、结核等病变，将结合其他查体结果制定治疗方案。

3. 望舌　根据舌象的结果分析所属证型，如气滞血瘀型、风寒型、风热型、湿热型、寒湿型、肝肾亏虚型、气血不足型、肝气郁结型、肾阳虚型、肾阴虚型，将结合其他查体结果制定治疗方案。

（二）腕部和手部触诊五要素

触摸的重点在摸筋摸骨有没有出现"突、陷、板、软、痛"、神经系统检查、相关肌肉的神经支配、专科特殊检查及切脉等五个方面。

1. 辨筋骨论治通过"突、陷、板、软、痛"分析

（1）压痛点

1）腕关节周围压痛，见于腕关节扭挫伤。

2）桡骨茎突部压痛，见于桡骨茎突部狭窄性腱鞘炎。

3）掌指关节压痛，见于掌指关节扭挫伤或指部腱鞘炎。

4）掌侧腕横纹中央区压痛伴手指放射痛和麻木感，提示正中神经受压，为腕管综合征。

5）鼻咽窝处压痛肿胀，多见于腕舟骨骨折。

6）下尺桡关节处和尺骨小头下方压痛，见于下尺桡关节损伤和腕三角软骨损伤。

7）远侧和近侧指间关节侧方压痛，多为侧副韧带损伤。

8）疼痛评估（VAS 评分）。

（2）腕部和手部两侧肌肉的肌张力，如两侧桡侧腕长伸肌、桡侧腕短伸肌是否恢复正常或近于正常水平，注意治疗前后对比。

（3）徒手肌力检查

腕关节屈曲：

主要动作肌　桡侧腕屈肌、尺侧腕屈肌（神经支配：正中神经 C5 ～ T1、尺神经 C8 ～ T1）。

辅助肌　掌长肌。

运动范围　0° ～ 60°。

检查方法　体位：坐位、卧位均可。手法：置前臂于旋后位，手指放松（不得握拳）。检查者一手于其前臂下方支撑，令被检查者屈曲腕关节，另一手施加阻力（检查桡侧腕屈肌，阻力施于第 2 掌骨底部，向背侧、尺侧用力。检查尺侧腕屈肌，阻力施于第 5 掌骨底部，向背侧、桡侧用力）。

评级　5 级与 4 级：能对抗最大阻力，完成腕关节的全关节活动范围运动者为 5 级，仅能对抗中等度阻力完成以上运动者为 4 级。3 级：解除阻力，能克服肢体重力影响，完成腕关节屈曲的全关节活动范围运动者为 3 级。2 级：被检查者前臂及手置于台面上，前臂呈中间位，手内侧缘置于台面上，令其在台面上滑动，完成腕关节屈曲运动。能完成全关节活动范围运动者为 2 级（可根据桡偏、尺偏情况判断不同肌肉的肌力）。也可利用抗肢体重力的检查方法，其中对仅能完成部分活动范围的运动者定为 2 级。1 级与 0 级：被检查者做屈腕动作，触诊腕关节掌面桡侧的桡侧腕屈肌肌腱或关节掌面尺侧的尺侧腕屈肌肌腱，有收缩者为 1 级，无收缩者为 0 级。

腕关节伸展：

主要动作肌　桡侧腕长伸肌、桡侧腕短伸肌、尺侧腕伸肌（神经支配：桡神经 C5 ～ T1）。

运动范围　0° ～ 60°。

检查方法　体位：坐位、卧位均可。手法：置前臂于旋前位，手指肌肉放松（不得呈伸展位），检查者支撑其前臂，令被检侧腕关节向正直上方（不得出现偏歪）背屈，同时检查者施以阻力（三块肌肉同时检查）。检查桡侧腕长伸肌、桡侧腕短伸肌时，阻力施于第 2、3 掌骨背侧（向屈曲、尺偏用力）；检查尺侧腕伸肌时，阻力施于第 5 掌骨背面（向屈曲、桡偏用力）。

评级　5 级与 4 级：能对抗最大阻力完成腕关节伸展的全关节活动范围运动者为 5 级，仅能对抗中等度阻力完成以上运动者为 4 级。3 级：解除阻力，能克服肢体重力影响，完成腕关节伸展的全关节活动范围运动者为 3 级。2 级：被检查者前臂及手置于台面上，前臂呈中间位，手内侧缘在台面上滑动做腕关节背屈，可完成全关节活动范围运动者为 2 级。也可利用抗重力检查法，对完成部分关节活动范围运动者定为 2 级（根据桡偏或尺偏判定不同肌肉的肌力）。1 级与 0 级：做腕关节伸展动作，同时于第 2、3 掌骨腕关节桡侧背面触诊桡侧腕长、短伸肌腱，于第 5 掌骨近端尺侧背面触及尺侧腕伸肌肌腱，有收缩者为 1 级，无收缩者为 0 级。

2. 神经系统检查、相关肌肉的神经支配　此部分内容见相关章节。

3. 腕关节专科特殊检查

（1）握拳试验（Finkelstein 征，又称芬克斯试验）：检查时嘱患者屈肘 90°，前臂中立位握拳，并将拇指握在掌心中，医者一手握住前臂下端，另一手握住患者手部同时使腕关节向尺侧屈腕，如在桡骨茎突部出现剧烈疼痛，则本试验为阳性。常用于诊断桡骨茎突狭窄性腱鞘炎（图6-78）。

（2）屈腕试验：患者坐位，医者在前方，嘱患者将腕关节极度屈曲，若出现手指部的麻木、疼痛，即为阳性，多见于腕管综合征（图6-79）。

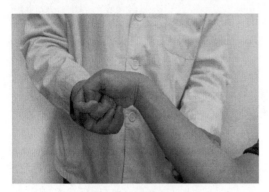

图6-78　握拳实验

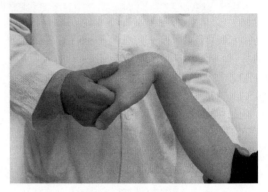

图6-79　屈腕试验

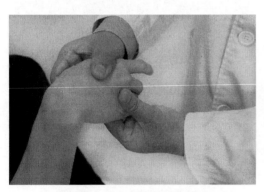

图6-80　腕三角软骨挤压试验

（3）腕三角软骨挤压试验：检查时嘱患者屈肘90°，患者掌心向下，医者一手握住前臂下端，另一手握住手掌部，使患手向尺侧被动偏斜，然后伸屈腕关节，使尺腕关节部发生挤压和研磨，如有明显疼痛加重即为阳性。用于判断是否有三角软骨损伤（图6-80）。

4. 切脉　根据切脉的结果分析所属证型，如气滞血瘀型、风寒型、风热型、湿热型、寒湿型、肝肾亏虚型、气血不足型、肝气郁结型、肾阳虚型、肾阴虚型，将结合其他查体结果制定治疗方案。

八、膝部相关疾病的评估

（一）膝部望诊三要素

膝部望诊三要素包括望膝部形态及动态、相关影像学、舌象等三个方面。

1. 望膝部形态及动态

（1）望膝部外形

1）望膝关节肿胀：膝部扭挫伤、髌骨骨折、胫骨内外髁骨折、髁间棘骨折等，可见膝关节肿胀；膝关节滑膜炎，可见关节肿胀伴有局部皮肤猩红、灼热而剧痛。

2）望膝部周围局限性肿块：髌上滑囊炎、膝关节结核、肿瘤等，可出现局限性肿胀；胫骨结节骨骺炎，在胫骨结节处有明显的高凸畸形；腘窝囊肿，膝关节后侧有圆形肿块。

3）望股四头肌萎缩：多见于膝关节半月板损伤、腰椎间盘突出症及下肢骨折长期固定后等。

4）望膝关节畸形：膝外翻畸形，膝反张畸形。

（2）望膝部动态

1）伸膝运动：正常关节伸直为 0°，青少年或女性有 5° ～ 10° 过伸。伸膝运动主要是股四头肌的作用（图 6-81）。

2）屈膝运动：膝关节正常屈曲可达 140°，屈膝运动主要是股二头肌的作用（图 6-82）。

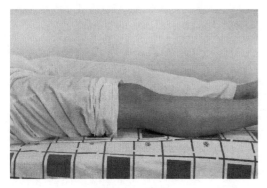

图 6-81　伸膝

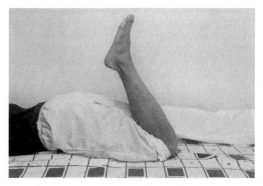

图 6-82　屈膝

以上运动出现运动障碍或有疼痛反应均属异常。

2. 膝部影像学检查　通过 X 线检查、CT、MRI 来分析有没有出现增生、狭窄、关节紊乱、骨折、脱位、肿瘤、结核等病变，将结合其他查体结果制定治疗方案。

3. 望舌　根据舌象的结果分析所属证型，如气滞血瘀型、风寒型、风热型、湿热型、寒湿型、肝肾亏虚型、气血不足型、肝气郁结型、肾阳虚型、肾阴虚型，将结合其他查体结果制定治疗方案。

（二）膝部触诊五要素

触摸的重点在摸筋摸骨有没有出现"突、陷、板、软、痛"、神经系统检查、相关肌肉的神经支配、专科特殊检查及切脉等五个方面。

1. 辨筋骨论治通过"突、陷、板、软、痛"分析

（1）压痛点

1）膝前痛多见于髌股关节高压症，膝后痛多见于后交叉韧带损伤或腘窝囊肿，膝内侧痛多见于内侧副韧带损伤或内侧半月板损伤，膝外侧痛多见于外侧副韧带损伤或外侧半月板损伤。

2）髌骨边缘压痛，见于髌骨软化症。

3）髌韧带两侧压痛，见于髌骨脂肪垫损伤。

4）膝关节间隙压痛，见于膝关节扭挫伤、半月板损伤。

5）侧副韧带附着点压痛，见于侧副韧带损伤。

6）髌骨上方压痛，并有波动感，见于髌上滑囊炎、膝关节积液。

7）髌周广泛压痛尤其是髌尖压痛，并伸屈功能障碍，见于膝关节退行性病变。

8）腘窝处压痛并有波动感，见于腘窝囊肿。

9）疼痛评估（VAS 评分）。

（2）膝部两侧肌肉的肌张力（如两侧股四头肌等）是否恢复正常或近于正常水平，注意治疗前后对比。

（3）徒手肌力检查

膝关节屈曲：

主要动作肌　股二头肌（神经支配：胫神经 L4 ～ S3、腓总神经 L4 ～ S2）。

辅助肌　缝匠肌、股薄肌、腓肠肌。

运动范围　0° ～ 135°。

检查方法　体位：俯卧位（3 ～ 5 级、0 ～ 1 级），侧卧位（2 级）。手法：被检查者取俯卧位，双下肢伸展，足伸出检查台外，从膝关节屈曲 45° 开始。检查者一手固定于大腿后方屈膝肌腱的上方，另一手置于踝关节处施加阻力，令被检查者完成膝关节屈曲运动。检查股二头肌时应外旋小腿；检查半腱肌、半膜肌时应内旋小腿。注意防止髋关节屈曲、外旋的缝匠肌代偿动作，髋关节内收的股薄肌代偿动作及踝关节跖屈的腓肠肌代偿动作。

评级　5 级与 4 级：被检查者取俯卧位，能对抗最大阻力完成膝关节屈曲约 90°，并能维持其体位者为 5 级，能对抗强至中等度阻力完成以上运动并能维持其体位者为 4 级。3 级：被检查者取俯卧位，解除阻力，能克服肢体重力影响，完成以上运动并保持其体位者为 3 级。2 级：被检查者取侧卧位，非检侧下肢位于下方呈屈曲位，检查者站在被检查者后面，双手托起被检侧下肢（位于上方）离开台面，令其完成膝关节屈曲动作。在解除肢体重力的影响下，可完成全关节活动范围的运动者为 2 级。1 级与 0 级：被检查者取俯卧位，检查者支撑被检侧小腿，使膝关节稍屈曲。令被检侧下肢完成屈膝运动，检查者如在大腿后侧膝关节附近触及肌腱收缩者为 1 级，无收缩者为 0 级。

膝关节伸展：

主要动作肌　股四头肌：股直肌、股中间肌、股内侧肌、股外侧肌（神经支配：股神经 L2 ～ 4）。

运动范围　0° ～ 135°（亦有过伸展达 -10° 者）。

检查方法　体位：坐位（3 ～ 5 级），侧卧位（2 级），仰卧位（0 ～ 1 级）。手法：被检查者取坐位，双小腿自然下垂，双手握住检查台面边缘以固定躯干，身体稍后倾。检查者一手垫在膝关节下方或用垫子代替以保持大腿呈水平位，另一手握住其踝关节上方向下施加阻力（不得对伸展固定的膝关节施加阻力，膝关节伸展不超过 0°），令其完成伸展膝关节的运动。

评级　5 级与 4 级：被检查者取坐位，能对抗最大阻力，完成膝关节全关节活动范围的伸展运动并能维持其体位者为 5 级，能对抗强至中等度阻力完成以上运动并维持其体位者为 4 级。3 级：被检查者取坐位，解除阻力，能克服肢体重力的影响，完成膝关节伸展的全关节活动范围的运动并能维持其体位者为 3 级。2 级：被检查者取侧卧位，非检侧下肢呈屈髋屈膝位，位于下方，检查者双手托起被检下肢并固定大腿，髋关节伸展，膝关节屈曲 90°。在解除肢体重力影响下可以完成全关节范围的伸膝动作者为 2 级。1 级与 0 级：被检查者取仰卧位，令其伸展膝关节，在髌韧带上方可触及肌腱或股四头肌的收缩，有收缩者为 1 级，无收缩者为 0 级。

2. 神经系统检查、相关肌肉的神经支配　此部分内容见相关章节。

3. 膝关节专科特殊检查

（1）膝关节交锁：患者取坐位或仰卧位，嘱患者做患肢膝关节屈伸活动数次，若关节突然出现疼痛，不能屈伸，即为阳性，说明膝关节被破裂的半月板交锁，但慢慢旋膝以后，可解开交锁，又能主动屈伸。凡有此试验阳性者，上下坡行走或上下楼时可出现膝关节交锁（图 6-83）。

（2）抽屉试验：用于检查十字韧带是否发生断裂。检查时患者取坐位或仰卧位，双膝屈曲90°，嘱患者用双手按住大腿下段，医者双手握住小腿上段，用大腿夹住患肢的足部防止移动，同时做小腿前后推拉动作，如过度向前移动，则说明是膝关节前十字韧带断裂，若向后过度移动，则说明是后十字韧带有断裂（图6-84）。

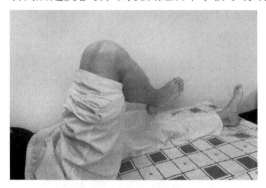

图 6-83　膝关节交锁征

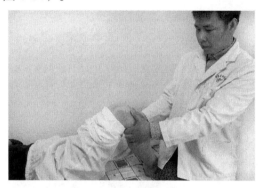

图 6-84　抽屉试验

（3）浮髌试验：用于检查膝关节腔内积液，检查时患腿伸直，医者一手压在髌上囊部，向下挤压使积液流入关节腔内。然后用另一手拇指、中指固定髌骨内外缘，食指按压髌骨，这时可感到髌骨有漂浮感，重压时手沉，松指时浮起称为浮髌试验阳性（图6-85）。

（4）回旋挤压试验（麦氏征试验）：是临床诊断内侧及外侧半月板损伤最常用的试验方法，检查时患者取仰卧位，双下肢伸直，如检查内侧半月板损伤，医者一手扶患膝，另一手握住足踝部，先将膝关节屈曲到最大限度，然后使膝外旋、小腿内收，并逐渐伸直膝关节，这样使膝关节内侧间隙产生挤压力和研磨力。如发生弹响和明显疼痛，即为阳性。如使膝内旋、小腿外展，可以检查外侧半月板是否损伤（图6-86）。

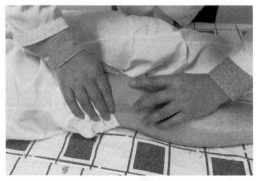

图 6-85　浮髌试验

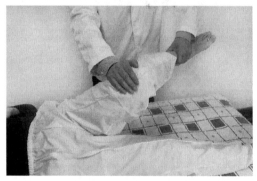

图 6-86　回旋挤压试验

（5）膝关节侧副韧带损伤试验（侧向运动试验）：用于检查膝关节侧副韧带是否有断裂或损伤，检查时患者取仰卧位，患腿伸直，医者一手扶膝侧面，另一手握住踝部，然后使小腿做被动的内收或外展动作。如检查内侧副韧带，一手置膝外侧推膝部向内，另一手拉小腿外展，这时产生松动感和内侧疼痛。若检查外侧副韧带，则一手置膝内侧推膝部向外，另一手拉小腿内收，此时发生膝外侧疼痛和产生松动感也为阳性征（图6-87）。

（6）研磨试验：患者取俯卧位，患膝屈曲90°，医者一手按住大腿下端，另一手握住患肢踝部提起小腿，使膝离开床面，做外展、外旋或内收、内旋活动，若出现膝外侧或内侧疼痛，则为研磨提拉试验阳性，说明有内侧或外侧副韧带损伤；若医者双手握足踝部，使膝关节在不同角度被动研磨加压，同时做外展、外旋或内收、内旋活动，如出现膝关节疼痛和弹响为阳性，说明有内侧或外侧半月板损伤。由于该试验有两种临床意义，故研磨检查和提拉检查又用于鉴别膝关节半月板损伤和侧副韧带损伤（图6-88，图6-89）。

（7）髌骨研磨试验（挺髌试验、Clarke征）：患膝伸直，用拇、食两指将髌骨向远端推压，同时嘱患者用力收缩股四头肌。若引发髌骨部疼痛者为阳性，提示髌骨软化症，常用来检查髌股关节功能障碍（图6-90）。

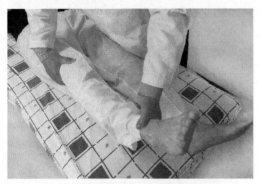

图6-87　膝关节侧副韧带损伤试验

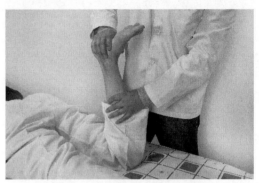

图6-88　研磨试验挤压旋转

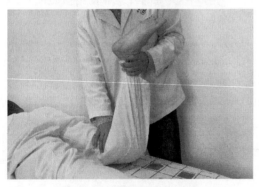

图6-89　研磨试验提拉旋转

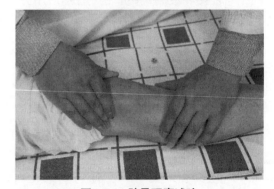

图6-90　髌骨研磨试验

4. 切脉　根据切脉的结果分析所属证型，如气滞血瘀型、风寒型、风热型、湿热型、寒湿型、肝肾亏虚型、气血不足型、肝气郁结型、肾阳虚型、肾阴虚型，将结合其他查体结果制定治疗方案。

九、踝部相关疾病的评估

（一）踝部望诊三要素

踝部望诊三要素包括望踝部形态及动态、相关影像学、舌象等三个方面。

1. 踝部形态及动态

（1）望踝部外形

1）望踝关节肿胀：内、外踝骨折或胫骨下端骨折，则肿胀显著。关节内积液或血肿，内、外踝下方及跟腱两侧的正常凹陷消失，兼有波动感；侧副韧带损伤，肿胀局限于一侧；跟腱炎、滑囊炎、骨质增生等，多见足后部肿胀。

2）望足踝部畸形：马蹄足、仰趾足、内翻足、外翻足、扁平足、高弓足。

（2）望踝部动态

1）踝关节背屈：正常时可达 35°，主要是胫前肌和趾长伸肌的作用（图 6-91）。

2）踝关节跖屈：正常时可达 45°，主要是腓肠肌的作用（图 6-92）。

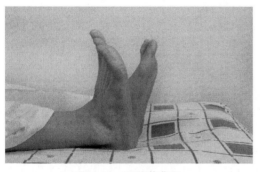

图 6-91 踝关节背屈

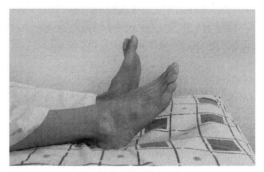

图 6-92 踝关节跖屈

3）距下关节（跟距关节）内翻运动：正常人的足内翻运动发生于跟距关节，主要是胫后肌的作用，正常内翻可达 45°（图 6-93）。

4）距下关节外翻运动：主要是腓骨长、短肌作用，正常时外翻可达 20°（图 6-94）。

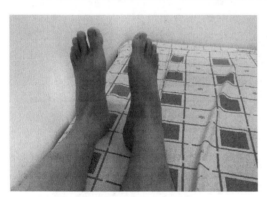

图 6-93 距下关节内翻

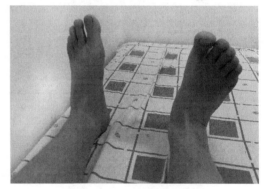

图 6-94 距下关节外翻

以上运动出现运动障碍或有疼痛反应均属异常。

2. 踝部影像学检查 通过 X 线检查、CT、MRI 来分析有没有出现增生、关节紊乱、脱位、骨折、韧带撕裂、结核等病变，将结合其他查体结果制定治疗方案。

3. 望舌 根据舌象的结果分析所属证型，如气滞血瘀型、风寒型、风热型、湿热型、寒湿型、肝肾亏虚型、气血不足型、肝气郁结型、肾阳虚型、肾阴虚型，将结合其他查体结果制定治疗方案。

（二）踝部触诊五要素

触摸的重点在摸筋摸骨有没有出现"突、陷、板、软、痛"、神经系统检查、相关肌肉的神经支配、专科特殊检查及切脉等五个方面。

1. 辨筋骨论治通过"突、陷、板、软、痛"分析

（1）压痛点

1）跟腱压痛，见于跟腱本身或腱膜旁的病变，跟腱的止点处压痛为跟腱后滑囊炎。儿童跟部后下方压痛可能为跟骨骨骺炎。

2）内踝下方压痛：见于踝关节内侧副韧带扭伤；外踝下方压痛：见于踝关节外侧副韧带扭伤。

3）跟骨结节和足跟底压痛：见于跖筋膜炎、跟骨骨刺。

4）疼痛评估（VAS 评分）。

（2）踝部两侧肌肉的肌张力（如两侧胫骨前后肌等）是否恢复正常或近于正常水平，注意治疗前后对比。

（3）徒手肌力检查

踝关节跖屈：

主要动作肌　腓肠肌、比目鱼肌（神经支配：胫神经 L5 ～ S2）。

辅助肌　胫骨后肌、腓骨长肌、腓骨短肌、长屈肌、趾长屈肌、跖肌。

运动范围　0° ～ 45°。

检查方法　体位：立位（3 ～ 5 级）、俯卧位（0 ～ 2 级）。手法：被检下肢单腿站立（如需要辅助以维持平衡可以用一个或两个手指按在检查台上），膝关节伸展，足尖着地（五趾着地，足跟离开地面）。

评级　5 级与 4 级：能足尖着地，然后全脚掌着地，如此连续完成 20 次并无疲劳感者为 5 级；仅能完成 10 ～ 19 次，动作中间不休息，未表现出疲劳感者为 4 级。3 级：完成正确的抬足跟动作 1 ～ 9 次，动作中间不休息，无疲劳感者为 3 级。足跟能抬起但不能达到最终位者为 3⁻ 级。2 级：被检查者取俯卧位，足伸出检查台外，检查者一手托踝关节下方，另一手用手掌和掌根部于跖骨头处对足底施加阻力，令其跖屈踝关节。被检查者能抵抗最大阻力完成并能保持充分的跖屈运动者为 2⁺；能够完成全活动范围的跖屈运动但不能耐受阻力者为 2 级；只能完成部分活动范围的运动者为 2⁻ 级。1 级与 0 级：被检查者取俯卧位，令其完成跖屈运动，检查者于腓肠肌、比目鱼肌及跟腱处触诊，有收缩者为 1 级，无收缩者为 0 级。

踝关节背屈与内翻：

主要动作肌　胫骨前肌（神经支配：腓深神经 L4 ～ S2）。

运动范围　0° ～ 20°。

检查方法　体位：坐位或仰卧位。手法：坐位，小腿自然下垂。检查者坐在小凳上，将被检足跟置于腿上。一手握小腿后侧，令其完成背屈及内翻。另一手在足内侧及背部施加阻力，足趾不得用力。

评级　5 级与 4 级：能对抗最大阻力，完成踝关节背屈内翻的全关节活动范围的运动并能保持其体位者为 5 级，能对抗强至中等度阻力完成以上动作者为 4 级。3 级与 2 级：解除外力，能独立完成踝背屈及内翻的全关节活动范围并能保持其体位者为 3 级，完成运动不充分者为 2 级。1 级与 0 级：令其完成背屈、内翻动作，同时触诊踝关节内侧、背侧的胫骨前肌肌腱及小腿前外侧的肌肉，有收缩者为 1 级，无收缩者为 0 级。

2. 神经系统检查、相关肌肉的神经支配　此部分内容见相关章节。

3. 踝关节专科特殊检查

（1）踝关节前抽屉试验：患者取坐位，膝关节屈曲 90°，小腿下垂，踝关节稍向下，医者一手拉患者脚掌向前，另一手推其小腿向后，若患者感觉踝部疼痛，医者感觉患者踝关节向前移位，为前抽屉试验阳性，提示距腓前韧带损伤或断裂（图 6-95）。

（2）踝部蒂内尔征：医者以叩诊锤或手指端叩击患者的内踝后下方，若出现足底相应区域放射性麻木、刺痛感，为踝部蒂内尔征阳性，提示跗管综合征（图6-96）。

（3）踝关节内翻及外翻试验：患者取卧位，医者将患者踝关节内翻，检查外侧韧带损伤程度（足内翻时，踝关节外侧活动范围是否变大或松动）。再将踝关节外翻以检查内侧韧带损伤程度（图6-97、图6-98）。

（4）捏小腿三头肌试验（Thompson test）：患者取俯卧位，双足伸出于床边之外，医者用手挤压小腿三头肌，正常情况下可引起足跖屈，如果未出现足跖屈，则提示跟腱韧带断裂。经常在跟骨近端2～6cm处出现跟腱断裂（图6-99）。

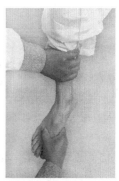

图 6-95　踝关节前抽屉试验

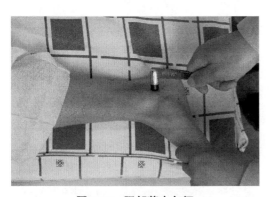

图 6-96　踝部蒂内尔征

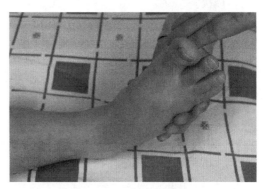

图 6-97　踝关节内翻试验

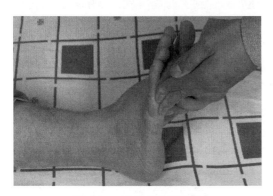

图 6-98　踝关节外翻试验

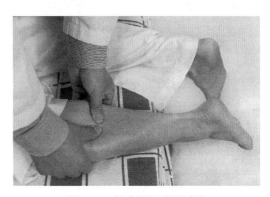

图 6-99　捏小腿三头肌试验

4. 切脉　根据切脉的结果分析所属证型，如气滞血瘀型、风寒型、风热型、湿热型、寒湿型、肝肾亏虚型、气血不足型、肝气郁结型、肾阳虚型、肾阴虚型，将结合其他查体结果制定治疗方案。

（范志勇，吴　山）

第七章　林氏正骨推拿技术操作指南

在望诊三要素及触诊五要素基础上，根据相关肌肉和相关关节运动障碍，制定林氏正骨推拿正骨手法的技术规范。

首先应看主要疼痛部位及关节的功能障碍情况，进行筋骨评估，通过望诊及触诊分析这种疼痛及功能紊乱是由关节紊乱所致还是肌肉痉挛所致，或是既有肌肉痉挛又有关节紊乱。林氏正骨手法虽然有多种术式，但都有共同的发力方式，调节骨关节紊乱采用以爆发力为主的加压小幅度快扳技术（简称快扳）；调节软组织功能障碍采用以下沉力为主的加压小幅度缓扳技术（简称缓扳），如果是筋骨并损，则采用加压小幅度快扳技术结合加压小幅度缓扳技术（简称快扳结合缓扳）。

林氏正骨推拿操作分级：分为快扳（按压）技术及缓扳（按压）技术。简单来说就是"贴实、压紧、再发力"。"贴实、压紧"状态即给予足够的预备加载力，再发力即给予爆发力或者缓扳压力。快扳（按压）技术简单来说就是"贴实、压紧、快速发力"，缓扳（按压）技术简单来说就是"贴实、压紧、缓慢发力"或者"贴实、非压紧、缓慢发力"。

缓扳（按压）技术：治疗者手法贴实、压紧（或非压紧）目标关节（即给予足够的预备加载力），当关节处于被动活动（或主动）的终末端时，小幅度、缓慢扳动（按压）关节，并且每次活动关节要接触到关节活动的终末端，还要感觉到关节周围软组织的弹性及抵抗感。相当于关节松动术操作强度分级中的Ⅳ级。

其中缓扳技术分两种，第一种是"贴实、压紧"状态下，使目标关节处于被动运动的终末端（即给予足够的预备加载力），再小幅度、缓扳（按压）关节，针对不耐疼痛的年轻患者，或身材瘦小女性患者，或配合快速扳动后再行缓慢扳动的壮实患者。第二种是"贴实、非压紧"状态下，使目标关节处于主动运动的终末端，再小幅度、缓慢扳动（按压）关节，针对年老体弱患者，或骨质疏松（不伴有脆性骨折）患者。

快扳（按压）技术：治疗者手法贴实、压紧目标关节（即给予足够的预备加载力），当关节处于被动活动的终末端时，小幅度、快速发力扳动（按压）关节超过关节活动的允许范围（即爆发力），往往伴随咔嗒声响的出现。简单来说就是"贴实、压紧、快速发力"。相当于关节松动术操作强度分级中的Ⅴ级。针对年轻患者或身体壮实患者。

以腰骶椎治疗手法为例：调整腰椎的常见手法有立体定位斜扳法、垫枕背伸按压法、下肢后伸定点按压手法、提拉旋转斜扳法，这四种手法虽然在体位选择、目标节段、操作术式方面不同，但是具有相同的发力方式，即调节骨关节紊乱采用爆发力为主（正骨为主，当然同时也可以起到理筋效应），调节软组织功能障碍采用下沉力为主（理筋为主）。

目前常见的关节功能障碍有以下几种。

颈椎功能：前屈、后伸、左右侧屈、左右旋转；胸椎功能：前屈、后伸、左右侧屈、左右旋转；腰椎功能：前屈、后伸、左右侧屈、左右旋转；髋关节功能：髋关节可进行屈曲、后伸、内收、外展、内旋和外旋活动；肩关节功能：前屈、后伸、外展、内收、外旋、内旋、上举；肘关节功能：屈曲、伸展；腕关节功能：背伸、掌屈、外展、内收；膝关节功能：屈曲、伸展；踝关节功能：背屈，跖屈，跖下关节的内翻、外翻。因此临床一旦出现上述关节的功能障碍，应马上分析是关节紊乱所致还是肌肉痉挛所致，为下一步手法操作制定方案。

颈椎伸屈功能障碍采用颈椎徒手拔伸手法；颈椎旋转功能障碍采用微屈位提拉旋转扳颈法、颈椎定点旋转扳法、前屈位提拉旋转扳颈法。

上中胸段胸椎伸屈功能障碍采取垫枕俯卧叠掌按压法；下胸段旋转功能障碍采用坐位定点旋转推顶法。

腰椎伸屈功能障碍采用垫枕背伸定点按压法、平卧位定点按压法、单侧屈膝屈髋按压手法。

腰椎旋转功能障碍采用坐位定点旋转推顶法、立体定位斜扳法、提拉旋转斜扳法、侧卧定点踩跷技术。

骶髂关节功能障碍，如骶髂关节后错位采用下肢后伸定点按压手法、下肢后伸定点踩跷法；骶髂关节前错位采用单侧屈膝屈髋按压手法。

踝足部屈伸功能障碍采用踝足部定点踩法；踝关节内翻、外翻功能障碍采用踝关节定点挤压手法。

肩关节功能障碍采用肩关节定点按压手法。

腕关节功能障碍采用腕关节定点挤压手法。

膝关节功能障碍采用膝关节定点按压手法。

第一节　调整颈椎的正骨推拿手法

一、针对颈椎的伸屈功能障碍的手法

采用手法　这类患者往往存在相关的节段棘突的前后错位，常用手法为颈椎徒手拔伸手法。

发力方式　以腰腹为核心，手臂为支撑，双手垂直向上徐徐用力。

操作时间　5 ～ 20 秒。

操作方法　以寰枢椎半脱位为例：患者端坐于治疗椅上，目光向前平视，双臂自然放松下垂，并拉住治疗椅下部。施术者站立于患者正后方，半蹲，前胸紧贴患者后枕部，双手掌紧贴患者面部两侧，掌根紧扣下颌侧部，拇指与四指稍分开，拇指置于枕骨下，其余四指置于耳前，术者双肘自然下垂。先令患者微微收颌，使头颈部呈垂直状态，然后术者以腰腹为核心，手臂为支撑，双手垂直向上徐徐用力拔伸，发力 5 ～ 20 秒，后缓缓收力，术毕。

常用手法的简易操作程序　颈椎徒手拔伸法（图 7-1，图 7-2）：下颌微收 5°（使头颈部呈垂直状态）；贴胸，掌扣下颌（固定头部，利于发力）；蓄力拔伸。

发力方式　以腰腹为核心，手臂为支撑，双手垂直向上徐徐用力拔伸。

适应证　颈椎生理曲度变直、寰枢关节紊乱（缓解期）、颈椎失稳、颈曲反张、颈椎棘突偏歪等。以颈椎生理曲度变直、颈椎反弓、颈椎椎间隙前宽后窄消失、颈椎椎体向后滑脱、颈椎间盘向后突出或长期低头等前屈损伤导致屈伸功能障碍为主要表现的颈部筋伤。

禁忌证　外伤所致寰枢关节半脱位急性期，颈椎椎体先天融合（常见是 C2 ～ 3 先天融合），颈椎的肿瘤、结核，骨髓炎、严重骨质疏松、颈椎术后内固定、严重的颈部斑块形成。

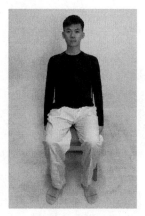
图 7-1　拔伸准备

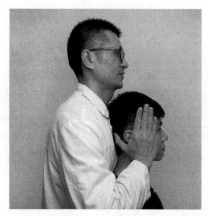
图 7-2　拔伸动作

注意事项　严重的椎管狭窄和急性期颈椎间盘突出者慎用,寰枢关节半脱位急性期(尤其是肌肉水肿期,严禁强行拔伸,尤其是咽喉部有炎症,必须先消炎镇痛),手法操作前应该叮嘱患者口中不能有异物(如有口香糖必须先吐出)。一般建议以缓扳技术为主。

二、针对颈椎旋转功能障碍的手法

采用手法　这类患者往往存在相关节段的旋转错位,常用手法:高位节段(如寰枕部及 C1/2)采用微屈位提拉旋转扳颈法治疗旋转或平移错缝;C3 ~ 5 采用颈椎定点旋转扳法,C6 ~ T2 采用前屈位提拉旋转扳颈法纠正旋转或平移错缝。

发力方式　采用爆发力为主的快速扳动 1 ~ 3 次。

操作时间　每次操作 1 ~ 2 分钟。

(一)上颈段手法调整

寰枕关节、寰枢关节采用微屈位提拉旋转扳颈法。

操作方法　颈椎屈曲约 5°,并向右侧旋转 45° ~ 60°。以颈椎上段病变(C1/2)为例:患者端坐于治疗椅上,目光向前平视,双臂自然放松下垂,并拉住治疗椅下部。施术者站立于患者后面偏右,左手拇指压住患者右侧颈椎第 1、2 间隙旁,其余四指环扣颈椎,固定患处;右手手臂环过患者下颌,手指略撑开,环抱患者枕后部,并固定,使患者右侧颞部贴近施术者胸前,借助施术者自身脊柱的旋转带动患者颈椎向上拔伸并向右后旋转,逐渐增大角度,感觉有阻力感时,给予一个快速稳重的力,此时可听到"咔嗒"的声响,或手下有关节移动感(图 7-3 ~图 7-6)。

常用手法的简易操作程序　微屈位提拉旋转扳颈法:低头 5° ~ 10°(确定目标节段);旋转 45° ~ 60°(目标节段处于主动运动极限);贴胸(有利于操作者的整体发力);蓄力拔伸及旋转(加压给予足够的预加载力,目标节段处于被动运动极限);发力方式(以爆发力为主的快扳技术)。

适应证　以寰枢关节半脱位(缓解期)、颈椎棘突偏歪、颈椎椎体旋转、一侧关节突关节间隙变窄、颈椎椎间盘向侧后方突出或颈椎旋转功能障碍为主要表现的颈部筋伤(如颈椎病、小关节紊乱、椎间盘突出、颈椎相关疾病)。

禁忌证　外伤所致寰枢关节半脱位急性期,颈椎椎体先天融合(常见是 C2/3 先天融合),颈椎的肿瘤、结核,骨髓炎、严重骨质疏松、颈椎术后内固定、严重的颈部斑块形成。

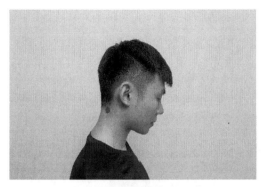

图 7-3　微屈位提拉准备 1

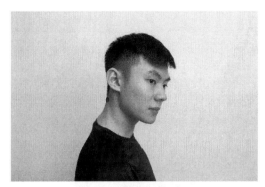

图 7-4　微屈位提拉准备 2

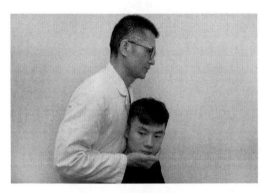

图 7-5　微屈位提拉 1

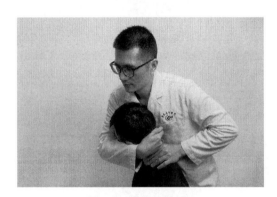

图 7-6　微屈位提拉 2

注意事项　严重的颈椎管狭窄和急性期颈椎间盘突出者慎用，寰枢关节半脱位急性期（尤其是肌肉水肿期，严禁强行扳动，尤其是咽喉部有炎症，必须先消炎镇痛），手法操作必须在被动运动极限才进行扳动，手法操作前应该叮嘱患者口中不能有异物（如有口香糖必须先吐出）。以林氏手法扳颈椎时患者以坐位为主，手法操作在低头状态下进行，如果仰头操作，椎动脉沟间隙会变得狭窄，在旋转过程中可能造成椎动脉碾压形成血栓，出现脑梗死。

（二）中颈段手法调整

C3/4 ～ C4/5 采用颈椎定点旋转扳法。

操作方法　以颈椎中段病变（C4/5）为例：颈椎屈曲 10° ～ 20°，并向右侧旋转 45° ～ 60°。患者端坐于治疗椅上，目光向前平视，双臂自然放松下垂，并拉住治疗椅下部。施术者站立于患者后面偏右，左手拇指压住患者左侧颈椎第 4、5 间隙旁，其余四指环扣颈椎，固定患处；右手手臂环过患者下颌，手指略撑开，环抱患者枕后部，并固定，使患者右侧颞部贴近施术者胸前，借助施术者自身脊柱的旋转带动患者颈椎向右向后旋转，逐渐增大角度，感觉有阻力感时，给予一个快速稳重的力，此时可听到"咔嗒"的声响，或手下有关节移动感。

常用手法的简易操作程序　颈椎定点旋转扳法（图 7-7 ～图 7-10）：低头 10° ～ 20°（确定目标节段）；旋转 45° ～ 60°（目标节段处于主动运动极限）；贴胸（有利于操作者的整体发力）；蓄力拔伸及旋转（给予足够的预加载力，目标节段处于被动运动极限）；发力方式（快扳技术）。

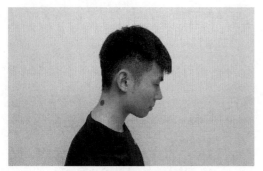

图 7-7　颈椎定点旋转准备 1

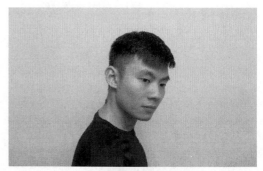

图 7-8　颈椎定点旋转准备 2

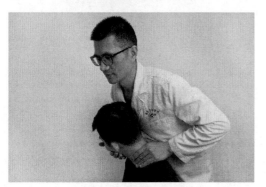

图 7-9　颈椎定点旋转 1

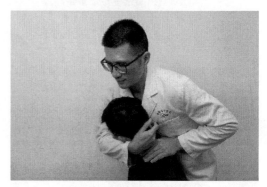

图 7-10　颈椎定点旋转 2

　　适应证　以颈椎棘突偏歪、颈椎椎体旋转、一侧关节突关节间隙变窄、颈椎间盘向侧后方突出或颈椎旋转功能障碍为主要表现的颈部筋伤。

　　禁忌证　颈椎椎体先天融合（常见是 C3/4 先天融合），颈椎的肿瘤、结核、骨髓炎、严重骨质疏松、严重心脏病、严重高血压、颈椎术后内固定、严重的颈部血管斑块形成。

　　注意事项　严重的椎管狭窄和急性期颈椎间盘突出者慎用，尤其是肌肉水肿期，严禁强行扳动，手法操作必须在被动运动极限才进行扳动，手法操作前应该叮嘱患者口中不能有异物（如有口香糖必须先吐出）。

（三）下颈段手法调整

　　C6/7 ～ T1/2 采用前屈位提拉旋转扳颈法。

　　操作方法　颈椎屈曲 30° ～ 45°（此为最大应力位置），并向右侧旋转 45° ～ 60°。以颈椎下段病变（C6/7）为例：患者端坐于治疗椅上，目光向前平视，双臂自然放松下垂，并拉住治疗椅下部。施术者站立于患者后面偏右，左手拇指压住患者左侧颈椎第 6、7 间隙旁，其余四指环扣颈椎，固定患处；右手手臂环过患者下颌，手指略撑开，环抱患者枕后部，并固定，使患者右侧颞部贴近施术者胸前，借助施术者自身脊柱的旋转带动患者颈椎向上拔伸并向右向后旋转，逐渐增大角度，感觉有阻力感时（此为病变关节的锁定位），给予一个快速稳重的力，此时可听到"咔嗒"的声响，或手下有关节移动感。

　　常用手法的简易操作程序　前屈位提拉旋转扳颈法（图 7-11 ～图 7-14）：低头 30° ～ 45°（确定目标节段）；旋转 45° ～ 60°（目标节段处于主动运动极限）；贴胸（有利于操作者的整体发力）；蓄力拔伸及旋转（给予足够的预加载力，目标节段处于被动运动极限）；发力方式（快扳技术）。

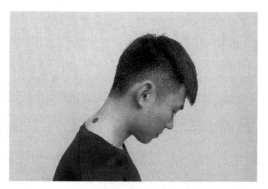

图 7-11　前屈位提拉旋转准备 1

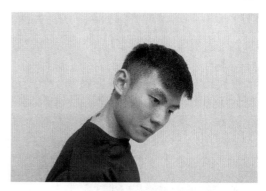

图 7-12　前屈位提拉旋转准备 2

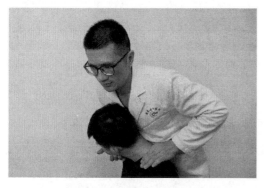

图 7-13　前屈位提拉旋转 1

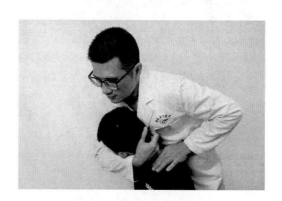

图 7-14　前屈位提拉旋转 2

适应证　以颈椎棘突偏歪、颈椎椎体旋转、一侧关节突关节间隙变窄、颈椎间盘向侧后方突出或颈椎旋转功能障碍为主要表现的颈部筋伤。

禁忌证　颈椎的肿瘤、结核，骨髓炎、严重骨质疏松、严重心脏病、严重高血压、颈椎术后内固定、严重的颈部血管斑块形成。

注意事项　严重的椎管狭窄和急性期颈椎间盘突出者慎用，尤其是肌肉水肿期，严禁强行扳动，手法操作必须在被动运动极限才进行扳动，手法操作前应该叮嘱患者口中不能有异物（如有口香糖必须先吐出）。

第二节　调整胸椎的正骨推拿手法

一、针对胸椎伸屈功能障碍的手法

采用手法　病变节段采用垫枕俯卧叠掌按压法治疗前后错缝，此法主要针对上中胸段。

发力方式　伸屈功能障碍由于错位引起者采用爆发力为主的加压小幅度快扳技术扳动 1～5 次；如果触诊及影像学检查没有相关节段的错位，只是单纯的伸屈功能障碍，这种情况往往是肌肉痉挛所致，往往采用以下沉力为主的加压小幅度缓扳技术扳动 10～30 次。

操作时间　1～2 分钟。

操作方法　①患者俯卧于治疗床上，胸背部放松；②术者立于患者一侧，一手掌掌根部置于病变部棘突间隙，另一手掌心重叠放于前手上，借助自身的体重垂直向下按压，并逐渐加大压力，达到最大极限后，借助自身腰部的力量，突然发出一股速度较快的力；③一般可听到施术部位有"咔嗒"声或手下有关节移动感。

常用手法的简易操作程序 垫枕俯卧叠掌按压法（图7-15～图7-18）：患者俯卧，胸部垫枕（准备姿势）；术者叠掌定位于目标节段压痛点；蓄力下沉（对病变节段如棘突、关节突关节、肋横突关节处给予足够的预加载力）；手足相随，脊柱为轴（整体发力）；发力方式（快扳技术结合缓扳技术）。

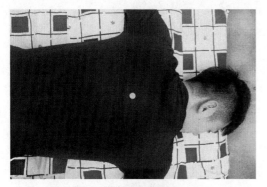

图 7-15 垫枕俯卧叠掌按压定位

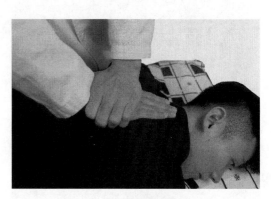

图 7-16 垫枕俯卧叠掌按压 1

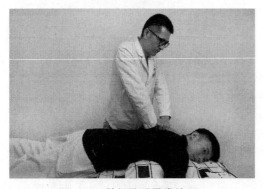

图 7-17 垫枕俯卧叠掌按压 2

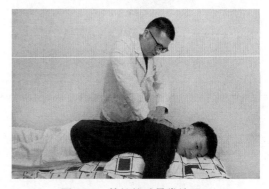

图 7-18 垫枕俯卧叠掌按压 3

适应证 以胸椎后弓畸形、椎体后移位为主要表现的胸部筋伤。

禁忌证 肿瘤、结核、骨折脱位、骨髓炎、严重骨质疏松、术后内固定、主动脉夹层、气胸、严重肺心病、心肌梗死。

注意事项 手法操作必须在被动运动极限才进行扳动。

二、针对胸椎旋转功能障碍的手法

采用手法 病变节段采用坐位定点旋转推顶法治疗旋转错缝，此法主要针对下段胸段。

发力方式 旋转功能障碍由于错位引起者采用爆发力为主的加压小幅度快扳技术扳动1～5次；如果触诊及影像学检查没有相关节段的错位，只是单纯的旋转功能障碍，这种情况往往是由肌肉痉挛所致，往往采用下沉力为主的加压小幅度缓扳技术扳动10～30次。

操作时间 1～2分钟。

操作方法 （以左侧为例）①患者坐于方凳上，两脚分开与肩同宽，头稍低，双手指交叉抱头，坐在治疗椅上；②术者助手面对患者站立，用两腿夹住患者的右侧小腿及膝部，双手压住大腿根部，维持患者的正坐姿势，以防施术时左右转动；③术者立于患者左侧后方，将左上肢由患者腋下穿过伸向右后方，使左手扣其颈后，将右手拇指置于所定的棘突左侧，使患者向前弯腰并向左旋转，术者依靠腰部向左旋转，带动患者脊柱躯干向左向上向后旋转，使脊柱旋转产生的剪应力中心正好位于偏歪的棘突上，此时术者借助自身腰部旋转力量，给予一短促的寸力，同时用右手拇指将偏弯棘突推向右侧（操作时需快扳和缓扳技术相结合）；当听到"咔嗒"声时，手法即告成功。

常用手法的简易操作程序 坐位定点旋转推顶法（下段胸椎）（图7-19～图7-22）：患者端坐，双腿分开等肩宽，双手指交叉抱头，助手双手按压患者健侧大腿根部以固定下肢，术者一手拇指顶住偏歪棘突，另一手自患者腋下穿过并扣其颈后，操作者依靠腰部向患侧旋转同时带动患者躯干向上后旋转（准备姿势）；蓄力下沉（对病变关节如棘突、关节突关节处给予足够的预加载力）；手足相随，脊柱为轴（整体发力）；发力方式（快扳技术结合缓扳技术）。

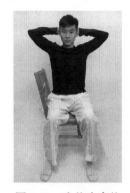 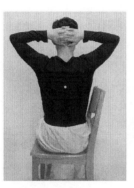 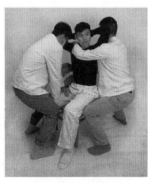 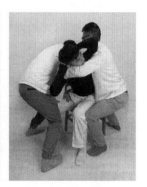

图 7-19 坐位定点旋 转推顶法准备 1   图 7-20 坐位定点旋 转推顶法准备 2   图 7-21 坐位定点旋 转推顶法 1   图 7-22 坐位定点旋 转推顶法 2

适应证 以下段胸椎生理曲度变直、后弓畸形、胸椎椎体向后滑脱、胸椎间盘向侧后突出为主要表现的胸部筋伤。

禁忌证 胸椎的肿瘤、结核、骨折、骨髓炎、严重骨质疏松、术后内固定、主动脉夹层、腹主动脉瘤。

注意事项 严重的胸腰部先天畸形、严重的椎管狭窄和急性期胸椎间盘脱出者慎用，尤其是肌肉水肿期，严禁强行扳动，手法操作必须在被动运动极限才进行扳动。

第三节 调整腰椎的正骨推拿手法

一、针对腰椎旋转功能障碍的手法

采用手法 L1/2、L2/3 节段病变采用坐位定点旋转推顶法治疗旋转或平移错缝；L3/4、L4/5 节段病变采用立体定位斜扳法，L5/S1 节段病变采用提拉旋转斜扳法纠正旋转或平移错缝。侧卧定点踩跷技术还可以治疗 L4/5 及 L5/S1 旋转或平移错缝。

发力方式 旋转功能障碍由于错位引起者采用爆发力为主的加压小幅度快扳技术扳动 1～7 次；如果没有相关节段的错位，只是单纯的腰椎旋转功能障碍，这种情况往往是由肌肉痉挛所致，采用下沉力为主的加压小幅度缓扳技术扳动 10～30 次。

操作时间　1～2分钟。

（一）坐位定点旋转推顶法

操作方法　（以左侧为例）①患者坐于方凳上，两脚分开与肩同宽，头稍低，双手指交叉抱头，坐在治疗椅上；②术者助手面对患者站立，用两腿夹住患者的右侧小腿及膝部，双手压住大腿根部，维持患者的正坐姿势，以防施术时左右转动；③术者立于患者左侧后方，将左上肢由患者腋下穿过伸向右后方，使左手扣其颈后，将右手拇指置于所定的棘突左侧，使患者向前弯腰并向左旋转，术者依靠腰部向左旋转，带动患者脊柱躯干向左向后旋转，使脊柱旋转产生的剪应力中心正好位于偏歪的棘突上，此时术者借助自身腰部旋转力量，给予一短促的寸力，同时用右手拇指将偏弯棘突推向右侧（操作时需快扳技术和缓扳技术相结合）；当听到"咔嗒"声时，手法即告成功。

常用手法的简易操作程序

坐位定点旋转推顶法（L1/2手法调整）：患者坐位，两脚分开与肩同宽；术者一手拇指置于L1/2棘突一侧，一手使患者向前弯腰并对侧侧屈旋转，助手固定大腿根部（确定目标节段）；蓄力下沉（给予足够的预加载力，目标节段处于被动运动极限）；手足相随，脊柱为轴（整体发力）；发力方式（快扳技术结合缓扳技术）。

坐位定点旋转推顶法（L2/3手法调整）（图7-23～图7-25）：患者坐位，两脚分开与肩同宽；术者一手拇指置于L2/3棘突一侧，一手使患者向前弯腰并对侧侧屈旋转，助手固定大腿根部（确定目标节段）；蓄力下沉（给予足够的预加载力，目标节段处于被动运动极限）；手足相随，脊柱为轴（整体发力）；发力方式（快扳技术结合缓扳技术）。

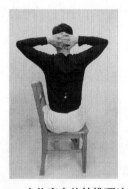 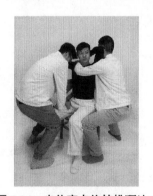 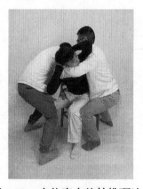

图7-23　坐位定点旋转推顶法准备　　**图7-24　坐位定点旋转推顶法1**　　**图7-25　坐位定点旋转推顶法2**

适应证　以上段腰椎棘突偏歪、腰椎椎体侧弯旋转、一侧关节突关节间隙变窄、腰椎间盘向侧后方突出或腰椎旋转功能障碍为主要表现的腰部筋伤（腰椎间盘突出症、腰椎关节紊乱、腰肌劳损、腰椎退行性滑脱、腰椎管狭窄）。

禁忌证　腰部的肿瘤、结核、骨折、骨髓炎、严重骨质疏松、腰椎术后内固定、腰椎真性滑脱、孕妇。

注意事项　严重的椎管狭窄和急性期腰椎间盘脱出者慎用，尤其是肌肉水肿期，严禁强行扳动，手法操作必须在被动运动极限才进行扳动。

（二）立体定位斜扳法

操作方法　以L4/5为例，①患者以健侧侧卧于治疗床上，患侧上肢置于胸前并拉住健侧上肢；肩下垫两枕头，使上身抬高（上身悬空，使脊柱轴线从侧位偏离骨盆垂线）；双侧下肢伸直，自然前后分开约 30°（处于以 L4/5 为剪应力中心的侧弯挺腰位）。②术者以双手掌压住患者患侧臀部的上半部，助手固定患者的肩部（两肩连线与床面垂直），然后双手向下压住臀部，并有节奏地加大压力，使患者躯干部旋转也逐渐加大（一般操作 5 次，手法操作时需快扳技术和缓扳技术相结合）；术中可听到脊柱在扳动时的"咔嗒"声，表示手法成功（术者在操作过程中，要注意双手用力果断，瞬间爆发后即收）。

常用手法的简易操作程序

立体定位斜扳法（L3/4 手法调整）：患者健侧侧卧，双下肢伸直，分腿 30°；术者叠掌定位于 L4/5 椎旁，助手固定肩部（确定目标节段）；蓄力下沉（给予足够的预加载力，目标节段处于被动运动极限）；手足相随，脊柱为轴（整体发力）；发力方式（爆发力为主的快扳技术结合缓扳技术）。

立体定位斜扳法（L4/5 手法调整）（图 7-26～图 7-29）：患者健侧侧卧，双下肢伸直，分腿 30°；术者叠掌定位于患侧臀部上半部，助手固定肩部（确定目标节段）；蓄力下沉（给予足够的预加载力，目标节段处于被动运动极限）；手足相随，脊柱为轴（整体发力）；发力方式（爆发力为主的快扳技术结合缓扳技术）。

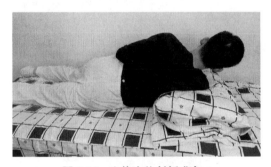

图 7-26　立体定位斜扳准备 1

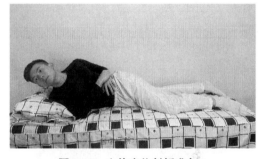

图 7-27　立体定位斜扳准备 2

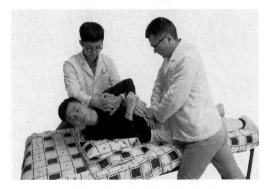

图 7-28　立体定位斜扳 1

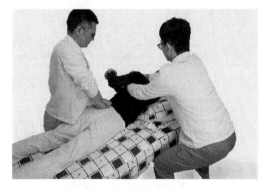

图 7-29　立体定位斜扳 2

适应证　以下段腰椎棘突偏歪、腰椎椎体侧弯旋转、一侧关节突关节间隙变窄、腰椎间盘向侧后方突出或腰椎旋转功能障碍为主要表现的腰部筋伤（腰椎间盘突出症、腰椎关节紊乱、腰肌劳损、腰椎退行性滑脱、腰椎管狭窄）。

禁忌证　腰部的肿瘤、结核、骨折、骨髓炎、严重骨质疏松，腰椎术后内固定，腰椎真性滑脱，孕妇，腹主动脉瘤。

注意事项 严重的椎管狭窄和急性期腰椎间盘脱出者慎用，尤其是肌肉水肿期，严禁强行扳动，手法操作必须在被动运动极限才进行扳动。

（三）提拉旋转斜扳法

操作方法 ①患者以健侧侧卧于治疗床上，肩下垫一厚的软枕；患侧下肢屈膝90°以上，膝部伸出床边，健侧下肢伸直。②助手甲将患者的健侧上肢由胸前向天花板方向拉提（使其掌心针对鼻尖，此时患者患侧的上肢环抱头部），助手乙托住健侧肩膀固定患者体位。③术者以双手掌压住患者患侧臀部的上半部，助手将患者的健侧上肢向天花板方向拉提，使患者保持上身离床悬空、健侧下肢伸直、骨盆贴于治疗床的姿势（脊柱与床面的夹角约为35°，以使患者躯干旋转的作用力集中于痛点）；此时术者以肘向下压臀，并有节奏地加大压力，使患者躯干部的旋转也逐渐加大（操作时需快扳技术和缓扳技术相结合）；术中可听到脊柱在扳动时的"咔嗒"声。

常用手法的简易操作程序 提拉旋转斜扳法（L5/S1）（图7-30～图7-33）：患者健侧侧卧，患侧下肢屈膝屈髋90°，患膝伸出床边，患侧手掌扶住颈项部（准备姿势）；提拉体位：助手1提拉患者健侧上肢并离床悬空，助手2上托健侧肩部以固定（使脊柱与床面成角约35°）；旋转体位（使目标节段处于被动运动极限）；术者叠掌定位于髂骨翼；蓄力下沉（给予足够的预加载力，目标节段处于被动运动极限）；手足相随，脊柱为轴（整体发力）；发力方式（爆发力为主的快扳技术结合缓扳技术）。

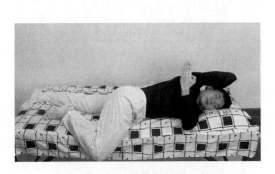

图7-30 提拉旋转斜扳法准备1

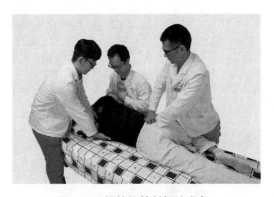

图7-31 提拉旋转斜扳法准备2

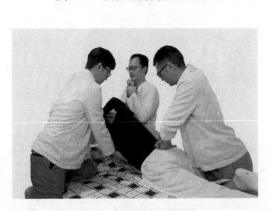

图7-32 提拉旋转斜扳法1

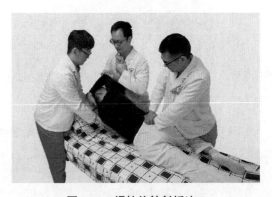

图7-33 提拉旋转斜扳法2

适应证　以下段腰椎棘突偏歪、腰椎椎体侧弯旋转、一侧关节突关节间隙变窄、腰椎间盘向侧后方突出或腰椎旋转功能障碍为主要表现的腰部筋伤（腰椎间盘突出症、腰椎关节紊乱、腰肌劳损、腰椎退行性滑脱、腰椎管狭窄）。

禁忌证　腰部的肿瘤、结核、骨折脱位、骨髓炎、严重骨质疏松，腰椎术后内固定，腰椎真性滑脱，孕妇，腹主动脉瘤。

注意事项　严重的腰骶部先天畸形、严重的椎管狭窄和急性期腰椎间盘脱出者慎用，尤其是肌肉水肿期，严禁强行扳动，手法操作必须在被动运动极限才进行扳动。

（四）侧卧定点踩跷法

操作方法　患者健侧侧卧于治疗床上，患侧上肢置于胸前，健侧手拉住患侧上肢腕关节，肩下垫两枕头，使上身抬高（上身悬空，使脊柱轴线从侧位偏离骨盆垂线）。L4/5椎间盘侧后方突出者，双侧下肢伸直，自然前后分开约30°，从而使患者处于以L4/5为剪切力中心的侧弯挺腰位。L5/S1椎间盘侧后方突出者，患侧下肢尽量屈髋屈膝90°以上，膝部伸出床边，抬高上身，使腰部处于以L5/S1为剪切力中心的侧屈位。助手固定患者的肩部（两肩连线与床面垂直），术者以足跟作用于患侧臀部的上半部，并压住臀部向下有节奏地加大压力，使患者躯干部旋转也逐渐加大，这样踩跷3～7次，术中也可听到脊柱在踩跷时的"咔嗒"声，表示手法成功（手法过程中注意术者足跟部用力果断，瞬间爆发即收）。

常用手法的简易操作程序　侧卧定点踩跷法（图7-34、图7-35）：患者健侧侧卧，双下肢伸直，分腿30°；术者足跟定位于患侧臀部上半部，助手固定肩部（确定目标节段）；蓄力下沉（给予足够的预加载力，目标节段处于被动运动极限）；手足相随，脊柱为轴（整体发力）；发力方式（爆发力为主的快扳技术结合缓扳技术）。

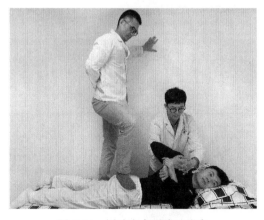
图7-34　侧卧定点踩跷法准备

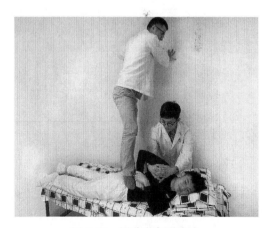
图7-35　侧卧定点踩跷法

适应证　以下段腰椎棘突偏歪、腰椎椎体侧弯旋转、一侧关节突关节间隙变窄、腰椎间盘向侧后方突出或腰椎旋转功能障碍为主要表现的腰部筋伤（腰椎间盘突出症、腰椎关节紊乱、腰肌劳损、腰椎退行性滑脱、腰椎管狭窄）。

禁忌证　腰部的肿瘤、结核，骨折脱位、骨髓炎、腰椎术后内固定、骨质疏松、腰椎真性滑脱、孕妇、腹主动脉瘤。

注意事项　严重的腰骶部先天畸形、严重的椎管狭窄和急性期腰椎间盘脱出者慎用，尤其是肌肉水肿期，严禁强行扳动，手法操作必须在被动运动极限才进行扳动。此外，此法针对身体强壮患者，一般在手法治疗无效的情况下采用踩跷。

二、针对腰椎伸屈功能障碍的手法

采用手法　这类患者往往存在相关节段棘突的前后错位，常用手法为垫枕背伸定点按压法、平卧位定点按压法。

发力方式　采用爆发力为主的加压小幅度快扳技术扳动 1～7 次；如果没有相关节段棘突的前后错位，只是单纯的腰椎屈伸功能障碍，这种情况往往是由肌肉痉挛所致，采用下沉力为主的加压小幅度缓扳技术扳动 10～30 次。

操作时间　每次操作 1～2 分钟。

（一）垫枕背伸定点按压法

操作方法　①患者俯卧于治疗床上，尽量后伸腰部，双手放于枕前。②术者立于患者一侧，一手掌掌根部置于病变部棘突间隙，另一手掌心重叠放于前手上，借助自身的体重垂直向下按压，并逐渐加大压力，达到最大极限后，借助自身腰部的力量，突然发出一股速度较快的力；一般可听到施术部位有"咔嗒"声或手下有棘突移动感。

常用手法的简易操作程序　垫枕背伸定点按压法（图 7-36、图 7-37）：患者垫枕俯卧分腿，腰椎后伸位（目标节段处于主动运动极限）；术者叠掌定位于目标节段压痛点；蓄力下沉（给予足够的预加载力，目标节段处于被动运动极限）；手足相随，脊柱为轴（整体发力）；发力方式（快扳技术结合缓扳技术）。

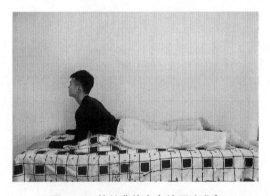

图 7-36　垫枕背伸定点按压法准备

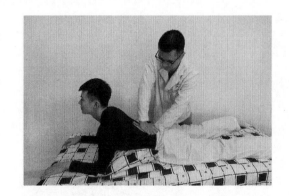

图 7-37　垫枕背伸定点按压法

（二）平卧位定点按压法

操作方法　①患者俯卧于治疗床上，腰部放松。②术者立于患者一侧，一手掌掌根部置于病变部棘突间隙，另一手掌心重叠放于前手上，借助自身的体重垂直向下按压，并逐渐加大压力，达到最大极限后，借助自身腰部的力量，突然发出一股速度较快的力；一般可听到施术部位有"咔嗒"声或手下有棘突移动感。

常用手法的简易操作程序　平卧位定点按压法（图7-38、图7-39）：患者俯卧分腿（准备姿势）；术者叠掌定位于目标节段压痛点；蓄力下沉（给予足够的预加载力）；手足相随，脊柱为轴（整体发力）；发力方式（快扳技术结合缓扳技术）。

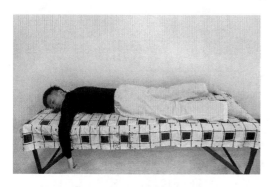

图 7-38　平卧位定点按压准备

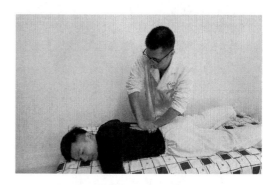

图 7-39　平卧位定点按压法

适应证　以腰椎生理曲度变直、腰椎后弓畸形、腰椎椎间隙前宽后窄消失、腰椎椎体向后滑脱、腰椎间盘向后突出或长期弯腰久坐等前屈损伤导致的伸屈功能障碍为主要表现的腰部筋伤。

禁忌证　腰椎处肿瘤、结核、骨折、骨髓炎、严重骨质疏松，腰椎术后内固定，腹主动脉瘤。

注意事项　严重的腰骶部先天畸形、严重的椎管狭窄和急性期腰椎间盘脱出者慎用，尤其是肌肉水肿期，严禁强行扳动，手法操作必须在被动运动极限才进行扳动。

第四节　调整腰骶关节的正骨推拿手法

采用手法　腰骶关节后错位采用平卧位或垫枕背伸定点按压手法；前错位采用双侧屈膝屈髋按压手法。

发力方式　采用爆发力为主的加压小幅度快扳技术扳动 1 ～ 7 次；如果没有相关节段的前后错位，只是单纯的功能障碍，这种情况往往是由肌肉痉挛所致，采用下沉力为主的加压小幅度缓扳技术扳动 10 ～ 30 次。

操作时间　每次操作 1 ～ 2 分钟。

一、腰骶关节后错位

垫枕背伸或平卧位定点按压法

常用手法的简易操作程序　垫枕背伸定点按压法（定点为骶部）（图 7-40、图 7-41）：垫枕俯卧分腿，腰椎后伸位（目标节段处于主动运动极限）；术者叠掌定位于腰骶部压痛点；蓄力下沉（给予足够的预加载力，目标节段处于被动运动极限）；手足相随，脊柱为轴（整体发力）；发力方式（以爆发力为主的快扳技术结合缓扳技术）。

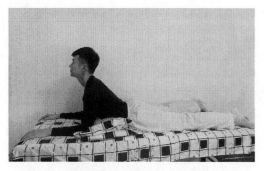

图 7-40 垫枕背伸定点按压法（腰骶部）准备

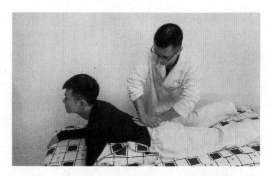

图 7-41 垫枕背伸定点按压法（腰骶部）

常用手法的简易操作程序 平卧位定点按压法（见前图 7-38、图 7-39）：患者俯卧分腿（准备姿势）；术者叠掌定位于目标节段压痛点；蓄力下沉（给予足够的预加载力）；手足相随，脊柱为轴（整体发力）；发力方式（以爆发力为主的快扳技术结合缓扳技术）。适应证、禁忌证、注意事项同前。

二、腰骶关节前错位

双侧屈膝屈髋按压手法

操作方法 ①患者仰卧于治疗床上，双腿靠拢，双下肢屈膝屈髋；②术者立于患者患侧，双手扶握患者膝部并使膝部向腹部靠拢，使臀部离开床面，腰部被动前屈；③术者借助自身的体重垂直向下按压，并逐渐加大压力，达到最大极限后，借助自身腰部的力量，突然发出一股速度较快的力；④一般可听到施术部位有"咔嗒"声。

常用手法的简易操作程序 双侧屈膝屈髋按压手法（图 7-42、图 7-43）：患者处于仰卧位，双腿靠拢，双下肢屈膝屈髋；术者扶握双侧膝部并使膝部向腹部靠拢，使臀部离开床面，腰部被动前屈（目标节段处于被动运动极限）；蓄力下沉（给予足够的预加载力，目标节段处于被动运动极限）；手足相随，脊柱为轴（整体发力）；发力方式（快扳技术结合缓扳技术）。

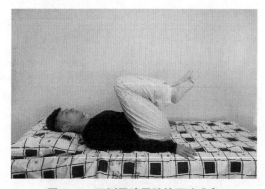

图 7-42 双侧屈膝屈髋按压法准备

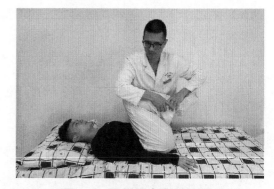

图 7-43 双侧屈膝屈髋按压法

适应证 以腰骶关节向前错位为主要表现的腰骶部筋伤。

禁忌证 腰骶椎的肿瘤、结核，骨折脱位，骨髓炎，严重骨质疏松，骨盆术后内固定，孕妇，腹主动脉瘤。

注意事项　一般需要在被动运动极限下操作。

第五节　调整骶髂关节的正骨推拿手法

一、骶髂关节后错位

采用手法　骶髂关节后错位所导致骶髂关节功能紊乱，常用手法为下肢后伸定点按压法、下肢后伸定点踩跷法。

发力方式　采用爆发力为主的加压小幅度快扳技术扳动 1 ~ 7 次；如果没有相关节段的前后错位，只是单纯的功能障碍，这种情况往往是由肌肉痉挛所致，采用下沉力为主的加压小幅度缓扳技术扳动 10 ~ 30 次。

操作时间　每次操作 1 ~ 2 分钟。

（一）下肢后伸定点按压法

操作方法　①患者俯卧于治疗床上，嘱患者头部转向健侧，双手自然下垂放于治疗床两侧，双腿分开约 45°。②术者立于患者健侧，助手立于患者患侧，双手抱患侧大腿并抬高约 45°（患侧髂前上棘脱离床面）。③术者双腿分开与肩同宽站立，用一手掌根部紧贴吸定于患侧骶髂关节处（压痛点），另一手叠加于推手之上，向下按压，方向垂直于骶髂关节面，同时与患肢轴线垂直，当按压到阻力最大位置时，利用腰部力量，突然向前发力按压骶髂关节处（操作时需快扳技术和缓扳技术相结合）；听到骶髂关节"咔嗒"声或手下骶髂关节有移动感时，手法结束。

常用手法的简易操作程序　下肢后伸定点按压法（图 7-44、图 7-45）：患者俯卧分腿，头转向健侧；术者叠掌定位于骶髂关节压痛点；助手将患侧下肢抬离床面（目标节段处于主动运动极限）；蓄力下沉（给予足够的预加载力，目标节段处于被动运动极限）；手足相随，脊柱为轴（整体发力）；发力方式（快扳技术结合缓扳技术）。

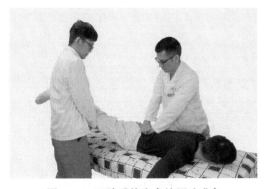

图 7-44　下肢后伸定点按压法准备

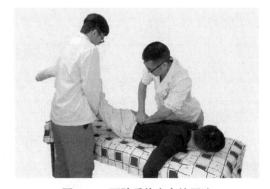

图 7-45　下肢后伸定点按压法

适应证　以骶髂关节向后错位、下肢后伸功能障碍为主要表现的骶髂部筋伤。

禁忌证　腰骶椎的肿瘤、结核、骨折脱位、骨髓炎、严重骨质疏松，骨盆术后内固定，孕妇。

注意事项　严重的腰骶部先天畸形、骶髂关节炎急性期，尤其是肌肉水肿期，严禁强行扳动，手法操作必须在被动运动极限才进行扳动。

（二）下肢后伸定点踩跷法

操作方法 患者俯卧于治疗床上，嘱患者头部转向健侧，双手自然下垂放于治疗床两侧，双腿分开约45°；助手立于患侧，双手抱患侧大腿，抬高患肢约45°（患侧髂前上棘离开床面）。术者一足的足跟紧贴吸定于患侧骶髂关节处（压痛点），方向垂直于骶髂关节面，此时术者一足的足跟压住骶髂关节处并有节奏地加大压力，当按压到阻力最大位置时，突然向下发力，踩跷过程可听到骶髂关节"咔嗒"响声或足跟下骶髂关节有移动感，手法结束。

常用手法的简易操作程序 下肢后伸定点踩跷法（图7-46、图7-47）：患者俯卧分腿，头转向健侧；助手将患侧下肢抬离床面（目标节段处于被动运动极限）；术者足跟定位于骶髂关节压痛点；蓄力下沉（给予足够的预加载力，目标节段处于被动运动极限）；手足相随，脊柱为轴（整体发力）；发力方式（快扳技术结合缓扳技术）。

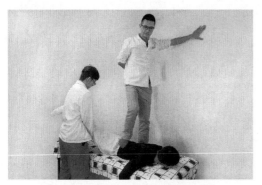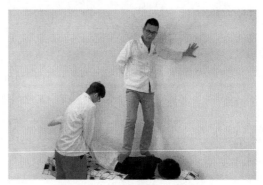

| 图7-46 下肢后伸定点踩跷法准备 | 图7-47 下肢后伸定点踩跷法 |

适应证 以骶髂关节向后错位、下肢后伸功能障碍为主要表现的骶髂部筋伤。

禁忌证 腰骶椎的肿瘤、结核，骨折脱位，骨髓炎，严重骨质疏松，骨盆术后内固定，孕妇，腹主动脉瘤。

注意事项 一般在手法操作无明显改善情况下采用，适用于身体强壮且顽固性骶髂关节错位者。

二、骶髂关节前错位

采用手法 根据骶髂关节前错位采用单侧屈膝屈髋按压手法。

发力方式 采用爆发力为主的加压小幅度快扳技术扳动1～7次；如果没有相关节段的前后错位，只是单纯的功能障碍，这种情况往往是由肌肉痉挛所致，采用下沉力为主的加压小幅度缓扳技术扳动10～30次。

操作时间 每次操作1～2分钟。

操作方法 ①患者仰卧于治疗床上，健侧下肢伸直并固定，患侧下肢屈膝屈髋。②术者立于患者患侧，扶握患侧膝部并使膝部向腹部靠拢，使臀部离开床面，腰部被动前屈；一手扶握患侧膝部，另一手扶握患侧踝部，借助自身的体重垂直向下按压，并逐渐加大压力，达到最大极限后，借助自身腰部的力量，突然发出一股速度较快的力；一般可听到施术部位有"咔嗒"声。

常用手法的简易操作程序 单侧屈膝屈髋按压手法（图7-48、图7-49）：患者取仰卧位，健侧下肢伸直并固定，患侧下肢屈膝屈髋；术者扶握患侧膝部并使膝部向腹部靠拢，使臀部离开床面，腰部被动前屈（目标节段处于被动运动极限）；蓄力下沉（给予足够的预加载力，目标节段处于被动运动极限）；手足相随，脊柱为轴（整体发力）；发力方式（快扳技术结合缓扳技术）。

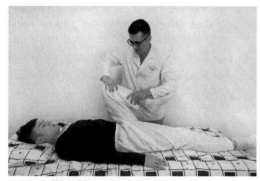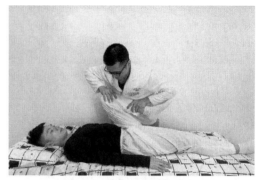

图7-48　单侧屈膝屈髋按压法准备　　　　图7-49　单侧屈膝屈髋按压法

适应证　以骶髂关节向前错位为主要表现的骶髂部筋伤。

禁忌证　腰骶椎的肿瘤、结核，骨折脱位，骨髓炎，严重骨质疏松，骨盆术后内固定，孕妇，腹主动脉瘤。

注意事项　一般手法操作需要在被动运动极限下操作。

第六节　调整肩部的正骨推拿手法

采用手法　病变节段采用肩关节定点按压手法治疗肩关节功能障碍。

发力方式　肩关节功能障碍由于错位引起者宜采用爆发力为主的加压小幅度快扳技术扳动1～7次；如果触诊及影像学检查没有相关节段的错位，只是单纯的伸屈功能障碍，这种情况往往是由肌肉痉挛所致，采用下沉力为主的加压小幅度缓扳技术扳动10～30次。

操作时间　1～2分钟。

操作方法

俯卧位肩关节定点按压法：①患者俯卧于治疗床上，肩背部放松，患侧上肢上举外展内旋至功能受限位。②术者立于患者一侧，一手掌掌根部置于肩胛骨，另一手掌心重叠放于前手上，借助自身的体重垂直向下按压，并逐渐加大压力，达到最大极限后，借助自身腰部的力量，突然发出一股速度较快的力；一般可听到施术部位有"咔嗒"声。

仰卧位肩关节定点按压法：①患者仰卧于治疗床上，肩部放松，患侧上肢上举外展外旋至功能受限位。②术者立于患者一侧，一手掌掌根部置于肩锁关节，另一手掌心重叠放于前手上，借助自身的体重垂直向下按压，并逐渐加大压力，达到最大极限后，借助自身腰部的力量，突然发出一股速度较快的力；一般可听到施术部位有"咔嗒"声。

常用手法的简易操作程序

（1）俯卧位肩关节定点按压手法：患者位于俯卧位并患肩下垫枕（图7-50）；患侧上肢上举外展内旋至功能受限位（目标节段处于被动运动极限）；术者叠掌定位于肩胛骨；蓄力下沉（给予足够的预加载力）；手足相随，脊柱为轴（整体发力）；发力方式（快压技术结合缓压技术）。

（2）仰卧位肩关节定点按压手法：患者位于仰卧位并患肩下垫枕（图7-51）患侧上肢上举外展外旋至功能受限位（目标节段处于被动运动极限）；术者叠掌定位于肩锁关节；蓄力下沉（给予足够的预加载力）；手足相随，脊柱为轴（整体发力）；发力方式（快压技术结合缓压技术）。

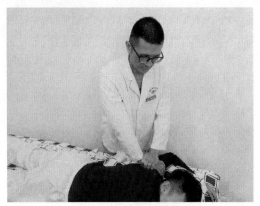 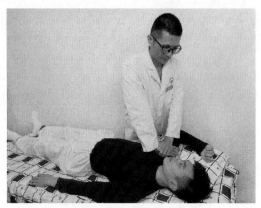

图 7-50　肩关节定点按压法 1　　　　　　　图 7-51　肩关节定点按压法 2

适应证　以肩关节外展上举功能障碍为主要表现的肩部筋伤。

禁忌证　肿瘤、结核、骨折、骨髓炎、严重骨质疏松、术后内固定。

注意事项　肩袖断裂者严禁扳动，对肩周炎等患者施行手法操作时必须在被动运动极限下进行扳动。

第七节　调整腕关节的正骨推拿手法

采用手法　病变节段采用腕关节定点挤压手法治疗伸屈功能障碍。

发力方式　伸屈功能障碍由于错位引起者采用爆发力为主的加压小幅度快扳技术扳动1～3次。

操作时间　1～2分钟。

操作方法　以患者右侧腕关节为例，术者右手握住患者右手拇指。患者左手自然放于右侧肘关节处，轻握，同时放松右侧腕关节。此时，术者右手紧握患者右手拇指沿患者右上肢向前上方45°角度缓缓用力牵引腕部，保持牵引姿势的同时，左手掌根部着力于患者右侧腕关节背侧压痛点，同时将患侧腕关节背伸约45°，使桡骨、尺骨下端和腕骨的间隙增宽，然后术者左手掌根用力推顶移位之腕骨，瞬间用力，巧力寸劲，此时可听到腕关节的弹响声（不可过度追求响声），手法结束。

常用手法的简易操作程序　腕关节定点挤压手法（图7-52、图7-53）：患者坐位；术者一手对患者腕部向前上方呈45°用力牵引腕部；另一手掌根部着力于患者腕关节背侧压痛点，同时将患侧腕关节背伸约45°；蓄力下沉（给予足够的预加载力，目标节段处于被动运动极限）；手足相随，脊柱为轴（整体发力）；发力方式（快压技术）。

适应证　以腕关节伸屈功能障碍为主要表现的腕部筋伤。

禁忌证　肿瘤、结核、骨折、骨髓炎、严重骨质疏松、术后内固定。

注意事项　扭伤早期出现血肿，应严禁强行扳动，手法操作必须在被动运动极限才进行扳动。

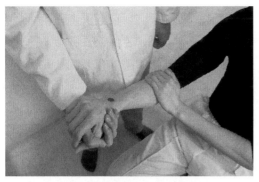
图 7-52　腕关节定点挤压手法 1

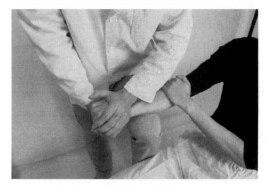
图 7-53　腕关节定点挤压手法 2

第八节　调整膝部的正骨推拿手法

采用手法　这类患者往往存在膝关节的伸屈功能障碍及侧向损伤，采用膝关节定点按压手法。

发力方式　采用爆发力为主的加压小幅度快扳技术扳动 1～3 次；如果没有相关节段的前后错位，只是单纯的功能障碍，这种情况往往是由肌肉痉挛所致，采用下沉力为主加压小幅度缓扳技术扳动 5～10 次。

操作时间　每次操作 1～2 分钟。

操作方法

屈膝功能受限：①患者俯卧于治疗床上，下肢伸直放松，膝关节下垫低枕；②术者立于患者一侧，一手掌掌根部置于病变部位，另一手掌心重叠放于前手上，借助自身的体重垂直向下按压，一般腘窝部比较敏感，因此采用缓压为主。

伸膝功能受限：①患者仰卧于治疗床上，下肢伸直放松，膝关节下垫低枕；②术者立于患者一侧，一手掌掌根部置于病变部位，另一手掌心重叠放于前手上，借助自身的体重垂直向下按压，一般髌骨部比较敏感，因此采用缓压为主。

侧向损伤：①侧卧位，健侧下肢伸直，患肢屈髋屈膝屈踝 90° 内侧或外侧膝部垫枕。②术者立于患者一侧，另一手掌心重叠放于前手上，借助自身的体重垂直向下按压，并逐渐加大压力，达到最大极限后，借助自身腰部的力量，突然发出一股速度较快的力；一般可听到施术部位有"咔嗒"声或手下有关节移动感。

一、伸屈功能障碍采用膝关节定点按压手法

常用手法的简易操作程序　膝关节定点按压手法（图 7-54、图 7-55）。

屈膝功能受限：患者取俯卧位，下肢伸直放松，患侧膝关节下垫低枕（准备姿势）；术者叠掌定位于目标节段压痛点；蓄力下沉（腘窝部给予足够的预加载力，目标节段处于被动运动极限）；手足相随，脊柱为轴（整体发力）；发力方式（缓压技术）。

伸膝功能受限：患者取仰卧位，下肢伸直放松，患侧膝关节下垫低枕（准备姿势）；术者叠掌定位于目标节段压痛点；蓄力下沉（髌骨上给予足够的预加载力，目标节段处于被动运动极限）；手足相随，脊柱为轴（整体发力）；发力方式（缓压技术）。

适应证　以膝关节伸屈功能障碍为主要表现的膝部筋伤。

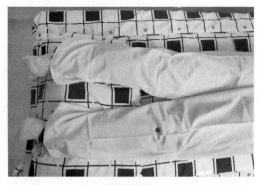

图 7-54　膝关节定点按压手法（后）定位

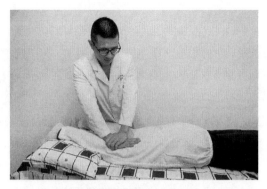

图 7-55　膝关节定点按压手法（后）

　　禁忌证　膝关节肿瘤、结核，骨折脱位，骨髓炎，严重骨质疏松，术后内固定。

　　注意事项　若膝关节明显肿胀，严禁强行按压，手法操作必须在被动运动极限才进行扳动。

二、侧向损伤采用膝关节定点按压手法

　　常用手法的简易操作程序　膝关节定点按压手法（图 7-56～图 7-59）：患者取侧卧位，健侧下肢伸直，患肢屈髋屈膝屈踝 90°（准备姿势）；内侧或外侧膝部垫枕；术者叠掌定位于目标节段压痛点；蓄力下沉（膝关节侧副韧带部给予足够的预加载力，目标节段处于被动运动极限）；手足相随，脊柱为轴（整体发力）；发力方式（缓压技术）。

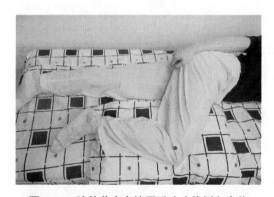

图 7-56　膝关节定点按压手法（外侧）定位

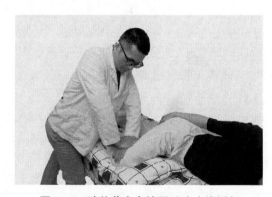

图 7-57　膝关节定点按压手法（外侧）

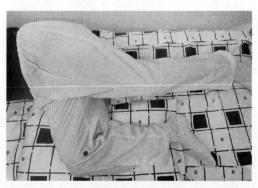

图 7-58　膝关节定点按压手法（内侧）定位

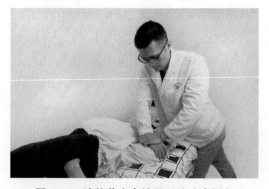

图 7-59　膝关节定点按压手法（内侧）

适应证　以膝关节一侧或两侧间隙变窄、膝关节侧向损伤为主要表现的膝部筋伤。

禁忌证　膝关节肿瘤、结核，骨折脱位，骨髓炎，严重骨质疏松，术后内固定。

注意事项　若膝关节明显肿胀，严禁强行扳动，手法操作必须在被动运动极限才进行扳动。

第九节　调整踝足部的正骨推拿手法

采用手法　这类患者往往存在踝足部屈伸功能障碍、踝足部内翻及外翻功能障碍。常用手法为踝足部定点踩法、踝关节定点挤压手法。

发力方式　采用爆发力为主的踩法 1～3 次。

操作时间　每次操作 1～2 分钟。

一、屈伸功能障碍：踝足部定点踩法

操作方法　患者端坐于治疗椅上，双下肢膝关节屈曲 90°，双腿分开，与肩部同宽。以右侧踝关节内翻型扭伤为例，助手立于患者前方，右足与患者右足呈垂直姿势。术者右足掌中心踩于患者右足背近外侧跗跖关节压痛点位置，逐渐用力，踩实后吸定此位置，突然发力，给予一短促寸力，此时可听到"咔嗒"响声，复位成功。

常用手法的简易操作程序　踝足部定点踩法（图 7-60、图 7-61）：患者端坐，双下肢膝关节屈曲 90°，双腿分开与肩部同宽（准备姿势）；患者患足置于助手足背部呈现背屈位；术者右足掌中心踩于患者右足背近外侧跗跖关节压痛点；蓄力下沉（加压给予足够的预加载力，目标节段处于被动运动极限）；手足相随，脊柱为轴（整体发力）；发力方式（爆发力为主的踩法）。

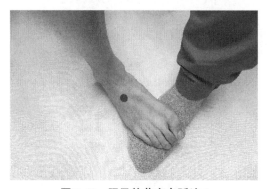

图 7-60　踝足关节定点踩法 1

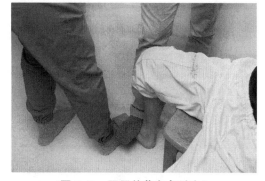

图 7-61　踝足关节定点踩法 2

适应证　以踝足部屈伸功能障碍为主要表现的踝足部扭伤。

禁忌证　踝关节肿瘤、结核，骨折脱位，骨髓炎，严重骨质疏松，术后内固定。

注意事项　若踝足部明显肿胀，严禁强行扳动，手法操作必须在被动运动极限下进行扳动。

二、内翻功能障碍：踝关节定点挤压手法

操作方法　内翻型伤者取健侧侧卧位，健肢后伸位，患肢屈髋屈膝屈踝 90° 位。在患肢的内踝处垫上软棉枕或放于较软的床上，术者以双手叠掌，掌心按住患侧外踝下方压痛点，逐渐向下加压，压实后，给予一短促寸力，此时可听到"咔嗒"响声，复位成功（当检查局部压痛不明显，关节活动基本正常后即停止挤压）。

常用手法的简易操作程序　踝关节定点挤压手法（图 7-62、图 7-63）：患者取健侧侧卧位，健侧下肢伸直，患肢屈髋屈膝屈踝 90°（准备姿势）；内踝部垫枕；术者叠掌定位于目标节段压痛点；蓄力下沉（给予足够的预加载力，目标节段处于被动运动极限）；手足相随，脊柱为轴（整体发力）；发力方式（爆发力为主的挤压手法）。

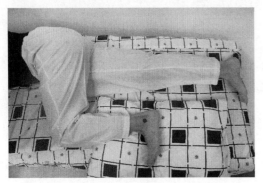
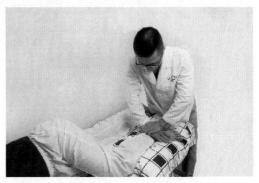

图 7-62　踝足关节定点挤压手法（内翻）1　　　　图 7-63　踝足关节定点挤压手法（内翻）2

适应证　以踝关节内翻功能障碍为主要表现的踝关节扭伤。

禁忌证　踝关节肿瘤、结核，骨折脱位，骨髓炎，严重骨质疏松，术后内固定。

注意事项　若踝关节明显肿胀，严禁强行扳动，手法操作必须在被动运动极限下进行扳动。

三、外翻功能障碍：踝关节定点挤压手法

常用手法的简易操作程序　踝关节定点挤压手法（图 7-64、图 7-65）：外翻型者取患侧侧卧位，健侧下肢伸直，患肢屈髋屈膝屈踝 90°（准备姿势）；外踝部垫枕；术者叠掌定位于目标节段压痛点；蓄力下沉（内踝部给予足够的预加载力，目标节段处于被动运动极限）；手足相随，脊柱为轴（整体发力）；发力方式（爆发力为主的挤压手法）。

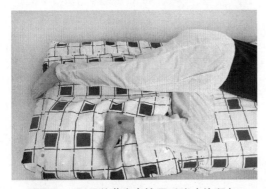
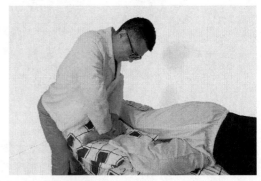

图 7-64　踝足关节定点挤压手法（外翻）1　　　　图 7-65　踝足关节定点挤压手法（外翻）2

适应证　以踝关节外翻功能障碍为主要表现的踝关节扭伤。

禁忌证　踝关节肿瘤、结核，骨折脱位，骨髓炎，严重骨质疏松，术后内固定。

注意事项　若踝关节明显肿胀，严禁强行扳动，手法操作必须在被动运动极限下进行扳动。

（范志勇，吴　山，吴震南）

第八章 其他常用理筋及正骨手法的操作及误区分析

除临床上流派运用最多的特色正骨推拿外，常规理筋手法中的揉法、摩法、推法、擦法、按法、点法、拿法、拨法、抖法及正骨手法中拔伸法、摇法也是我们常用的手法，通过分析上述手法中操作及操作误区，将其与流派正骨推拿手法相结合，并在筋伤病中加以运用，将有利于筋伤病的治疗。

一、揉 法

（一）定义

以手掌大鱼际或掌根、全掌、手指螺纹面着力，吸定于体表施术部位上，做轻柔和缓的上下、左右或环旋动作，称为揉法。揉法是推拿常用手法之一，根据操作时接触面的不同可分为掌揉法和指揉法、肘揉法。掌揉法又可分为大鱼际揉法、掌根揉法和（全）掌揉法；指揉法又可分为中指揉法、三指揉法和拇指揉法。频率一般每分钟 120 ～ 160 次。

（二）操作

流派运用最多的揉法是拇指揉法、大鱼际揉法、掌根揉法、肘揉法。

拇指揉法：以拇指螺纹面着力于施术部位，余四指轻置于适当位置支撑助力，腕关节微屈或伸直，前臂部主动施力，使腕关节及拇指在施术部位上做环转运动，并带动该处的皮下组织一起运动，频率为每分钟 120 ～ 160 次。

大鱼际揉法：腕关节微屈或自然伸直，拇指内收，食、中、无名及小指自然伸直，大鱼际附着于施术部位上。以肘关节为支点，前臂做主动运动，带动腕关节摆动或环转揉动，使大鱼际在施术部位上做轻柔和缓的上下、左右或轻度的环旋揉动，并带动该处的皮下组织一起运动，频率为每分钟 120 ～ 160 次。

掌根揉法：以掌根部附着于施术部位上，肘关节微屈，腕关节放松并略背伸，手指自然弯曲，前臂做主动按压环转，通过腕关节带动掌根做小幅度的回旋揉动，并使该处皮下组织一起运动，频率为每分钟 120 ～ 160 次。

肘揉法：术者上半身前倾，以肘尖（肘关节尺骨鹰嘴部）着力于施术部位，肘关节极度屈曲，肩关节前屈外展，上臂主动按压环转，带动前臂做环转揉动，频率为每分钟 80 ～ 120 次。

（三）操作误区及分析

（1）形成摩擦，未能"吸定"施术部位：无法吸定部位及带动皮下组织运动，下压力过小变成了摩法，揉法主要带动皮下组织运动，和体表没有摩擦动作；摩法则着力较轻，操作时指掌在体表做环旋摩擦，不带动皮下组织。

（2）力量过大：应该重视柔的特点，过于追求吸定而下压力过大，易造成患者的疼痛不适感。

（3）速度频率不一：频率不一、忽快忽慢，无法达到动作流利、连贯。

注意：针对腰部及下肢的理筋时，林氏正骨推拿手法常常选取复合手法：如拇指叠加掌根按揉法及肘揉法，运用整体发力原则，在充分加压的基础上进行揉动，效果更佳。

二、摩　　法

（一）定义

用指或掌在体表做环形或直线往返摩动，称为摩法。摩法根据操作部位不同，可分为指摩法和掌摩法两种。

（二）操作

流派运用的最多是掌摩法。

掌摩法：手掌自然伸直，腕关节自然放松、略背伸，将手掌平放于体表施术部位上。前臂主动运动，使手掌随同腕关节做环旋或直线往返摩动。

（三）操作误区及分析

下压力过大，过于"吸定"施术部位：过大下压力会带动皮下组织运动，变成揉法，未能出现摩擦情况。初学者应注意摩法和揉法的根本区别，摩法对治疗部位的下压力比揉法小。

三、推　　法

（一）定义

以指、掌、拳或肘部着力于体表一定部位或穴位上，做单方向的直线或弧形推动，称为推法。成人推法以单方向直线推为主，又称平推法。推法根据操作部位不同，可分为指推法、掌推法、拳推法和肘推法。

（二）操作

流派运用最多的是掌推法和肘推法。

掌推法：以掌根部着力于施术部位，腕关节略背伸，以肩关节为支点，上臂部主动施力，通过肘关节、前臂、腕关节，使掌根部向前做单方向直线推动。

肘推法：肘关节屈曲，以尺骨鹰嘴突起部着力于施术部位，以肩关节为支点，上臂部主动施力，做较缓慢的单方向直线推进，也可用另一侧手掌扶握住屈肘侧的拳顶以助力。

（三）操作误区及分析

（1）下压力大小不一：过大的下压力会造成患者的疼痛不适感。力量过小又无法充分紧贴施术部位起效。要求下压力适中，用力稳定。

（2）单方向推移非往返运动：推法是单方向的直线推移，"擦法"属于往返运动。

注意：针对脊柱的理筋时，我们常常选取推法，运用整体发力原则，在充分加压的基础上进行推动，效果更佳。脊柱两侧膀胱经脉循行部位为最常用部位。

四、擦　　法

（一）定义

用指或掌贴附于体表一定部位，做较快速的直线往返运动，使之摩擦生热，称为擦法，分为指擦法、掌擦法、大鱼际擦法和小鱼际擦法。

（二）操作

流派运用最多的是掌擦法、小鱼际擦法。

以食、中、无名和小指指腹或掌面，手掌的大鱼际、小鱼际置于体表施术部位。腕关节伸直，使前臂与手掌相平。以肘关节或肩关节为支点，前臂或上臂做主动运动，使手的着力部分在体表进行均匀的上下或左右直线往返摩擦，以施术部位潮红发热为度。用全掌面着力称为掌擦法，用小鱼际着力称为小鱼际擦法。

（三）操作误区及分析

（1）压力大小不一：压力过重时，易擦破皮肤；压力过轻时，热能不能积聚，操作时要注意压力适中。

（2）往返运动：和推法最大的区别在于，擦法形成往返才有利于发热，使热能积聚。

（3）应该使用润滑介质：润滑油、膏的使用既可防止擦破皮肤，又可通过药物的渗透以加强疗效。

五、按　　法

（一）定义

以指或掌按压体表，称为按法。《医宗金鉴·正骨心法要旨》曰："按者，谓以手往下抑之也。"按法在《内经》中有多处提及其应用和作用，具有刺激强而舒适的特点，易于被人接受。按法又常与揉法相结合，组成"按揉"复合手法。按法根据操作部位的不同，分为指按法和掌按法两种。

（二）操作

指按法和掌按法是临床常用手法。

指按法：以拇指螺纹面着力于施术部位，余四指张开，置于相应位置以支撑助力，拇指主动用力，垂直向下按压，按压的力量由小到大，逐渐用力，当按压力达到所需的力度后，要稍停片刻，即所谓的"按而留之"，然后松劲撤力，再做重复按压，使按压动作既平稳又有节奏。单手指按法力量不够时，可用另一手的大鱼际或小鱼际按压于指甲部。

掌按法：以单手或双手掌面置于施术部位。利用身体上半部的重量，通过上臂、前臂传至手掌部，垂直向下按压，用力原则同指按法。

（三）操作误区及分析

（1）暴力猛压：按压方向应垂直向下，用力由轻而重，逐渐增加，使刺激充分达到人体深部组织，防止突发蛮力或暴力下压，尤其是在颈部、胸背部，容易造成骨折等情况，发生医疗事故。

（2）用力过于突然：为了避免可能发生的伤害，手法操作前医者应先要告知患者手法步骤的开始，始终观察患者的身体反应并询问患者的感受，以免造成肌肉韧带的急性牵拉伤和小关节滑膜嵌顿。

（3）发力时间过久：操作要求按压力量按照"轻 - 重 - 轻"缓慢变化。中病即止。

注意：按法是林氏正骨最常用的手法，应该运用整体发力原则，在充分加压的基础上进行快速按压，效果更佳，对于身体强壮等耐受性好的患者，可以在加压基础上快速按压纠正小关节滑膜嵌顿，如果身体羸弱可以在适当加压的基础上缓慢按压起到理筋的作用。

六、点　　法

（一）定义

用指端或屈曲的指间关节部着力于施术部位，持续地进行点压，称为点法。点法属于按法范畴。点法具有着力点小、刺激强、操作省力等特点，与压法的区别点在于压法的着力面积较大，而点法着力面积较小。点法主要包括拇指端点法、屈拇指点法和屈食指点法等。

（二）操作

临床以拇指端点法常用。

拇指端点法：手握空拳，拇指伸直并紧靠于食指中节，以拇指端着力于施术部位或穴位上。前臂与拇指主动发力，使拇指端进行持续垂直点压，亦可采用拇指按法的手法形态，用拇指端进行持续点压。

（三）操作误区及分析

（1）不能突然发力，也不可突然收力：本法刺激量大，渗透性强，使用时医者要根据患者的具体情况和操作部位酌情用力，对于年老体弱、久病虚衰、心功能较弱的患者慎用或忌用。不可突施暴力，既不能突然发力，也不可突然收力。

（2）发力后患处没有"得气"的感觉：运动点法以患者能忍受为度。用力要由轻到重，稳而持续，要使刺激充分达到人体深部组织，要有"得气"的感觉。

注意：林氏正骨推拿将武术中的点穴、闭气、分筋和中医正骨学相结合，其中点穴就是我们科常用手法之一，武术中的点穴是为了击倒对方，故容易伤人，而临床则是为了治病救人，因此运用这一刺激量大的手法一定要把握好部位和适应证。

七、拿　　法

（一）定义

用拇指和其余手指相对用力，提捏或揉捏肌肤，称为拿法，有"捏而提起谓之拿"的说法。拿法是临床常用手法之一，具有十分舒适的特点。根据拇指与其他手指配合数量的多寡，而有三指拿法、五指拿法等称谓。

（二）操作

五指拿法在临床上常用。

以拇指和其余手指相对用力，捏住施术部位肌肤。前臂用力上提，指掌部主动施力，逐渐将捏住的肌肤收紧，将施术部位肌肉连同皮肤、皮下组织一起向上提起，再逐渐放开，进行一松一紧、轻重交替、连续不断的操作，也可边提捏边移动。

（三）操作误区及分析

（1）只揉捏，没有提的动作：拿法实为复合手法，含有捏、提、揉三种动作形态。很多初学者操作时只是注意揉捏，还应该注意患处做提拉运动。

（2）用力过大：拿法属于刺激量较大的手法，对部分作用部位会产生较大的刺激，使患者出现疼痛不适感。

八、拨　　法

（一）定义

用拇指深按于治疗部位，进行单向或往返的拨动，称为拨法，又称指拨法、拨络法等。

（二）操作

指拨法、肘拨络都是临床常用的理筋手法。

指拨法：拇指伸直，以拇指指端着力于施术部位，余四指置于相应位置以助力。拇指适当用力下压至一定深度，待有酸胀感时，再做与肌纤维或肌腱、韧带、经络循行路线呈垂直方向的单向或来回拨动。

肘拨法：用肘尖（肘关节尺骨鹰嘴突起部）着力于施术部位，做与肌纤维或肌腱、韧带、经络循行路线呈垂直方向的单向或来回拨动。

（三）操作误区及分析

（1）下压力不足：在皮肤表面形成摩擦移动，无法带动肌纤维或肌腱、韧带一起拨动。

（2）按压力与拨动力方向未垂直：拨动的方向应与肌纤维、肌腱、韧带呈垂直方向，应带动肌纤维或肌腱韧带一起拨动。

注意：弹拨法是林氏正骨常用手法之一，尤其对环跳进行弹拨时我们应该运用整体发力原则，从腰发力，充分运用下沉力进行加压后再发力弹拨。

九、抖　　法

（一）定义

用双手或单手握住受术者肢体远端，做小幅度的上下连续抖动，称为抖法。抖法依据抖动部位以及姿势、体位的不同可分为多种，临床一般以抖上肢、抖下肢及抖腰法常用。

（二）操作

抖上肢、抖下肢在临床上常用。

抖上肢：受术者取坐位或卧位，肩、肘、腕关节自然放松，术者双手分别握住其大小鱼际，缓缓牵引其上肢至其抬起到前外方 60° 左右，然后两前臂主动用力做由慢到快、由大到小幅度的连续上下抖动，使抖动所产生的抖动波似波浪般地传递到肩部，单手操作时术者以握手方式握住受术者的手，做连续不断的小幅度的上下或左右抖动。

抖下肢：受术者取仰卧位，下肢放松，术者站其足端，用双手握住其足踝部，缓缓牵引并抬起下肢离开床面约 30cm，然后双上肢同时主动用力，做连续的小幅度的上下抖动；也可让受术者取俯卧位，方法同仰卧位，唯抖动幅度可稍大些。

（三）操作误区及分析

（1）振幅太大，大幅度抖动会造成疗效欠佳且医师操作劳累。同时应保证抖动幅度一致。

（2）牵引力过大：抖动过程中要求有足够的牵引力，力量太大拉伤患者肢体。

注意：抖动时要求患者不能过度紧张，肌肉绷紧容易造成抖动失效。

十、拔 伸 法

（一）定义

固定关节或肢体的一端，牵拉另一端，应用对抗的力量使关节或半关节得到伸展，称为拔伸法。拔伸法又名"牵引法"、"牵拉法"、"拉法"和"拔法"，为正骨推拿流派常用手法之一，包括全身各部关节、半关节的拔伸牵引方法。拔伸法按作用部位不同分为颈椎拔伸法、肩关节拔伸法、肘关节拔伸法、腕关节拔伸法、指间关节拔伸法、腰部拔伸法、骶髂关节拔伸法、膝关节拔伸法、踝关节拔伸法。

（二）操作

流派运用最多是肘托拔伸法（颈椎拔伸法），上举拔伸法（肩关节拔伸法），腕关节拔伸法，掌指、指间关节拔伸法。

肘托拔伸法：受术者取坐位，术者站于其后。以一侧上肢肘弯部托住其下颌部，手掌则扶住对侧颜面以加强固定，另一手扶其枕部以固定助力，然后两手协调用力托住受术者头部缓慢地向上牵拉，使其颈椎持续地向上牵引 1～3 分钟。

上举拔伸法：受术者取坐位，双上肢自然下垂。术者立于其受术侧后方，用一手托握住受术侧上臂下段，引导其上举至最大限度时，两手握住其前臂远端，双手协调用力，向上缓慢地拔伸，持续性地牵拉肩部。

腕关节拔伸法：受术者取坐位。术者站或坐于其侧前方。一手握住其前臂下端，另一手握住其手掌部。双手同时向相反方向用力，缓慢地进行拔伸。

掌指、指间关节拔伸法：术者双手分别捏持受术者掌指关节远端和近端，缓缓用力，向两端进行牵拉、拔伸。

（三）操作误区及分析

（1）拔伸控制力量差：突发运用暴力进行拔伸，易造成牵拉损伤。要求拔伸力量由小到大，逐渐增加，拔伸到一定程度后，则需要一个稳定持续的牵引力。

（2）拔伸的角度和方向不对：以颈椎为例，上段颈椎拔伸要求颈椎前屈 5°～10°，中段颈椎拔伸要求颈椎前屈 10°～25°，下段颈椎拔伸要求颈椎前屈 30°～45° 为佳。

注意：拔伸法也是林氏正骨推拿最常用的手法，往往在扳动前均适当给予一定的拔伸力，特别是整复错位，做到顺势拔伸，欲合先离。

十一、摇　法

（一）定义

使关节做被动的环转运动，称为摇法。按作用部位分为颈项部摇法、腰部摇法、肩关节摇法、肘关节摇法、腕关节摇法、髋关节摇法、膝关节摇法和踝关节摇法。

（二）操作

流派运用最多是仰卧位摇腰法、握手摇肩法、腕关节摇法、髋关节摇法、踝关节摇法。

仰卧位摇腰法：受术者取仰卧位，两下肢并拢，屈髋屈膝。术者双手分按其两膝部或一手按膝，另一手按足踝部，协调用力，做顺时针或逆时针方向的摇转运动。

握手摇肩法：受术者取坐位，两肩部放松。术者立于其侧，以一手扶按被施术侧肩部，另一手握住其手部，稍用力将其手臂牵伸，待拉直后手臂部协同施力，做肩关节顺时针或逆时针方向的小幅度的环转摇动。

腕关节摇法：受术者食、中、无名和小指并拢，掌心朝下。术者以一手握其腕上部，另一手握其并拢的四指部，在稍用力牵引的情况下做腕关节的顺时针和逆时针方向的摇转运动。

髋关节摇法：受术者取仰卧位，一侧屈髋屈膝。术者一手扶按其膝部，另一手握其足踝部或足跟部，将其髋、膝屈曲的角度均调整到90°左右，然后两手协调用力，使髋关节做顺时针或逆时针方向的摇转运动。

踝关节摇法：受术者取仰卧位，下肢自然伸直。术者坐于其足端，用一手托握起足跟部以固定，另一手握住足趾部，在稍用力拔伸的情况下做顺时针或逆时针方向的环转摇动。

（三）操作误区及分析

（1）没有运用一定的拔伸力量：在摇法的操作中，适当加一拔伸力量，有效增加关节面之间的距离。

（2）摇动的幅度：摇动的幅度超过关节的生理活动，而造成损伤。

（3）摇动的速度过快：摇法操作的初始速度应缓慢，之后逐渐增快。

注意：对于习惯性关节脱位者慎用摇法。对椎动脉型、交感型颈椎病及颈部外伤、颈椎骨折等病证禁用摇法。

（范志勇，吴　山，郭汝松）

第九章 林氏正骨推拿治疗脊柱筋伤病诊疗方案

第一节 落 枕

（一）定义

落枕又名"失枕"，是颈部软组织常见的损伤之一，多见于青壮年，冬春季节发病率较高。临床上以急性颈部肌肉痉挛、强直、酸胀、疼痛以至颈部转动不利为主要症状。轻者 4～5 天可自愈，重者疼痛严重并向头部、项背及上肢部放射，迁延数周不愈。推拿疗效确切、迅速。成年人若经常发作，常是颈椎病的前驱症状。

（二）辨筋骨论治的相关解剖学基础

颈肩部肌肉是维持颈部活动的外源性稳定因素，而骨关节是维持颈部活动的内源性稳定因素。

辨筋论治：胸锁乳突肌、斜方肌、肩胛提肌是维持颈部活动的外源性稳定因素的关键因素。

辨骨论治：寰枢关节、颈椎关节突关节是关键因素。

（三）病因病机

落枕多由睡眠时枕头过高、过低或过硬，以及睡卧姿势不当等因素引起，致使颈部一侧肌群在较长时间内处于过度伸展牵拉状态而出现颈部肌肉静力性损伤。临床上常见的损伤部位有胸锁乳突肌、斜方肌及肩胛提肌。本病多由素体亏虚、气血不足、血不荣筋所致，或颈肩受风寒侵袭，致使气血凝滞，经络痹阻，不通则痛。

（四）诊断

根据望诊三要素［望颈部形态及动态（即关节功能运动状态），相关影像学，舌象等三个方面］＋触诊五要素（触摸的重点在筋骨触摸有没有出现"突、陷、板、软、痛"、神经系统检查、相关肌肉的神经支配、专科特殊检查及切脉等五个方面）来确定手法治疗方案。

1. 望诊 望颈部形态及动态（即关节功能运动状态）、望相关影像学、望舌象三要素。

望颈部形态及动态 斜颈，头部常呈强迫体位，当转动颈部时，通常借助身体代偿转动，双肩不对称，颈部肿胀。颈椎伸屈、侧屈、旋转出现障碍。

望相关影像学 颈椎 X 线检查常无明显异常，少数患者侧位片可见颈椎生理性前凸减小或变直，关节间隙增宽等。

望舌象　血瘀证者出现舌质暗紫，或有瘀斑。寒湿证者出现舌质淡，苔白或腻。

2. 触诊　筋骨触摸（有没有出现"突、陷、板、软、痛"）、神经系统检查、相关肌肉的神经支配、专科特殊检查、切脉等五要素。

筋骨触摸　有没有出现"突、陷、板、软、痛"。颈部动态及静态触诊可以在相应病变节段（如椎体棘突或横突、关节突）触及明显压痛，甚至可以触及单个椎体或多个椎体前后、侧向、旋转错缝。颈椎两侧肌肉张力，一侧板结而一侧松软等。患侧常有颈部肌肉痉挛，胸锁乳突肌、斜方肌、大小菱形肌及肩胛提肌等处压痛，在肌肉紧张处可触及肿块和条索状的改变。

神经系统检查　一般无明显异常。

肌肉的神经支配　重点检查颈椎伸屈、侧屈及旋转的相关肌肉如胸锁乳突肌、斜方肌、肩胛提肌的神经支配。

专科特殊检查　一般无特殊，如各种神经挤压症状为正常。

切脉　血瘀证者出现脉弦紧或涩。寒湿证者出现脉沉紧或濡缓。

（五）鉴别诊断

临床上本病常常与颈椎病、寰枢关节半脱位、项背肌筋膜炎、颈椎肿瘤、颈椎结核相鉴别。

（六）取穴位重点

风池、风府、风门、肩井、天宗等穴位。

（七）手法治疗

根据筋骨评估重点确立手法治疗流程七要素：确立手法治疗的目标节段—确定何种手法进行组合（采用两步法，理筋和正骨）—确立治疗体位—确立正骨推拿手法治疗目标节段关节运动的解剖界限—确立所选手法的力学特征—治疗后的功能锻炼—验证流程。

例：两步四法治疗落枕（以 C2/3 节段为例）

（1）确立手法治疗的目标节段：根据颈部动态（关节功能障碍）和触诊我们选择手法操作的目标节段为 C2/3 节段。

（2）确定何种手法进行组合（理筋或正骨）：治疗的靶点为筋骨紊乱复合体，通过两步四法，即第一步理筋（按揉法及弹拨法两种理筋手法），第二步正骨（颈椎伸屈功能障碍采用颈椎徒手拔伸手法；颈椎旋转功能障碍采用微屈位提拉旋转扳颈法）来纠正筋骨紊乱状态。

（3）确立治疗体位：根据病情我们选择坐位。

（4）确立正骨推拿手法治疗目标节段关节运动的解剖界限（关节是主动运动极限还是被动运动极限）：爆发力冲击之前，患者处于坐位旋转体位时给予一定的预备加载力进行加压，使目标节段处于被动运动的极限位。

（5）确立所选手法的力学特征（下沉力、爆发力、快扳）：上述准备后，采用两步四法治疗落枕（以 C2/3 节段为例），具体操作如下。

第一步理筋：按揉法及弹拨法两种手法在风池、风府、风门、肩井、天宗穴位操作，一般 1～2 分钟内完成。

第二步正骨（图 9-1，图 9-2）：

第一种手法：颈椎伸屈功能障碍采用颈椎徒手拔伸手法，一般 5～20 秒内完成。

第二种手法：颈椎旋转功能障碍采用微屈位提拉旋转扳颈法，发力方式：以加压小振

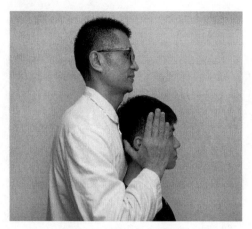

图 9-1 颈椎徒手拔伸手法

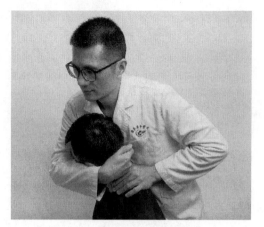

图 9-2 微屈位提拉旋转扳颈法

幅快扳（爆发力手法）1～3 次，一般 1 分钟内完成。

采用两步四法治疗落枕（以 C2/3 节段为例）可以在 3～4 分钟内结束。

（6）治疗后的功能锻炼：可以建议患者加强颈项部各方向的自主活动，包括前屈、后伸、左右侧屈、左右旋转，活动时速度宜慢，幅度由小逐渐加大。同时配合扩胸、扩肩活动等功能锻炼。

（八）辨证论治

部分临床症状严重患者，根据舌脉：血瘀证者采用桃红四物汤或复元活血汤。寒湿证者采用羌活胜湿汤加减、葛根汤加减。

外用方面：血瘀证及寒湿证者可以采用七味通络镇痛包外敷。

（九）手法治疗后验证七大流程

（1）颈背痛等主要症状有无明显减轻或消失。

（2）治疗后颈部或全身出现微热感或微出汗。

（3）通过望诊观察患者外形：颈部强迫位有没有改善，通过望诊动态判断颈椎前屈、后伸、侧屈、旋转功能的恢复情况，注意做到治疗前后对比、健侧和患侧对比。

（4）通过触诊检查"突、陷、板、软、痛"，观察颈椎棘突、横突、关节突关节是否已恢复到正常的位置及各骨性突起的压痛点是否减轻或消失。

（5）通过触诊检查"突、陷、板、软、痛"，观察颈部两侧肌张力是否恢复正常或近于正常水平，注意治疗前后对比；两侧软组织因肌肉紧张而形成的条索及压痛点有没有消失或减轻；注意做到治疗前后对比、健侧和患侧对比。

（6）专科特殊检查情况：无。

（7）量表的检查：条件允许情况下进行相关量表检查，如 VAS 评分检查疼痛。

（十）注意事项

（1）多休息，注意颈部保暖，忌受凉及劳累。

（2）适当颈部功能锻炼。

（3）选择合适的枕头。

（4）减少低头等前屈动作。

第二节　项背部肌筋膜炎

（一）定义

项背部肌筋膜炎又称项背部纤维织炎，或肌肉风湿痛，通常是指项背部的肌筋膜、肌肉或韧带等软组织的无菌性炎症，以项背部弥漫性酸胀疼痛、僵硬沉重感、活动受限等为主要临床症状。本病多见于司机、野外作业人员、伏案工作者等。

（二）辨筋骨论治的相关解剖学基础

辨筋论治重点：颈项部肌群有斜方肌、肩胛提肌、菱形肌、冈上下肌等。

（三）病因病机

（1）颈项部的急性损伤，使肌筋膜组织逐渐纤维化，瘢痕形成，经络气血运行不畅，产生软组织炎性病变而发生本病。

（2）长期的慢性积累损伤，虽然损伤轻微，病变部位小，但在肌肉筋膜组织中产生纤维小结，引起较广泛的疼痛。

（3）久卧湿地，贪凉受冷或劳累后复感寒邪，使肌筋中气血循行障碍，亦可导致项背部肌筋膜炎的发生。

（4）邪毒感染，如感冒、荨麻疹等邪毒经血脉而侵入肌肉、筋膜纤维性变而形成小的结节，成为日后产生慢性肌筋膜炎的病理基础。

（5）年龄增长，肝肾亏损，气血不足，肝肾精气衰退，项背部肌肉周围血运较差，失于气血之濡养，血不养筋，日久生痛而发病。

（四）诊断

根据望诊三要素［望颈部形态及动态（即关节功能运动状态）、相关影像学、舌象等三个方面］+触诊五要素（触摸的重点在筋骨触摸有没有出现"突、陷、板、软、痛"、神经系统检查、相关肌肉的神经支配、专科特殊检查及切脉等五个方面）来确定手法治疗方案。

1. 望诊　望颈部形态及动态（即关节功能运动状态）、望相关影像学、望舌象三要素。

望颈部形态及动态　一般形态无明显异常。部分患者出现颈椎关节运动功能障碍。

望相关影像学　X线检查可见颈椎生理曲线减弱或消失，无其他特异性改变。

望舌象　寒湿证者出现舌质淡，苔白或腻。湿热证者出现苔黄腻。脾虚湿盛者出现舌淡，苔白腻。

2. 触诊　筋骨触摸（有没有出现"突、陷、板、软、痛"）、神经系统检查、相关肌肉的神经支配、专科特殊检查、切脉等五要素。

筋骨触摸　有没有出现"突、陷、板、软、痛"。颈椎两侧肌肉张力，一侧板结而一侧松软等。患侧常有颈肌痉挛，斜方肌、肩胛提肌、菱形肌、冈上下肌等处压痛，在肌肉紧张处可触及肿块和条索状的改变。

神经系统检查　一般无明显异常。

肌肉的神经支配　重点检查颈椎伸屈、侧屈及旋转的相关肌肉如斜方肌、肩胛提肌、菱形肌、冈上下肌等的神经支配。

专科特殊检查　各种神经挤压试验为阴性。

切脉　寒湿证者出现脉沉紧或濡缓；湿热证者出现脉濡数；脾虚湿盛者出现脉濡弱。

（五）鉴别诊断

临床上本病常常与颈椎病、落枕、颈椎小关节紊乱、胸椎小关节紊乱相鉴别。

（六）取穴重点

风池、风府、风门、肩井、天宗等穴位。

（七）手法治疗

根据筋骨评估重点确立手法治疗流程七要素：确立手法治疗的目标节段—确定何种手法进行组合（采用两步法，理筋和正骨）—确立治疗体位—确立正骨推拿手法治疗目标节段关节运动的解剖界限—确立所选手法的力学特征—治疗后的功能锻炼—验证流程。

例：两步四法治疗项背部肌筋膜炎

（1）确立手法治疗的目标节段：根据颈部动态（关节功能障碍）和触诊我们选择手法操作的目标节段为C5/6～T1/2节段。

（2）确定何种手法进行组合（理筋或正骨），治疗的靶点以筋伤为主，通过两步四法，即第一步理筋（按揉法及弹拨法两种理筋手法），第二步正骨（颈椎旋转功能障碍采用微屈位提拉旋转扳颈法；胸椎伸屈功能障碍采用俯卧垫枕叠掌按压手法）来治疗。

（3）确立治疗体位：根据病情我们选择坐位、俯卧位。

（4）确立正骨推拿手法治疗目标节段关节运动的解剖界限（关节是主动运动极限还是被动运动极限）：爆发力冲击之前，患者处于俯卧位或坐位旋转体位时给予一定的下沉力（足够预备加载力）进行加压，使目标节段处于被动运动的极限位，为下一步的小振幅快扳及缓扳技术奠定安全基础。

（5）确立所选手法的力学特征［下沉力、爆发力、快扳（压）、缓压］：上述准备后，采用两步四法治疗项背部肌筋膜炎，具体操作如下。

第一步理筋：按揉法及弹拨法两种手法在风池、风府、风门、肩井、天宗穴位操作，一般1～2分钟内完成。

第二步正骨（图9-3、图9-4）：

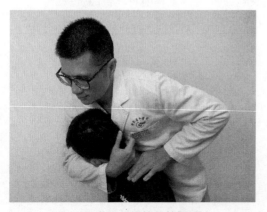

图9-3　前屈位提拉旋转扳颈法

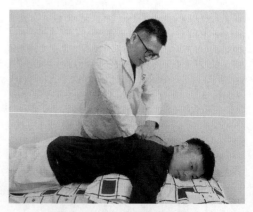

图9-4　垫枕俯卧叠掌按压法

第一种手法：颈椎旋转功能障碍采用前屈位提拉旋转扳颈法，发力方式：以加压小振幅快扳（爆发力手法）1～3次，一般1分钟内完成。

第二种手法：胸椎伸屈功能障碍由于错位引起者采用爆发力为主的垫枕俯卧叠掌按压法，发力方式：以加压小幅度快压技术按压1～5次；如果触诊及影像学检查没有相关节段的错位，只是单纯的伸屈功能障碍，这种情况往往是由肌肉痉挛所致，采用下沉力为主的加压小幅度缓压技术按压10～30次，一般1～2分钟。

两步四法治疗项背部肌筋膜炎，可以在3～5分钟内结束。

（6）治疗后的功能锻炼：可以建议患者加强颈项部各方向的功能锻炼，同时配合扩肩活动。

（八）辨证论治

根据舌脉：寒湿证者采用羌活胜湿汤加减或薏苡仁汤加减。湿热证者采用四妙散或甘露消毒丹。脾虚湿盛者采用参苓白术散。

外用方面：寒湿证或脾虚湿盛者可以采用七味通络镇痛包外敷。

（九）手法治疗后验证七大流程

（1）颈背痛等主要症状有无明显减轻或消失。

（2）治疗后颈部或全身出现微热感或微出汗。

（3）通过望诊观察患者动态：判断颈椎前屈、后伸、侧屈、旋转功能的恢复情况，注意做到治疗前后对比、健侧和患侧对比。

（4）通过触诊检查"突、陷、板、软、痛"，观察颈椎棘突、横突、关节突关节一般无明显异常。

（5）通过触诊检查"突、陷、板、软、痛"，观察颈部两侧肌张力是否恢复正常或近于正常水平，注意治疗前后对比；两侧软组织如斜方肌、肩胛提肌、菱形肌、冈上下肌因肌肉紧张而形成的条索及压痛点有没有消失或减轻；注意做到治疗前后对比、健侧和患侧对比。

（6）专科特殊检查情况：无。

（7）量表的检查：相关量表检查，如VAS评分检查疼痛。

（十）注意事项

（1）多休息，注意颈部保暖，忌受凉及劳累。

（2）适当颈部功能锻炼。

（3）选择合适的枕头。

（4）避免长期伏案和颈肩单一姿势过久如低头看手机过久。

第三节　前斜角肌综合征

（一）定义

前斜角肌综合征是指经过第1肋骨上缘部或颈椎横突前缘的锁骨上窝部臂丛神经和锁骨下动脉的血管神经束，受前斜角肌压迫而产生的一系列神经血管压迫症状。本病多因外伤、劳损、先天颈肋、高位肋骨等刺激前斜角肌，使前斜角肌痉挛、肥大、变性而引起。以颈部前斜角肌局部疼痛、患肢有放射性疼痛和麻木触电感、患肢发凉，肤色苍白、小鱼际肌肉萎缩，手部发胀等为主要临床表现。

（二）辨筋骨论治的相关解剖学基础

辨筋论治重点：斜角肌分为前中后，其中中斜角肌位于颈椎外侧的深部，起于颈椎 3 ～ 6 横突的前结节，止于第 1 肋骨内缘斜角肌结节。臂丛神经受压的部位常见于斜角肌间隙、肋锁间隙、胸小肌间隙。

辨骨论治：C3 ～ 6 横突及第 1 肋是重点。

（三）病因病机

（1）急性外伤或长期不良姿势：当颈部处于后伸侧屈位时，头部突然向对侧和侧屈方向旋转，使两侧前斜角肌的上部和下部受到牵拉扭转而损伤痉挛。

（2）斜角肌肥厚：可牵扯第 1 肋骨抬高而间接压迫臂丛和锁骨下动脉，引起神经血管压迫症状。

（3）先天畸形：肩下垂、高位胸骨、高位第 1 肋骨或臂丛位置偏后等先天畸形患者，其第 1 肋骨可长期慢性刺激臂丛神经而引起前斜角肌痉挛、肌肉肥大。一个是神经卡压症状，一个是血管受压症状。

（四）诊断

根据望诊三要素［望颈部形态及动态（即关节功能运动状态）、相关影像学、舌象等三个方面］+ 触诊五要素（触摸的重点在筋骨触摸有没有出现"突、陷、板、软、痛"、神经系统检查、相关肌肉的神经支配、专科特殊检查及切脉等五个方面）来确定手法治疗方案。

1.望诊 望颈部形态及动态（即关节功能运动状态）、望相关影像学、望舌象三要素。

望颈部形态及动态 锁骨上窝稍饱满。神经长期受压患者，可见患肢小鱼际肌肉萎缩，握力减弱，持物困难。部分患者晚期出现血管阻塞症状，如患肢肤色苍白。动态望诊出现颈椎侧屈、侧旋、前屈功能障碍。

望相关影像学 摄颈、胸段正侧位片，可见颈肋或颈 7 横突过长。

望舌象 血瘀证者出现舌质暗紫，或有瘀斑。寒湿证者出现舌质淡，苔白或腻。

2.触诊 筋骨触摸（有没有出现"突、陷、板、软、痛"）、神经系统检查、相关肌肉的神经支配、专科特殊检查、切脉等五要素。

筋骨触摸 有没有出现"突、陷、板、软、痛"。颈部动态及静态触诊可以在相应病变节段（如椎体棘突或横突、关节突）触及压痛、放射痛，甚至可以触及单个椎体或多个椎体前后、侧向、旋转错缝。颈椎两侧肌肉张力，一侧板结而一侧松软等。在颈前锁骨上窝处可摸到紧张、肥大而硬韧的前斜角肌肌腹，局部有明显压痛，并向患侧上肢放射。自然向下或用力牵拉患者则加重症状。

神经系统检查 部分患者浅感觉如温度觉改变，一般出现患肢皮肤温度下降。其余一般无明显异常。

肌肉的神经支配 重点检查颈椎前屈、侧屈及旋转的相关肌肉斜角肌等的神经支配。

专科特殊检查　艾迪森试验及超外展试验用于检查血管是否受压；臂丛神经牵拉试验和举臂运动试验用于检查神经是否受压。

切脉　血瘀证者出现脉弦紧或涩。寒湿证者出现脉沉紧或濡缓。

（五）鉴别诊断

临床上本病常常与颈椎病、项背肌筋膜炎、颈椎及胸椎肿瘤、颈椎及胸椎结核相鉴别。

（六）取穴重点

缺盆、肩井、曲池、合谷等穴位。

（七）手法治疗

根据筋骨评估重点确立手法治疗流程七要素：确立手法治疗的目标节段—确定何种手法进行组合（采用两步法，理筋和正骨）—确立治疗体位—确立正骨推拿手法治疗目标节段关节运动的解剖界限—确立所选手法的力学特征—治疗后的功能锻炼—验证流程。

例：两步四法治疗前斜角肌综合征

（1）确立手法治疗的目标节段：根据颈部动态（关节功能障碍）和触诊我们选择手法操作的目标节段为 C5/6 ～ C7/T1 节段。

（2）确定何种手法进行组合（理筋或正骨）：治疗的靶点以筋伤为主，通过两步三法，即第一步理筋（按揉法及弹拨法两种理筋手法），第二步正骨（颈椎旋转功能障碍采用前屈位提拉旋转扳颈法；颈椎伸屈功能障碍采用颈椎徒手拔伸手法）来治疗。

（3）确立治疗体位：根据病情我们选择坐位。

（4）确立正骨推拿手法治疗目标节段关节运动的解剖界限（关节是主动运动极限还是被动运动极限）：爆发力冲击之前，患者处于坐位旋转体位时给予一定的预备加载力进行加压，使目标节段处于被动运动的极限位，为下一步的小振幅快扳及缓扳技术奠定安全基础。

（5）确立所选手法的力学特征（下沉力、爆发力、快扳）：上述准备后，采用两步四法治疗前斜角肌综合征，具体操作如下。

第一步理筋：按揉法及弹拨法两种手法在缺盆、肩井、曲池、合谷穴位操作，一般 1 ～ 2 分钟内完成。

第二步正骨：

第一种手法：颈椎伸屈功能障碍采用颈椎徒手拔伸手法，一般 5 ～ 20 秒内完成。

第二种手法：颈椎旋转功能障碍采用前屈位提拉旋转扳颈法，发力方式：以加压小振幅快扳（爆发力手法）1 ～ 3 次，一般 1 分钟内完成。

两步四法治疗前斜角肌综合征，可以在 3 ～ 4 分钟内结束。

（6）治疗后的功能锻炼：可以建议患者加强颈项部各方向的功能锻炼，同时配合扩胸扩肩活动。

（八）辨证论治

根据舌脉：血瘀证者采用桃红四物汤或复元活血汤。寒湿证者采用羌活胜湿汤。

外用方面：寒湿证或血瘀证者可以采用七味通络镇痛包外敷。

（九）手法治疗后验证七大流程

（1）颈部疼痛等主要症状有无明显减轻或消失。

（2）治疗后颈部或全身出现微热感或微出汗。

（3）通过望诊观察患者动态：判断颈椎前屈、后伸、侧屈、旋转功能的恢复情况，注意做到治疗前后对比、健侧和患侧对比。

（4）通过触诊检查"突、陷、板、软、痛"，观察颈椎棘突、横突、关节突关节是否已恢复到正常的位置及各骨性突起的压痛点是否减轻或消失。

（5）通过触诊检查"突、陷、板、软、痛"，观察颈部两侧肌张力是否恢复正常或近于正常水平，注意治疗前后对比；斜角肌紧张而形成的条索、压痛点及放射痛有没有消失或减轻；注意做到治疗前后对比、健侧和患侧对比。

（6）专科特殊检查情况：艾迪森试验、超外展试验、臂丛神经牵拉试验、举臂运动试验，阳性是否转为阴性。

（7）量表的检查：相关量表检查，如 VAS 评分检查疼痛。

（十）注意事项

（1）多休息，注意颈部保暖，忌受凉及劳累。

（2）适当颈部功能锻炼。

（3）选择合适的枕头，不宜睡过高枕头。

（4）避免肩负重物或手提重物，以免加重病情。

（5）肋锁间隙狭窄、斜角肌先天性束带、创伤瘢痕化引发的胸廓出口综合征，往往手法难起效，经过保守治疗 3 个月无效者可以考虑手术治疗。

第四节　颈　椎　病

（一）定义

颈椎病又称颈椎综合征，是中老年人的常见病、多发病，本病多见于 30～60 岁的人，男性多于女性。本病是由于颈椎间盘退行性改变、颈椎骨质增生及颈部损伤等原因引起脊柱内、外平衡失调，刺激或压迫颈神经根、椎动脉、脊髓或交感神经而引起的一组综合征，属中医学"项筋急"、"项肩痛"、"眩晕"、"痿证"等范畴。其中颈型颈椎病以颈部疼痛及活动功能障碍为主要临床表现。神经根型颈椎病以颈部疼痛、上肢放射痛及活动功能障碍为主要临床表现。椎动脉型颈椎病以颈部疼痛、头晕头痛、心悸、活动功能障碍为主要临床表现。脊髓型颈椎病以步态不稳，走路呈踩棉花样，手部发抖，不灵活为主要临床表现，重者可致肢体酸软无力，甚至大小便失禁，瘫痪。交感神经型颈椎病以颈部疼痛、头痛或偏头痛，头昏、眼窝胀痛及活动功能障碍为主要临床表现。

（二）辨筋骨论治的相关解剖学基础

颈肩部肌肉是维持颈部活动的外源性稳定因素，而骨关节是维持颈部活动的内源性稳定因素。

辨筋论治：胸锁乳突肌、斜方肌、肩胛提肌、多裂肌等是维持颈部活动的外源性稳定因素的关键因素。

辨骨论治：寰枕关节、寰枢关节、颈椎关节突关节是关键因素。

（三）病因病机

（1）退变因素：在一般情况下颈椎间盘从 30 岁以后开始退变，软骨退变、椎间隙变窄、椎体失稳，导致椎体后关节、钩椎关节等部位的骨质增生，以及椎间孔变窄或椎管变窄，是造成脊髓、颈神经根、椎动脉及交感神经受压的主要病理基础。

（2）外伤劳损：急性外伤或慢性劳损是引起颈椎病的外因。由于跌、仆、扭、闪或长期从事低头伏案工作的人，如从事会计、缝纫、刺绣、打字等工作的人均可出现颈椎间盘、后关节、钩椎关节、颈椎周围各韧带及其附近软组织不同程度的损伤，从而破坏了颈椎的稳定性，促使颈椎发生代偿性骨质增生。若增生物刺激或压迫邻近的神经、脊髓、血管和软组织就会出现各种症状。

（3）外感风寒湿邪侵袭：颈项部受邪，肌肉痉挛，使局部缺血缺氧，不通则痛，引起临床症状或诱发各型颈椎病。

（四）诊断

根据望诊三要素［望颈部形态及动态（即关节功能运动状态）、相关影像学、舌象等三个方面］＋触诊五要素（触摸的重点在筋骨触摸有没有出现"突、陷、板、软、痛"、神经系统检查、相关肌肉的神经支配、专科特殊检查及切脉等五个方面）来确定手法治疗方案。

1. 望诊　望颈部形态及动态（即关节功能运动状态）、望相关影像学、望舌象三要素。

望形态及动态　颈型颈椎病：望颈部形态一般无明显特殊，部分患者出现类似落枕一样症状的表现时，常呈现斜颈，头部常呈强迫体位，双肩不对称，颈部肿胀。神经根型颈椎病：颈部僵硬，部分呈现斜颈畸形。颈椎生理曲度变直甚至反弓。椎动脉型颈椎病：望颈部形态一般无明显特殊。脊髓型颈椎病：步态不稳，走路呈踩棉花样，手部发抖，不灵活。交感神经型颈椎病：望颈部形态一般无明显特殊。各种类型颈椎病望诊动态都可能出现颈椎伸屈、侧屈、旋转功能障碍。

望相关影像学及辅助检查　颈型颈椎病：X 线片可见颈椎生理曲度改变，动力位片可有椎间关节不稳，可有双边双突征象。神经根型颈椎病：X 线片可见颈椎正侧位、斜位或侧位过伸，过屈位 X 线片可显示颈椎生理曲度减小、消失或反弓或有轻度滑脱，颈椎椎体及钩椎关节增生，椎间隙变窄，椎间孔狭窄，项韧带钙化等改变。脊髓型颈椎病：X 线片显示颈椎生理曲度改变，病变椎间隙狭窄，椎体后缘唇样骨赘，椎管狭窄，CT 检查可见颈椎间盘变性，颈椎增生，椎管前后径缩小，脊髓受压等。MRI 检查可显示受压节段脊髓有信号改变，脊髓受压呈波浪样压迹、黄韧带肥厚或后纵韧带钙化。椎动脉型颈椎病：X 线片可显示椎节不稳及钩椎关节侧方、后关节增生。此外经颅多普勒（TCD）通过检测椎动脉血流情况进行分析，常常提示椎基底动脉血流速度降低、脑血流量减少等。交感神经型颈椎病：X 线片可显示椎节不稳及钩椎关节侧方增生，生理曲度减小、消失或反弓。

望舌象　血瘀证者出现舌质暗紫，或有瘀斑。寒湿证者出现舌质淡，苔白或腻。湿热证者出现舌苔黄腻。肝肾亏虚偏阳虚者出现舌质淡，苔白。偏阴虚者出现舌红少苔。气血不足者出现舌淡白，气虚血瘀者出现舌暗淡，苔白。寒凝血瘀证者出现舌质暗红。

2. 触诊 筋骨触摸（有没有出现"突、陷、板、软、痛"）、神经系统检查、相关肌肉的神经支配、专科特殊检查、切脉等五要素。

筋骨触摸 有没有出现"突、陷、板、软、痛"。颈部动态及静态触诊可以在相应病变节段（如椎体棘突或横突、关节突关节）触及明显压痛及放射痛，甚至可以触及单个椎体或多个椎体前后、侧向、旋转错缝。颈椎两侧肌肉张力，一侧板结而一侧松软等。患侧常有颈肌痉挛，胸锁乳突肌、斜方肌、大小菱形肌及肩胛提肌等处压痛，在肌肉紧张处可触及肿块和条索状的改变。

神经系统检查 神经根型颈椎病：受压神经根皮肤节段分布区早期痛觉过敏，病程较长者出现感觉减退。C5/6椎间病变时，刺激颈6神经根会引起患侧拇指或拇、食指感觉减退；C6/7椎间病变时，刺激颈7神经根会引起食、中指感觉减退；C7/T1椎间病变时，刺激颈8神经根会引起无名指和小指感觉减退。受累神经支配的肌力减弱，重者肌肉萎缩。受累神经根参与腱反射异常，早期活跃，中后期减退或消失。脊髓型颈椎病：受压脊髓节段以下感觉障碍，出现肌张力增高，腱反射亢进。早期病理反射以霍夫曼（Hoffmann）征出现的阳性率较高，后期可见踝阵挛、髌阵挛及巴宾斯基征（Babinski）阳性。肌肉的神经支配：重点检查颈椎伸屈、侧屈及旋转的相关肌肉如胸锁乳突肌、斜方肌、肩胛提肌、菱形肌、头颈夹肌等的神经支配。

专科特殊检查 神经根型颈椎病：臂丛神经牵拉试验阳性，颈椎间孔挤压试验阳性、叩顶试验阳性、颈椎拔伸试验阳性。椎动脉型颈椎病：旋颈试验阳性。

切脉 血瘀证出现脉弦紧或涩。寒湿证者出现脉沉紧或濡缓。湿热证者出现脉濡数或弦数。肝肾亏虚偏阳虚者出现脉沉细。偏阴虚者出现脉弦细数。气血不足者出现脉沉细弱，气虚血瘀者出现脉缓无力。寒凝血瘀证者出现脉细而涩。

（五）鉴别诊断

临床上本病常常与落枕、寰枢关节半脱位、项背肌筋膜炎、脊髓肿瘤、脊柱结核、肩周炎、胸廓出口综合征、梅尼埃病、脊髓空洞相鉴别。

（六）取穴重点

2～3组对穴，取风池、肩井、天宗及颈部夹脊穴、局部阿是穴等。

（七）手法治疗

根据筋骨评估重点确立手法治疗流程七要素：确立手法治疗的目标节段—确定何种手法进行组合（采用两步法，理筋和正骨）—确立治疗体位—确立正骨推拿手法治疗目标节段关节运动的解剖界限—确立所选手法的力学特征—治疗后的功能锻炼—验证流程。

例1：两步四法治疗神经根型颈椎病（以C6/7节段为例）

（1）确立手法治疗的目标节段：根据颈部动态（关节功能障碍）和触诊我们选择手法操作的目标节段为C6/7节段。

（2）确定何种手法进行组合（理筋或正骨）：治疗的靶点为筋骨紊乱复合体，通过两步四法，即第一步理筋（按揉法及弹拨法两种理筋手法），第二步正骨（颈椎伸屈功能障碍采用颈椎徒手拔伸手法；颈椎旋转功能障碍采用前屈位提拉旋转扳颈法）来纠正筋骨紊乱状态。

（3）确立治疗体位：根据病情我们选择坐位。

（4）确立正骨推拿手法治疗目标节段关节运动的解剖界限（关节是主动运动极限还是被动运动极限）：爆发力冲击之前，患者处于坐位旋转体位时给予一定的预备加载力进行加压，使目标节段处于被动运动的极限位，为下一步的小振幅快扳及缓扳技术奠定安全基础。

（5）确立所选手法的力学特征（下沉力、爆发力、快扳）：上述准备后，两步四法治疗神经根型颈椎病，具体操作如下。

第一步理筋：按揉法及弹拨法两种手法在风池、肩井、天宗及颈部夹脊穴、局部阿是穴操作，一般1～2分钟内完成。

第二步正骨：

第一种手法：颈椎伸屈功能障碍采用颈椎徒手拔伸手法，一般5～20秒内完成。

第二种手法：颈椎旋转功能障碍采用前屈位提拉旋转扳颈法，发力方式：以加压小振幅快扳（爆发力手法）1～3次，一般1分钟内完成。

两步四法治疗神经根型颈椎病具体操作可以在3～4分钟内结束。

（6）治疗后的功能锻炼：可以建议患者适当加强颈项部各方向的自主活动，包括前屈、后伸、左右侧屈、左右旋转，活动时，速度宜慢，幅度由小逐渐加大。同时配合伸展运动、扩胸扩肩活动等功能锻炼。

例2：两步四法治疗椎动脉型颈椎病（C2/3节段为例）

第一步理筋：按揉法及弹拨法两种手法在风池穴、风府、肩井、颈部夹脊等穴位操作，一般1～2分钟内完成。

第二步正骨：

第一种手法：颈椎伸屈功能障碍采用颈椎徒手拔伸手法。

第二种手法：颈椎旋转功能障碍采用微屈位提拉旋转扳颈法，发力方式：以加压小振幅快扳（爆发力手法）1～3次，一般1分钟内完成。

两步四法治疗椎动脉型颈椎病可以在3～4分钟内结束。

例3：两步四法治疗早期脊髓型颈椎病（C4/5节段为例）

第一步理筋：按揉法及弹拨法两种手法在风池穴、肩井、曲池、合谷、颈部夹脊等穴位操作，一般1～2分钟内完成。

第二步正骨：

第一种手法：颈椎伸屈功能障碍采用颈椎徒手拔伸手法。

第二种手法：颈椎旋转功能障碍采用颈椎定点旋转手法，发力方式：以加压小振幅快扳（爆发力手法）1～3次，一般1分钟内完成。

两步四法治疗早期脊髓型颈椎病可以在3～4分钟内结束。

颈型颈椎病和交感神经型颈椎病的手法操作均可以参考上述手法根据不同病变节段进行治疗。

（八）辨证论治

部分临床症状严重患者，根据舌脉：血瘀证者采用桃红四物汤或复元活血汤；寒湿证者采用独活寄生汤；湿热证者采用四妙散或甘露消毒丹；肝肾亏虚偏阳虚者采用右归丸；偏阴虚者采用左归丸；气血不足者采用正气理筋液、归脾汤加减；气虚血瘀者采用补阳还五汤；寒凝血瘀证者采用温经汤。

外用方面：除湿热证外其他各型均可采用七味通络镇痛包外敷。

（九）手法治疗后验证七大流程

（1）颈型颈椎病出现颈背痛，神经根型颈椎病出现颈背痛及上肢放射痛，椎动脉型颈椎病出现头晕头痛，脊髓型颈椎病出现行走失稳等主要症状有无明显减轻或消失。

（2）治疗后颈部或全身出现微热感或微出汗。

（3）通过望诊观察患者外形：如颈性颈椎病或神经根型颈椎病的颈部强迫位有没有改善，脊髓型颈椎病的步态不稳、跛行有没有好转，通过望诊动态判断颈椎前屈、后伸、侧屈、旋转功能的恢复情况，注意做到治疗前后对比、健侧和患侧对比。

（4）通过触诊检查"突、陷、板、软、痛"，观察颈椎棘突、横突、关节突关节是否已恢复到正常的位置及各骨性突起的压痛点是否减轻或消失。

（5）通过触诊检查"突、陷、板、软、痛"，观察颈部两侧肌张力是否恢复正常或近于正常水平，注意治疗前后对比；两侧软组织如胸锁乳突肌、斜方肌、肩胛提肌、菱形肌、头颈夹肌等因肌肉紧张而形成的条索及压痛点有没有消失或减轻；注意做到治疗前后对比、健侧和患侧对比。

（6）专科特殊检查情况：臂丛神经牵拉试验、颈椎间孔挤压试验、叩顶试验、颈椎拔伸试验、旋颈试验阳性转为阴性。

（7）量表的检查：条件允许情况下进行相关量表检查，如 VAS 评分检查疼痛，眩晕量表、脊髓功能评定等进行相关评估。

（十）注意事项

（1）多休息，注意颈部保暖，忌受凉及劳累。
（2）适当颈部功能锻炼。
（3）选择合适的枕头。
（4）减少伏案工作时间。

第五节　寰枢关节失稳

（一）定义

寰枢关节周围韧带及肌肉等组织的生理功能失调引起的关节移位或松动，造成半脱位并伴有斜颈、颈痛、眩晕、活动障碍、锥体束症状等相应的临床症状，称为寰枢关节失稳。外伤、先天发育异常、咽喉部慢性炎症是造成寰枢关节失稳的重要原因，其中儿童多与咽部炎症有关。

（二）辨筋骨论治的相关解剖学基础

颈部肌肉是维持颈部活动的外源性稳定因素，而骨关节是维持颈部活动的内源性稳定因素。

辨筋论治：胸锁乳突肌、斜方肌、头颈夹肌、枕下三角肌群是维持颈部活动的外源性稳定因素的关键因素。

辨骨论治：寰枢关节是关键因素。

（三）病因病机

（1）先天性发育异常 Klippel-Feil 综合征、短颈畸形、齿突发育畸形及某些与染色体异常有关的畸形等是枕寰枢不稳的常见原因。先天异常加上使用颈椎不当如发力不当造成寰枢关节失稳。

（2）头颈部外伤造成一侧翼状韧带损伤，张力不平衡，一侧翼状韧带过度牵拉齿突，使寰枢关节失稳。

（3）项枕部软组织长期劳损，头颈过度前屈位，出现枕下部肌肉韧带紧张或痉挛，张力增大诱发寰枕关节、寰枢关节失稳、错位。

（4）局部炎症感染尤其是咽喉部炎症，常引起寰枢关节的滑膜炎症反应，使关节囊内压力增大，逐渐出现周围肌肉韧带紧张或痉挛，两侧张力不一样诱发寰枢关节失稳，尤其儿童多见。

（四）诊断

根据望诊三要素［望颈部形态及动态（即关节功能运动状态），相关影像学，舌象等三个方面］+触诊五要素（触摸的重点在筋骨触摸有没有出现"突、陷、板、软、痛"、神经系统检查、相关肌肉的神经支配、专科特殊检查及切脉等五个方面）来确定手法治疗方案。

1. 望诊　望颈部形态及动态（即关节功能运动状态）、望相关影像学、望舌象三要素。

望颈部形态及动态　斜颈，头部常呈强迫体位，当转动颈部时，通常借助身体代偿转动，患者多取卧位，不愿多活动头部。步态不稳，似有踩棉花感。上肢手部精细动作完成困难。颈椎前屈、侧屈、旋转出现障碍。

望相关影像学　X 线片为诊断本病的基本依据。张口正位片齿突与两侧侧块间隙宽度相差超过 1.5mm 应引起注意，超过 3mm 具有诊断价值；侧位片上寰椎前弓与齿突前间隙呈"V"字形，成人 > 3mm，儿童 > 4mm 具有诊断价值，> 5mm 则可诊断为寰椎横韧带撕裂。必要时作 CT 及 MRI 扫描。

望舌象　风寒证者出现舌质红，苔薄白；风热证者出现舌质红，苔黄；肺阴虚证者出现舌质红，苔少；气虚血瘀者出现舌质暗淡。

2. 触诊　筋骨触摸（有没有出现"突、陷、板、软、痛"）、神经系统检查、相关肌肉的神经支配、专科特殊检查、切脉等五要素。

筋骨触摸　有没有出现"突、陷、板、软、痛"。颈部动态及静态触诊可以在相应病变节段（如椎体横突）触及明显压痛，甚至可以触及单个椎体或多个椎体前后、侧向、旋转错缝。颈椎两侧肌肉张力，一侧板结而一侧松软等。患侧常有颈肌痉挛，胸锁乳突肌、斜方肌、头颈夹肌、半棘肌等处压痛，在肌肉紧张处可触及肿块和条索状的改变。

神经系统检查　感觉障碍有四肢麻木、疼痛及过敏。位置及振动觉多减退。部分患者出现四肢肌张力增高，以下肢较明显，跟、膝腱反射亢进，Hoffmann 征多阳性，有时可引出 Babinski 征等病理反射。

相关肌肉的神经支配　重点检查颈椎侧屈及旋转的相关肌肉如胸锁乳突肌、斜方肌的神经支配。

专科特殊检查　一般无特殊。

切脉　风寒证者出现脉浮缓或浮弱；风热证者出现脉浮数有力；肺阴虚证者出现脉弦细数；气虚血瘀者出现脉沉细涩。

（五）鉴别诊断

临床上本病常常与落枕、项背肌筋膜炎、脊髓肿瘤、脊柱结核、颈椎病相鉴别。

（六）取穴重点

风池、风府穴。

（七）手法治疗

根据筋骨评估重点确立手法治疗流程七要素：确立手法治疗的目标节段—确定何种手法进行组合（采用两步法，理筋和正骨）—确立治疗体位—确立正骨推拿手法治疗目标节段关节运动的解剖界限—确立所选手法的力学特征—治疗后的功能锻炼—验证流程。

例：两步四法治疗寰枢关节失稳（以 C1/2 节段为例）

（1）确立手法治疗的目标节段：根据颈部动态（关节功能障碍）和触诊我们选择手法操作的目标节段为 C1/2 节段。

（2）确定何种手法进行组合（理筋或正骨）：治疗的靶点为筋骨紊乱复合体，通过两步四法，即第一步理筋（按揉法及弹拨法两种理筋手法），第二步正骨（颈椎伸屈功能障碍采用颈椎徒手拔伸手法；颈椎旋转功能障碍采用微屈位提拉旋转扳颈法）来纠正筋骨紊乱状态。

（3）确立治疗体位：根据病情我们选择坐位。

（4）确立正骨推拿手法治疗目标节段关节运动的解剖界限（关节是主动运动极限还是被动运动极限）：爆发力冲击之前，患者处于坐位时给予一定的预备加载力进行加压，使目标节段处于被动运动的极限位，为下一步的小振幅快扳及缓扳技术奠定安全基础。

（5）确立所选手法的力学特征（下沉力、爆发力、快扳）：上述准备后，两步四法治疗寰枢关节失稳，具体操作如下。

第一步理筋：按揉法及弹拨法两种手法在风池、风府穴位操作，一般 1～2 分钟内完成。

第二步正骨：

第一种手法：颈椎伸屈功能障碍采用颈椎徒手拔伸手法，一般 5～20 秒内完成。

第二种手法：颈椎旋转功能障碍采用微屈位提拉旋转扳颈法，发力方式：以加压小振幅快扳（爆发力手法）1～3 次，一般 1 分钟内完成。

操作可以在 3～4 分钟内结束。

（6）治疗后的功能锻炼：可以建议患者加强颈项部各方向的自主活动，包括前屈、后伸、左右侧屈、左右旋转，活动时速度宜慢，幅度由小逐渐加大。同时配合扩肩活动等功能锻炼。

（八）辨证论治

部分临床症状严重患者，根据舌脉：风寒证者采用桂枝汤加减；风热证者采用普济消毒饮加减；肺阴虚证者采用铁笛丸加减；气虚血瘀者采用补中益气汤或正气理筋液结合通窍活血汤加减。

外用方面：除风热证外其他各型均可采用七味通络镇痛包外敷。

（九）手法治疗后验证七大流程

（1）颈痛、头晕头痛等主要症状有无明显减轻或消失。

（2）治疗后颈部或全身出现微热感或微出汗。

（3）通过望诊观察患者外形：颈部强迫位及步态不稳，似有踩棉花感有没有改善，通过望诊动态判断颈椎前屈、后伸、侧屈、旋转功能的恢复情况，注意做到治疗前后对比、健侧和患侧对比。

（4）通过触诊检查"突、陷、板、软、痛"，观察颈椎棘突、横突、关节突关节是否已恢复到正常的位置及各骨性突起的压痛点是否减轻或消失。

（5）通过触诊检查"突、陷、板、软、痛"，观察颈部两侧肌张力是否恢复正常或近于正常水平，注意治疗前后对比；两侧软组织如胸锁乳突肌、斜方肌、头颈夹肌、枕下三角肌群因肌肉紧张而形成的条索及压痛点有没有消失或减轻；注意做到治疗前后对比、健侧和患侧对比。

（6）专科特殊检查情况：无。

（7）量表的检查：条件允许的情况下进行相关量表检查，如 VAS 评分检查疼痛，眩晕量表检查眩晕。

（十）注意事项

（1）多休息，注意颈部保暖，忌受凉及劳累。

（2）适当颈部功能锻炼。

（3）选择合适的枕头。

（4）减少长时间低头等前屈及长时间旋转动作。

第六节　胸椎小关节错缝

（一）定义

胸椎小关节错缝属于中医学"骨错缝、筋出槽"范畴，是指胸椎小关节超出正常的活动范围，小关节面之间发生微小的错位所引起胸背痛、俯仰转侧困难、胸闷不舒、呼吸不畅等一系列临床表现。T3 ~ 7节段好发，常因外伤、劳累或受凉等因素诱发，起病较急，容易复发，常可反复发作。长期反复发作者可促使脊柱退行性改变，加速脊柱病的发展。

（二）辨筋骨论治的相关解剖学基础

胸椎周围肌肉及韧带是维持脊柱活动的外源性稳定因素，而胸椎关节是维持脊柱活动的内源性稳定因素。

辨筋论治：胸背部的斜方肌、菱形肌、竖脊肌、背阔肌等均是胸部活动的外源性稳定因素的关键因素。

辨骨论治：肋椎关节、肋横突关节、胸椎关节突关节是内源性稳定因素的关键因素。

（三）病因病机

胸椎小关节错缝多因外伤、姿势不良或突然改变体位引起，破坏了脊柱的筋骨力学平衡和脊柱运动的协调性。

（四）诊断

根据望诊三要素［望胸背部形态及动态（即关节功能运动状态）、相关影像学、舌象等三个方面］＋触诊五要素（触摸的重点在筋骨触摸有没有出现"突、陷、板、软、痛"、神经系统检查、相关肌肉的神经支配、专科特殊检查及切脉等五个方面）来确定手法治疗方案。

1.望诊 望胸背部形态及动态（即关节功能运动状态）、望相关影像学、望舌象三要素。

望胸背部形态及动态 形态一般无明显异常，严重者可出现胸背部一侧的肌肉肿胀，胸椎的伸屈、侧屈、旋转功能障碍。

望相关影像学 部分患者的 X 线片上显示胸椎小关节错缝，大部分没有明显改变，属解剖位置上的细微变化，但严重者可见脊柱侧弯，棘突偏斜。

望舌象 血瘀证者出现舌质暗紫，或有瘀斑。

2.触诊 筋骨触摸（有没有出现"突、陷、板、软、痛"）、神经系统检查、相关肌肉的神经支配、专科特殊检查、切脉等五要素。

筋骨触摸 有没有出现"突、陷、板、软、痛"。胸背动态及静态触诊可以在相应病变节段（如椎体棘突或横突、关节突关节）触及压痛、放射痛，甚至可以触及单个椎体或多个椎体前后、侧向、旋转错缝。脊柱两侧肌肉张力，一侧板结而一侧松软等，病变部位椎旁有压痛。

神经系统检查 无明显异常。

相关肌肉的神经支配 重点检查胸椎伸屈、侧屈及旋转的相关肌肉如斜方肌、菱形肌、竖脊肌、背阔肌等神经支配。

专科特殊检查 胸廓挤压试验排除有没有骨折。

切脉 血瘀证者出现脉弦紧或涩。

（五）鉴别诊断

临床上本病常常与项背肌筋膜炎、脊髓肿瘤、脊柱结核、胸廓出口综合征、强直性脊柱炎相鉴别。

（六）取穴重点

肺俞、督俞等背部的膀胱经穴位、阿是穴。

（七）手法治疗

根据筋骨评估重点确立手法治疗流程七要素：确立手法治疗的目标节段—确定何种手法进行组合（采用两步法，理筋和正骨）—确立治疗体位—确立正骨推拿手法治疗目标节段关节运动的解剖界限—确立所选手法的力学特征—治疗后的功能锻炼—验证流程。

例：两步四法治疗胸椎小关节错缝（T6/7 节段）为例

（1）确立手法治疗的目标节段：根据影像学和触诊我们选择手法操作的目标节段为T6/7 节段。

（2）确定何种手法进行组合（理筋或正骨）：治疗的靶点为 T6/7 节段，通过两步四法，即第一步理筋（按揉法及弹拨法两种理筋手法），第二步正骨（胸椎伸屈功能障碍采用垫枕俯卧叠掌按压法；旋转功能障碍采用坐位定点旋转推顶法）来治疗。

（3）确立治疗体位：根据病情我们选择坐位及俯卧位。

（4）确立正骨推拿手法治疗目标节段关节运动的解剖界限（关节是主动运动极限还是被动运动极限）：爆发力冲击之前，患者处于垫枕俯卧体位或坐位旋转体位时给予一定的下沉力（足够预备加载力）进行加压，使目标节段处于被动运动的极限位，为下一步的小振幅快扳技术及缓扳技术奠定安全基础。

（5）确立所选手法的力学特征（下沉力、爆发力、快压、缓压）：上述准备后，两步四法治疗胸椎小关节错缝（T6/7 节段），具体操作如下。

第一步理筋：按揉法及弹拨法两种手法在督俞、膈俞、阿是穴操作，一般 1～2 分钟内完成。

第二步正骨（图 9-5、图 9-6）：

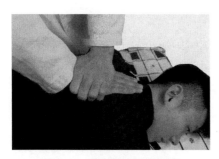

图 9-5　垫枕俯卧叠掌按压

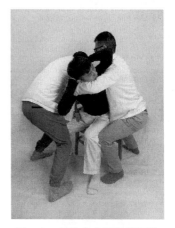

图 9-6　坐位定点旋转推顶法

第一种手法：垫枕俯卧叠掌按压法（针对胸椎伸屈功能障碍），发力方式：以加压小振幅快压（爆发力手法）1～7 次或缓压 10～30 次，一般 1 分钟内完成。

第二种手法：坐位定点旋转推顶法（针对胸椎旋转功能障碍），发力方式：以加压小振幅快扳（爆发力手法）1～3 次，一般 1 分钟内完成。

两步四法治疗胸椎小关节紊乱，可以在 3～4 分钟内结束。

（6）治疗后的功能锻炼：可以建议患者加强背伸锻炼。

（八）辨证论治

根据舌脉：血瘀证者采用桃红四物汤或复元活血汤。

外用方面：可以配合七味通络镇痛包外敷。

（九）手法治疗后验证七大流程

（1）胸背痛、胸闷不舒、呼吸不畅等主要症状有无明显减轻或消失。

（2）治疗后胸背部或全身出现微热感或微出汗。

（3）通过望诊观察患者外形及动态：胸椎前屈、后伸、侧屈、旋转功能的恢复情况，注意做到治疗前后对比、健侧和患侧对比。

（4）通过触诊检查"突、陷、板、软、痛"，观察胸椎棘突、横突、关节突关节是否已恢复到正常的位置及各骨性突起的压痛点是否减轻或消失。

（5）通过触诊检查"突、陷、板、软、痛"，观察胸部两侧肌张力是否恢复正常或近于正常水平，注意治疗前后对比；两侧软组织如斜方肌、菱形肌、竖脊肌、背阔肌等因肌肉紧张而形成的条索及压痛点有没有消失或减轻；注意做到治疗前后对比、健侧和患侧对比。

（6）专科特殊检查情况：无。

（7）量表的检查：条件允许情况下进行相关量表检查，如 VAS 评分检查疼痛。

（十）注意事项

（1）多休息，注意胸背部保暖，忌受凉及劳累。

（2）适当胸背部功能锻炼。

（3）减少激烈运动。

第七节　颈椎管狭窄症

（一）定义

颈椎管狭窄症是指由于外伤、劳损等因素颈椎生理曲度发生改变，导致椎管旁组织突入或增生，椎管管腔序列位移，椎间盘黄韧带平面空间变窄，颈髓受压而引起的一系列症状，如慢性进行性的四肢感觉及运动障碍，自觉下肢麻木，肌肉发紧，步态不稳，头重脚轻，有踩棉花样感觉，手指精细运动功能障碍，胸部有束带感；或伴心悸，头痛，失眠，头晕；严重者有痉挛性不全瘫痪，严重时以小便障碍为主要临床症状。

（二）辨筋骨论治的相关解剖学基础

颈肩部肌肉是维持颈部活动的外源性稳定因素，而骨关节是维持颈部活动的内源性稳定因素。

辨筋论治：胸锁乳突肌、斜方肌、肩胛提肌、多裂肌是维持颈部活动的外源性稳定因素的关键因素。

辨骨论治：颈椎关节突关节是关键因素。

（三）病因病机

（1）先天畸形：如发育性颈椎管狭窄。

（2）退行性病变：如退变性颈椎管狭窄。

（3）医源性损伤：手术失败所致，如医源性颈椎管狭窄。

（4）外伤性：外伤所致继发性颈椎管狭窄。

（四）诊断

根据望诊三要素［望颈部形态及动态（即关节功能运动状态）、相关影像学、舌象等三个方面］＋触诊五要素（触摸的重点在筋骨触摸有没有出现"突、陷、板、软、痛"、神经系统检查、相关肌肉的神经支配、专科特殊检查及切脉等五个方面）来确定手法治疗方案。

1. 望诊　望颈部形态及动态（即关节功能运动状态）、望相关影像学、望舌象三要素。

望颈部形态及动态　颈部僵硬，行走失稳。颈椎的伸屈、侧屈、旋转功能障碍。

望相关影像学及其他辅助检查　颈椎 X 线片上可见颈椎曲度变直或向后成角，或阶梯状改变，椎间隙狭窄，钩椎关节不对称，椎体后缘骨刺形成，斜位片可见椎间孔变小、关节突关节重叠、韧带钙化等。通常认为椎管矢状径在 14mm 以上为正常，12～14mm 为相对狭窄，12mm 以下为绝对狭窄。

CT 检查：是颈椎管狭窄症的常规检查，可以显示椎体后缘骨刺，多个椎间盘突出，椎管容积减小，黄韧带的增厚及钙化情况。

MRI 检查：显示多个椎间盘突出，椎管节段性狭窄，可见后纵韧带或黄韧带增厚等。

肌电图检查：神经体感诱发电位（SEP）潜伏期平均值延长者为传导障碍，提示脊髓、神经压迫性损害。

望舌象　参考颈椎病的舌象情况。

2. 触诊　筋骨触摸（有没有出现"突、陷、板、软、痛"）、神经系统检查、相关肌肉的神经支配、专科特殊检查、切脉等五要素。

筋骨触摸　有没有出现"突、陷、板、软、痛"。颈部动态及静态触诊可以在相应病变节段（如椎体棘突或横突、关节突关节）触及压痛及叩击痛、放射痛，甚至可以触及单个椎体或多个椎体前后、侧向、旋转错缝。颈椎两侧肌肉张力，一侧板结而一侧松软等。患侧常有颈肌痉挛，胸锁乳突肌、斜方肌、大小菱形肌及肩胛提肌等处压痛，在肌肉紧张处可触及肿块和条索状的改变。

神经系统检查　下肢感觉、运动障碍为其首发症状，单侧或双侧下肢麻木，沉重感，步态不稳，双下肢多有感觉障碍，深感觉存在，或下肢肌张力增高，呈不完全性痉挛性瘫痪，膝、跟腱反射亢进，踝、髌阵挛阳性，肌痉挛侧的 Babinski 征阳性。上肢可出现一侧或两侧的感觉减退，肌力下降，持物不稳，精细动作困难。肱二、三头肌肌腱反射亢进，Hoffmann 征阳性。

感觉障碍平面不规则，躯干部常从第 2 肋或第 4 肋以下感觉障碍，部分患者有大小便功能障碍。如出现痛觉、温觉与触觉分离现象，多为脊髓半侧受压所致，即半切综合征。

相关肌肉的神经支配　重点检查颈椎伸屈、侧屈及旋转的相关肌肉如胸锁乳突肌、斜方肌、大小菱形肌及肩胛提肌的神经支配。

专科特殊检查　参考颈椎病。

切脉　参考颈椎病的脉象情况。

（五）鉴别诊断

临床上本病常常与寰枢关节半脱位、脊髓肿瘤、脊柱结核、颈椎失稳、颈椎病、脊髓空洞相鉴别。

（六）取穴重点

风池、肩井、肩中俞、肩外俞、手三里、曲池、内关、神门等穴位。

（七）手法治疗

根据筋骨评估重点确立手法治疗流程七要素：确立手法治疗的目标节段—确定何种手法进行组合（采用两步法，理筋和正骨）—确立治疗体位—确立正骨推拿手法治疗目标节段关节运动的解剖界限—确立所选手法的力学特征—治疗后的功能锻炼—验证流程。

例：两步四法治疗颈椎管狭窄症（以 C5/6 节段为例）

（1）确立手法治疗的目标节段：根据颈部动态（关节功能障碍）和触诊我们选择手法操作的目标节段为 C5/6 节段。

（2）确定何种手法进行组合（理筋或正骨）：通过两步四法，即第一步理筋（按揉法及弹拨法两种理筋手法），第二步正骨（颈椎伸屈功能障碍采用颈椎徒手拔伸手法；颈椎旋转功能障碍采用前屈位提拉旋转扳颈法）来纠正筋骨紊乱状态。

（3）确立治疗体位：根据病情我们选择坐位。

（4）确立正骨推拿手法治疗目标节段关节运动的解剖界限（关节是主动运动极限还是被动运动极限）：爆发力冲击之前，患者处于坐位旋转体位时给予一定的预备加载力进行加压，使目标节段处于被动运动的极限位，为下一步的小振幅快扳及缓扳技术奠定安全基础。

（5）确立所选手法的力学特征（下沉力、爆发力、快扳）：上述准备后，两步四法治疗颈椎管狭窄症（以 C5/6 节段为例），具体操作如下。

第一步理筋：按揉法及弹拨法两种手法在风池、风府、肩井、颈部夹脊等穴位操作，一般 1～2 分钟内完成。

第二步正骨：

第一种手法：颈椎伸屈功能障碍采用颈椎徒手拔伸手法，一般 5～20 秒内完成。

第二种手法：颈椎旋转功能障碍采用前屈位提拉旋转扳颈法，发力方式：以加压小振幅快扳（爆发力手法）1～3 次，一般 1 分钟内完成。

两步四法治疗颈椎管狭窄症（以 C5/6 节段为例），可以在 3～4 分钟内结束。

（6）治疗后的功能锻炼：可以建议患者加强颈项部各方向的自主活动，包括前屈、后伸、左右侧屈、左右旋转，活动时速度宜慢，幅度由小逐渐加大。同时配合扩胸、扩肩活动等功能锻炼。

（八）辨证论治

参考颈椎病的辨证用药；外用方面：可以配合七味通络镇痛包外敷。

（九）手法治疗后验证七大流程

（1）下肢麻木，肌肉发紧，步态不稳，头重脚轻，有踩棉花样感觉，手指精细运动功能障碍等四肢感觉及运动障碍有无明显减轻或消失。

（2）治疗后颈部或全身出现微热感或微出汗。

（3）通过望诊观察患者外形：颈部僵硬有没有改善，通过望诊动态判断颈椎前屈、后伸、侧屈、旋转功能的恢复情况，注意做到治疗前后对比、健侧和患侧对比。

（4）通过触诊检查"突、陷、板、软、痛"，观察颈椎棘突、横突、关节突关节是否已恢复到正常的位置及各骨性突起的压痛点是否减轻或消失。

（5）通过触诊检查"突、陷、板、软、痛"，观察颈部两侧肌张力是否恢复正常或近于正常水平，注意治疗前后对比；两侧软组织因肌肉紧张而形成的条索及压痛点有没有消失或减轻；注意做到治疗前后对比、健侧和患侧对比。

（6）专科特殊检查情况：各种反射、肌力、肌张力改善。

（7）量表的检查：条件允许情况下进行相关量表检查，如 VAS 评分检查疼痛、脊髓功能评估。

（十）注意事项

（1）多休息，注意颈部保暖，忌受凉及劳累。

（2）适当颈部功能锻炼。

（3）选择合适的枕头。

第八节　胸胁屏伤

（一）定义

胸胁屏伤又称"胸胁迸伤"或"岔气"，是由于外伤而引起胸胁部气机窒滞，出现以胸部板紧掣痛、胸闷不舒为主要症状的一种病症。临床上多见于因举重抬杠，用力不匀或动作不协调使胸壁的肌肉和小关节受到牵拉、扭错，产生胸胁闷痛、呼吸不畅、走窜不定等一系列症状。本病多见于青壮年、重体力劳动者。

（二）辨筋骨论治的相关解剖学基础

辨筋论治：胸壁固有肌、胸上肢肌（胸大肌、胸小肌、前锯肌）、肋间肌（肋间外肌和肋间内肌）、菱形肌、竖脊肌、背阔肌是关键因素。

辨骨论治：肋椎关节、肋横突关节、胸椎关节突关节、肋软骨关节是关键因素。

（三）病因病机

多因急性外伤，如提拉举重、姿势不良、用力不当，旋转扭错而导致胸壁固有肌肉（肋间内肌、肋间外肌、胸横肌）的撕裂伤、痉挛或肋椎关节半脱位、胸肋椎关节移位、滑膜嵌顿等。这些筋骨损伤直接或间接刺激肋间神经，引起疼痛。

（四）诊断

根据望诊三要素［望胸背部形态及动态（即关节功能运动状态）、相关影像学、舌象等三个方面］＋触诊五要素（触摸的重点在筋骨触摸有没有出现"突、陷、板、软、痛"、神经系统检查、相关肌肉的神经支配、专科特殊检查及切脉等五个方面）来确定手法治疗方案。

1.望诊　望胸背部形态及动态（即关节功能运动状态）、望相关影像学、望舌象三要素。

望胸背部形态及动态　形态一般无明显异常，严重者可出现胸背部一侧的肌肉肿胀，胸椎的伸屈、侧屈、旋转功能障碍。

望相关影像学 本病一般无须其他辅助检查即可明确诊断，严重者可行 X 线检查，排除骨折。

望舌象 气滞血瘀证者出现舌质暗紫，或有瘀斑。

2. 触诊 筋骨触摸（有没有出现"突、陷、板、软、痛"）、神经系统检查、相关肌肉的神经支配、专科特殊检查、切脉等五要素。

筋骨触摸 有没有出现"突、陷、板、软、痛"。胸背动态及静态触诊可以在相应病变节段（如椎体棘突或横突、关节突关节）触及压痛、放射痛，甚至可以触及单个椎体或多个椎体前后、侧向、旋转错缝。脊柱两侧肌肉张力，一侧板结而一侧松软等，病变部位椎旁有压痛。

神经系统检查 无明显异常。

相关肌肉的神经支配 重点检查胸椎伸屈、侧屈及旋转的相关肌肉如胸壁固有肌、胸上肢肌、菱形肌、竖脊肌、背阔肌等的神经支配。

专科特殊检查 胸廓挤压试验阳性。

切脉 气滞血瘀证者出现脉弦紧或涩。

（五）鉴别诊断

临床上本病常常与项背肌筋膜炎、脊髓肿瘤、脊柱结核、胸椎小关节错缝、脊髓空洞相鉴别。

（六）取穴重点

章门、期门、膻中、日月及其相应背部膀胱经腧穴。

（七）手法治疗

根据筋骨评估重点确立手法治疗流程七要素：确立手法治疗的目标节段—确定何种手法进行组合（采用两步法，理筋和正骨）—确立治疗体位—确立正骨推拿手法治疗目标节段关节运动的解剖界限—确立所选手法的力学特征—治疗后的功能锻炼—验证流程。

例：两步四法治疗胸胁屏伤（T5/6 节段）为例

（1）确立手法治疗的目标节段：根据影像学和触诊我们选择手法操作的目标节段为 T5/6 节段。

（2）确定何种手法进行组合（理筋或正骨）：治疗的靶点为 T5/6 节段，通过两步四法，即第一步理筋（按揉法及弹拨法两种理筋手法），第二步正骨（胸椎伸屈功能障碍采用垫枕俯卧叠掌按压法；旋转功能障碍采用坐位定点旋转推顶法）来治疗。

（3）确立治疗体位：根据病情我们选择坐位及俯卧体位。

（4）确立正骨推拿手法治疗目标节段关节运动的解剖界限（关节是主动运动极限还是被动运动极限）：爆发力冲击之前，患者处于垫枕俯卧体位或坐位旋转体位时给予一定的下沉力（足够预备加载力）进行加压，使目标节段处于被动运动的极限位，为下一步的小振幅快扳（压）及缓扳（压）技术奠定安全基础。

（5）确立所选手法的力学特征［下沉力、爆发力、快扳（压）、缓扳（压）］：上述准备后，两步四法治疗胸胁屏伤，具体操作如下。

第一步理筋：按揉法及弹拨法两种手法在章门、期门、膻中、日月及其相应背部膀胱经腧穴，穴位操作，一般 1 ～ 2 分钟内完成。

第二步正骨：

第一种手法：垫枕俯卧叠掌按压法（针对胸椎伸屈功能障碍），发力方式：以加压小振幅快扳（爆发力手法）1 ～ 7 次，一般 1 分钟内完成。

第二种手法：坐位定点旋转推顶法（针对胸椎旋转功能障碍），发力方式：以加压小振幅快扳（爆发力手法）1 ～ 7 次，一般 1 分钟内完成。

操作可以在 3 ～ 4 分钟内结束。

（6）治疗后的功能锻炼：可以建议患者加强背伸锻炼。

（八）辨证论治

根据舌脉：气滞血瘀证者采用柴胡疏肝散或复元活血汤或血府逐瘀汤加减。外用方面：可以配合七味通络镇痛包外敷。

（九）手法治疗后验证七大流程

（1）一侧胸胁部疼痛，咳嗽或呼吸时疼痛加重，并牵扯背部，胸闷不舒，呼吸不畅等主要症状有无明显减轻或消失。

（2）治疗后胸背部或全身出现微热感或微出汗。

（3）通过望诊观察患者外形及动态：胸椎前屈、后伸、侧屈、旋转功能的恢复情况，注意做到治疗前后对比、健侧和患侧对比。

（4）通过触诊检查"突、陷、板、软、痛"，观察胸椎棘突、横突、关节突关节、肋横突关节是否已恢复到正常的位置及各骨性突起的压痛点是否减轻或消失。

（5）通过触诊检查"突、陷、板、软、痛"，观察胸部两侧肌张力是否恢复正常或近于正常水平，注意治疗前后对比；两侧软组织如胸壁固有肌、胸上肢肌、菱形肌、竖脊肌、背阔肌等因肌肉紧张而形成的条索及压痛点有没有消失或减轻；注意做到治疗前后对比、健侧和患侧对比。

（6）专科特殊检查情况：胸廓挤压试验阳性转阴性。

（7）量表的检查：条件允许的情况下进行相关量表检查，如 VAS 评分检查疼痛。

（十）注意事项

（1）急性期发作时应停止活动，卧硬床休息，注意胸背部保暖，忌受凉及劳累。

（2）缓解期治疗期间避免胸椎过度活动，避免劳累。

第九节　腰椎间盘突出症

（一）定义

腰椎间盘突出症是指腰椎间盘在退变基础上，纤维环破裂，髓核突出，压迫和刺激脊神经根或马尾神经引起的一系列症状的综合征，又称"腰椎间盘纤维环破裂症"，简称"腰突症"。其为临床常见病和多发病，多见于青壮年，以 20 ～ 50 岁居多，男性多于女性。病变部位可见于腰椎各节段，多发于 L4/5 及 L5/S1 椎间隙，腰痛合并下肢放射性疼痛，疼痛放射至小腿或足部是其临床典型症状。腰椎间盘退变是发病的基本因素，外伤、劳损和受凉常为诱发因素。中医学认为，本病属痹证范畴。

（二）辨筋骨论治的相关解剖学基础

（1）辨筋论治：竖脊肌（尤其是多裂肌、回旋肌、横突棘突间肌）、腰大肌、腰方肌、腹直肌、腹内外斜肌、腹横肌是关键因素。

（2）辨骨论治：腰椎间盘突出症 L1～5 节段均可见，多好发于 L4/5 水平及 L5/S1 水平。

（三）病因病机

（1）外伤、劳损：外伤可致腰椎局部经脉气血瘀滞不通出现筋骨紊乱，长期久坐、弯腰等劳损可使气血失和，经脉不通，日久出现筋骨失衡，可能导致髓核突出，压迫刺激腰脊神经根，产生腰腿疼痛。

（2）肝肾气血亏损：随着年龄增长，肝肾气血不足，筋骨失养，不荣则痛，产生腰腿疼痛。

（3）外感风寒湿邪：风寒湿邪侵袭腰部，腰部气血不通，瘀结不通，不通则痛，产生腰腿疼痛。

腰椎间盘退变是本病的发病基础，外伤劳损及感受风寒湿邪为本病诱因。

（四）诊断

根据望诊三要素［望腰部形态及动态（即关节功能运动状态）、相关影像学、舌象等三个方面］+触诊五要素（触摸的重点在筋骨触摸有没有出现"突、陷、板、软、痛"、神经系统检查、相关肌肉的神经支配、专科特殊检查及切脉等五个方面）来确定手法治疗方案。

1.望诊　望腰部形态及动态（即关节功能运动状态）、望相关影像学、望舌象三要素。

望腰部形态及动态　腰部侧弯，髂后上棘两侧不对称，髂后下棘两侧不对称。腰生理弧度消失。跛行步态。腰部伸屈、侧屈、旋转功能障碍。

望相关影像学　CT 片：直接征象为向椎管内呈丘状突起的椎间盘阴影，或为软组织肿块影，硬膜囊受压变形或移位；继发征象如黄韧带肥厚，椎体后缘骨质增生，小关节增生，侧隐窝狭窄等。数字化摄影（DR）检查：正位片示棘突排列不一致，腰椎侧弯；侧位片示腰椎生理前凸减少、消失或后凸，患椎间隙前后等宽，后宽前窄或前后径均变窄，椎体后缘唇样增生等；双斜位片示关节突关节位置关系异常。

望舌象：血瘀证者出现舌质暗紫，或有瘀斑。寒湿证者出现舌质淡，苔白或腻。湿热证者出现苔黄腻。肝肾亏虚偏阳虚者出现舌质淡胖。偏阴虚者出现舌红少苔。气血不足者出现舌淡而嫩。

2.触诊　筋骨触摸（有没有出现"突、陷、板、软、痛"）、神经系统检查、相关肌肉的神经支配、专科特殊检查、切脉等五要素。

筋骨触摸　有没有出现"突、陷、板、软、痛"。腰部动态及静态触诊可以在相应病变节段（如椎体棘突或横突、关节突）触及压痛、放射痛，甚至可以触及单个椎体或多个椎体前后、侧向、旋转错缝。脊柱两侧肌肉张力，一侧板结而一侧松软等，病变部位椎旁有压痛、叩击痛，并向下肢放射。

神经系统检查　下肢受累神经支配区有感觉过敏或迟钝，病程长者可出现肌肉萎缩。

小腿前外或后外侧皮肤感觉减退，肌力减退，L3/4 椎间盘突出可见膝腱反射减弱或消失，L5/S1 椎间盘突出可见跟腱反射减退或消失。

相关肌肉的神经支配　重点检查腰椎伸屈、侧屈及旋转的相关肌肉如竖脊肌（尤其是多裂肌、回旋肌、横突棘突间肌）、腰大肌、腰方肌、腹直肌、腹内外斜肌、腹横肌等神经支配。

专科特殊检查　健侧及患侧直腿抬高试验及加强试验、股神经牵拉试验、屈颈试验、仰卧挺腹试验阳性。

切脉　血瘀证者出现脉弦紧或涩。寒湿证者出现脉沉紧或濡缓。湿热证者出现脉濡数或弦数。肝肾亏虚偏阳虚者出现脉沉细。偏阴虚者出现脉弦细数。气血不足者出现脉沉细弱。

（五）鉴别诊断

临床上本病常常与骨质疏松症、腰椎滑脱、脊髓肿瘤、脊柱结核、腰椎管狭窄症、急性腰扭伤、退行性脊柱炎、梨状肌综合征、臀上皮神经痛相鉴别。

（六）取穴重点

2～3 组对穴，取肾俞、大肠俞、关元俞、小肠俞、环跳、委中、承山、阿是穴。

（七）手法治疗

根据筋骨评估重点确立手法治疗流程七要素：确立手法治疗的目标节段—确定何种手法进行组合（采用两步法，理筋和正骨）—确立治疗体位—确立正骨推拿手法治疗目标节段关节运动的解剖界限—确立所选手法的力学特征—治疗后的功能锻炼—验证流程。

例1：两步五法治疗腰椎间盘突出症（L5/S1 侧后方突出）

（1）确立手法治疗的目标节段：根据影像学和触诊我们选择手法操作的目标节段为 L5/S1 节段棘突及髂骨翼。

（2）确定何种手法进行组合（理筋或正骨）：治疗的靶点为筋骨紊乱复合体，通过两步四法，即第一步理筋（按揉法及弹拨法两种理筋手法），第二步正骨（髓核向后方突出选取垫枕背伸定点按压手法；侧方突出选取提拉旋转斜扳法）来纠正筋骨紊乱状态。

（3）确立治疗体位（坐位旋转体位、垫枕背伸体位、侧卧旋转体位、提拉旋转体位、下肢后伸体位为常见手法治疗腰椎间盘突出症的五种体位）：根据情况我们选择垫枕背伸体位、提拉旋转体位、下肢后伸体位。

（4）确立正骨推拿手法治疗目标节段关节运动的解剖界限（关节是主动运动极限还是被动运动极限）：爆发力冲击之前，患者处于垫枕背伸体位或侧卧旋转体位时给予一定的下沉力（足够预备加载力）进行加压，使目标节段处于被动运动的极限位，为下一步的小振幅快扳及缓扳技术奠定安全基础。

（5）确立所选手法的力学特征（下沉力、爆发力、快扳、缓扳）：上述准备后，采用两步五法治疗腰椎间盘突出症（L5/S1 侧后方突出），具体操作如下。

第一步理筋：按揉法及弹拨法两种手法在关元俞、小肠俞、环跳、委中穴位操作，一般 1～2 分钟内完成。

第二步正骨（图 9-7～图 9-10）：

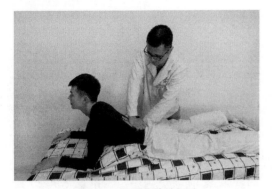

图 9-7 垫枕背伸按压法

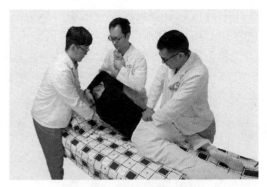

图 9-8 提拉旋转斜扳法

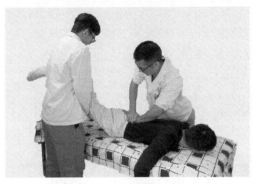

图 9-9 下肢后伸定点按压法

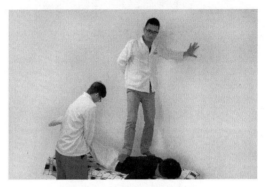

图 9-10 下肢后伸定点踩跷法

第一种手法：垫枕背伸定点按压手法（使突出髓核向腹侧移动），发力方式：以加压小振幅快扳（爆发力手法）1～7次或加压小振幅缓扳（下沉力手法）10～30次，一般1分钟内完成。

第二种手法：提拉旋转斜扳法（针对髓核侧方突出），发力方式：以加压小振幅快扳（爆发力手法）1～7次或加压小振幅缓扳（下沉力手法）10～30次，一般1分钟内完成。

第三种手法：下肢后伸定点按压法或下肢后伸定点踩跷法治疗L5/S1侧后方突出（多伴骶髂关节后错位），发力方式：以加压小振幅快扳（爆发力手法）1～7次或加压小振幅缓扳（下沉力手法）10～30次，一般1分钟内完成。

两步五法治疗腰椎间盘突出症（L5/S1侧后方突出）可以在3～4分钟内结束。

（6）治疗后的功能锻炼：可以建议患者加强背伸锻炼、三点或五点支撑、小燕飞等功能锻炼。

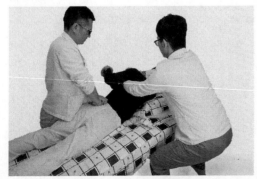

图 9-11 立体定位斜扳法

例2：两步五法治疗腰椎间盘突出症（L4/5 侧后方突出）伴骶髂关节损伤

第一步理筋：按揉法及弹拨法两种手法在关元俞、小肠俞、环跳、委中穴位操作，一般1～2分钟内完成。

第二步正骨（图9-11）：

第一种手法：垫枕背伸定点按压手法（使突出髓核向腹侧移动），发力方式：以加压小振幅快扳（爆发力手法）1～7次或加压小振幅缓扳（下沉力手法）10～30次，一般1分钟内完成。

第二种手法：立体定位斜扳法（针对髓核侧方突出），发力方式：以加压小振幅快扳（爆发力手法）1～7次或加压小振幅缓扳（下沉力手法）10～30次，一般1分钟内完成。

第三种手法：下肢后伸定点按压法或下肢后伸定点踩跷法（针对骶髂关节后错位），发力方式：以加压小振幅快扳（爆发力手法）1～7次或加压小振幅缓扳（下沉力手法）10～30次，一般1分钟内完成。

两步五法治疗腰椎间盘突出症（L4/5侧后方突出）伴骶髂关节损伤，可以在3～4分钟内结束。

例3：两步三法治疗中央型腰椎间盘突出症（无马尾神经受压）

第一步理筋：按揉法及弹拨法两种手法在关元俞、小肠俞、环跳、委中穴位操作，一般1～2分钟内完成。

第二步正骨：垫枕背伸定点按压手法（针对髓核向后方突出），发力方式：以加压小振幅快扳（爆发力手法）1～7次或加压小振幅缓扳（下沉力手法）10～30次，一般1分钟内完成。

两步三法治疗腰椎间盘突出症（中央型突出），可以在2～3分钟内结束。

例4：两步四法治疗极外侧型腰椎间盘突出症（L4/5侧后方突出）

第一步理筋：按揉法及弹拨法两种手法在大肠俞、关元俞、环跳、委中穴位操作，一般1～2分钟内完成。

第二步正骨（图9-12）：

第一种手法：垫枕背伸定点按压手法（针对髓核向后方突出），发力方式：以加压小振幅快扳（爆发力手法）1～7次或加压小振幅缓扳（下沉力手法）10～30次，一般1分钟内完成。

第二种手法：侧卧定点踩跷法（针对髓核侧方突出），发力方式：以加压小振幅快扳（爆发力手法）1～3次或加压小振幅缓扳（下沉力手法）7～10次，一般1分钟内完成。

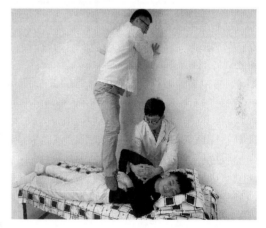

图9-12　侧卧定点踩跷法

两步四法治疗腰椎间盘突出症（L4/5侧后方突出），可以在3～4分钟内结束。

例5：两步四法治疗腰椎间盘突出症（L2/3侧后方突出）

第一步理筋：按揉法及弹拨法两种手法在肾俞、气海俞、环跳、委中穴位操作，一般1～2分钟内完成。

第二步正骨（图9-13）：

第一种手法：垫枕背伸定点按压手法（针对髓核向后方突出），发力方式：以加压小振幅快扳（爆发力手法）1～7次或加压小振幅缓扳（下沉力手法）10～30次，一般1分

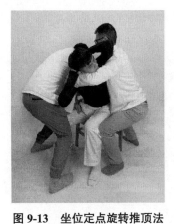

图 9-13 坐位定点旋转推顶法

钟内完成。

第二种手法：坐位定点旋转推顶法（针对髓核侧方突出），发力方式：以加压小振幅快扳（爆发力手法）1～3次或加压小振幅缓扳（下沉力手法）7～10次，一般1分钟内完成。

两步四法治疗腰椎间盘突出症（L2/3侧后方突出），可以在3～4分钟内结束。

临床上常常根据患者病情加用徒手拔伸手法、摇法、抖法等加强疗效。

注：纠正直腿抬高角度过低的常用手法技巧

（1）针对腰骶部神经根受压：采用立体定位斜扳技术或提拉旋转斜扳技术。

（2）伴有骨盆旋移：单侧屈膝屈髋按压手法。

（3）针对腘绳肌痉挛或下肢股二头肌、小腿三头肌痉挛：采用直腿抬高手法。

注：根据俯卧位时腰的形态变化制定手法治疗方案

（1）强直性：这类腰痛患者俯卧位时无法做背伸腰部及屈曲腰部，我们采用去枕平卧按压手法治疗。

（2）前屈疼痛性：这类腰痛患者前屈时出现疼痛加重，俯卧位时可以做背伸腰部，我们采用胸腹垫枕背伸定点按压手法。

（3）反弓性：这类腰痛患者俯卧位时无法做背伸腰部，腰部呈现反弓屈曲，这类腰痛患者我们运用腹部垫枕按压手法。

（4）跛行翘臀性：这些腰痛患者往往存在骶髂关节损伤，我们运用下肢后伸定点按压手法。

（5）两侧失衡性：这些腰痛患者往往一边腰肌紧张、一边相对松弛。两侧腰部张力不一，我们采用立体定位斜扳技术或提拉旋转斜扳技术。

（八）辨证论治

部分临床症状严重或经过手法治疗后反复发作患者，根据舌脉：血瘀证者采用桃红四物汤或复元活血汤。寒湿证者采用独活寄生汤。湿热证者采用四妙散或甘露消毒丹。肝肾亏虚偏阳虚者采用右归丸，偏阴虚者采用左归丸。气血不足者采用正气理筋液、归脾汤加减，偏气虚者采用补阳还五汤加减，偏血虚者采用当归四逆汤加减。

外用方面：除了湿热证型外其他证型均可以配合七味通络镇痛包外敷。

（九）手法治疗后验证七大流程

（1）腰痛、下肢放射痛等主要症状有无明显减轻或消失。

（2）治疗后腰部或全身出现微热感或微出汗。

（3）通过望诊观察患者外形：脊柱侧弯有没有改善，腰部曲度有没有恢复，通过望诊动态判断前屈、后伸、侧屈、旋转功能的恢复情况，注意做到治疗前后对比、健侧和患侧对比。

（4）通过触诊检查"突、陷、板、软、痛"，观察腰椎棘突、横突、关节突关节是否已恢复到正常的位置及各骨性突起的压痛点是否减轻或消失，叩击时放射痛有没有减轻或消失。

（5）通过触诊检查"突、陷、板、软、痛"，观察腰部两侧肌张力是否恢复正常或近于正常水平，注意治疗前后对比；两侧软组织因肌肉紧张而形成的条索及压痛点有没有消失或减轻；注意做到治疗前后对比、健侧和患侧对比。

（6）专科特殊检查情况：健侧及患侧直腿抬高试验及加强试验、股神经牵拉试验、屈颈试验阳性，仰卧挺腹试验由阳性转阴性。

（7）量表的检查：条件允许情况下进行相关量表检查，如 VAS 评分检查疼痛；日本骨科学会腰痛评价量表（JOA）检查腰椎状况等。

（十）注意事项

（1）多卧床休息，注意腰部保暖，忌受凉及劳累。
（2）症状缓解或轻症者可加强腰腹肌锻炼。
（3）避免弯腰搬重物，久坐弯腰，坐矮凳等。
（4）避免剧烈运动。

第十节　棘上韧带、棘间韧带损伤

（一）定义

棘上韧带、棘间韧带损伤是指在弯腰时突然遭受外力或负重时，腰肌突然受力或长期劳损而引起棘上韧带、棘间韧带的撕裂性损伤，从而导致腰背急、慢性疼痛和活动功能障碍的一种病症。好发于青壮年体力劳动者，男性多于女性，是临床常见的腰腿痛疾病之一。

（二）辨筋骨论治的相关解剖学基础

辨筋论治：重点在于棘上韧带是一条连接各棘突的坚强韧带，呈连续的细索状突起。上端起于第 7 颈椎棘突，下端止于骶正中嵴，由纵行的胶原纤维组成。棘间韧带连结于相邻两棘突之间，棘间韧带、棘上韧带均有限制脊柱前屈的作用。棘上、棘间韧带在弯腰时，应力最大，容易受伤。

（三）病因病机

（1）急性损伤：棘上韧带、棘间韧带在正常情况下受竖脊肌保护，弯腰负重时竖脊肌处于相对松弛状态，其支点在腰骶部，力量全落在韧带上，易造成棘上韧带、棘间韧带损伤。
（2）慢性劳损：由于长期从事弯腰劳动或久坐者，其维持腰姿势的应力，主要由棘上韧带、棘间韧带负担，这些韧带受到超出其弹性限度的牵拉，日久易被拉松，逐渐发生水肿、炎症和粘连，最终出现损伤和劳损。

（四）诊断

根据望诊三要素［望腰部形态及动态（即关节功能运动状态）、相关影像学、舌象等三个方面］＋触诊五要素（触摸的重点在筋骨触摸有没有出现"突、陷、板、软、痛"、神经系统检查、相关肌肉的神经支配、专科特殊检查及切脉等五个方面）来确定手法治疗方案。

1. 望诊　望腰部形态及动态（即关节功能运动状态）、望相关影像学、望舌象三要素。
望腰部形态及动态　形态一般无异常，部分患者局部出现肿胀。腰部伸屈、侧屈、旋转功能障碍。

望相关影像学 X线检查往往未见异常。

望舌象 血瘀证者出现舌质暗紫，或有瘀斑。肝肾亏虚偏阳虚者出现舌质淡胖。偏阴虚者出现舌红少苔。

2. 触诊 筋骨触摸（有没有出现"突、陷、板、软、痛"）、神经系统检查、相关肌肉的神经支配、专科特殊检查、切脉等五要素。

筋骨触摸 有没有出现"突、陷、板、软、痛"。腰部动态及静态触诊可以在相应病变节段如椎体棘突上或棘突之间触及压痛。棘突上肌肉张力和周围肌肉张力不一，患侧板结而周边松软等。

神经系统检查 无明显异常。

相关肌肉的神经支配 重点检查腰椎伸屈、侧屈及旋转的相关肌肉如竖脊肌的神经支配。

专科特殊检查 无明显异常。

切脉 血瘀证出现脉弦紧或涩。肝肾亏虚偏阳虚出现脉沉细。偏阴虚者出现脉弦细数。

（五）鉴别诊断

临床上本病常常与腰肌劳损、急性腰扭伤、髂腰韧带损伤相鉴别。

（六）取穴重点

根据疼痛部位点按阿是穴，力度注意由轻至重，逐步增加。

（七）手法治疗

根据筋骨评估重点确立手法治疗流程七要素：确立手法治疗的目标节段—确定何种手法进行组合（采用两步法，理筋和正骨）—确立治疗体位—确立正骨推拿手法治疗目标节段关节运动的解剖界限—确立所选手法的力学特征—治疗后的功能锻炼—验证流程。

例：两步三法治疗棘上韧带、棘间韧带损伤（L4/5 节段）

（1）确立手法治疗的目标节段：根据影像学和触诊我们选择手法操作的目标节段为L4/5节段棘突及髂骨翼。

（2）确定何种手法进行组合（理筋或正骨）：通过两步四法，即第一步理筋（按揉法及弹拨法两种理筋手法），第二步正骨（腰椎前屈损伤选取垫枕背伸定点按压手法）来治疗。

（3）确立治疗体位：根据病情我们选择俯卧体位。

（4）确立正骨推拿手法治疗目标节段关节运动的解剖界限（关节是主动运动极限还是被动运动极限）：患者处于垫枕背伸体位时给予一定的下沉力（足够预备加载力）进行加压，使目标节段处于被动运动的极限位，为下一步的小振幅缓扳技术奠定安全基础。

（5）确立所选手法的力学特征（下沉力、缓压）：上述准备后，采用两步三法治疗棘上韧带、棘间韧带损伤，具体操作如下。

第一步理筋：按揉法及弹拨法两种手法在疼痛部位点按阿是穴、委中穴位操作，一般1～2分钟内完成。

第二步正骨：垫枕背伸定点按压手法（纠正前屈损伤），发力方式：加压小振幅缓压（下沉力手法）10～30次，一般1分钟内完成。

操作可以在3～4分钟内结束。

（6）治疗后的功能锻炼：可以建议患者加强背伸锻炼、三点或五点支撑、小燕飞等功能锻炼。

（八）辨证论治

根据舌脉：血瘀证者采用桃红四物汤或复元活血汤。肝肾亏虚偏阳虚者采用右归丸。偏阴虚者采用左归丸。外用方面：可以配合七味通络镇痛包外敷。

（九）手法治疗后验证七大流程

（1）腰痛等主要症状有无明显减轻或消失。

（2）治疗后腰部或全身出现微热感或微出汗。

（3）通过望诊观察患者外形：腰椎前屈、后伸、侧屈、旋转功能的恢复情况，注意做到治疗前后对比、健侧和患侧对比。

（4）通过触诊检查"突、陷、板、软、痛"，观察腰椎棘突的压痛点是否减轻或消失。

（5）通过触诊检查"突、陷、板、软、痛"，观察腰部健侧及患侧肌张力是否恢复正常或近于正常水平，注意治疗前后对比；健侧及患侧软组织因肌肉紧张而形成的条索及压痛点有没有消失或减轻，注意做到治疗前后对比。

（6）专科特殊检查情况：无。

（7）量表的检查：条件允许的情况下进行相关量表检查，如VAS评分检查疼痛。

（十）注意事项

（1）多休息，注意腰部保暖，忌受凉及劳累。

（2）适当功能锻炼，急性期应休息，慢性期应加强腰背肌锻炼。

（3）避免腰部过多地屈伸活动，尤其是腰前屈运动会进一步增加棘上韧带、棘间韧带的损伤。

第十一节　髂腰韧带损伤

（一）定义

髂腰韧带损伤是以腰骶部疼痛为主要临床表现的一种软组织损伤病症。

（二）辨筋骨论治的相关解剖学基础

髂腰韧带较为坚韧，从髂嵴后部的内侧面至第5腰椎横突，呈向内向下的斜行位置。

（三）病因病机

（1）长期劳损：长期劳损使髂腰韧带因受到牵拉而紧张，限制了前屈运动，经常长时间的腰部过度前屈，可引起慢性积累性劳损。

（2）外力：前屈状态下突然旋转腰部，则易使一侧韧带损伤；或腰部受外力挫伤如汽车撞伤等所致，此种损伤常较重，多合并骨折、脱位或神经损伤。

（3）先天异常：如腰椎骶化或骶椎腰化，使髂腰韧带的位置发生改变，失去力学稳定性，从而易发生损伤。

（四）诊断

根据望诊三要素［望腰部形态及动态（即关节功能运动状态）、相关影像学、舌象等三个方面］＋触诊五要素（触摸的重点在筋骨触摸有没有出现"突、陷、板、软、痛"、神经系统检查、相关肌肉的神经支配、专科特殊检查及切脉等五个方面）来确定手法治疗方案。

1.望诊　望腰部形态及动态（即关节功能运动状态）、望相关影像学、望舌象三要素。

望腰部形态及动态　形态一般无异常，部分外伤患者局部出现肿胀。腰部伸屈、侧屈、旋转功能障碍。

望相关影像学　影像学检查可见腰椎生理曲线变直或消失，无其他特异性改变。

望舌象　血瘀证者出现舌质暗紫，或有瘀斑。肝肾亏虚偏阳虚者出现舌质淡胖。偏阴虚者出现舌红少苔。

2.触诊　筋骨触摸（有没有出现"突、陷、板、软、痛"）、神经系统检查、相关肌肉的神经支配、专科特殊检查、切脉等五要素。

筋骨触摸　有没有出现"突、陷、板、软、痛"。腰部动态及静态触诊可以在髂嵴处触及压痛。两侧肌肉张力和周围肌肉张力不一，患侧板结而健侧松软等。

神经系统检查　无明显异常。

相关肌肉的神经支配　重点检查腰椎伸屈、侧屈及旋转的相关肌肉如髂肌及腰大肌的神经支配。

专科特殊检查　无明显异常。

切脉　血瘀证者出现脉弦紧或涩。肝肾亏虚偏阳虚者出现脉沉细。偏阴虚者出现脉弦细数。

（五）鉴别诊断

临床上本病常常与急性腰扭伤，棘上韧带、棘间韧带损伤，第3腰椎横突综合征相鉴别。

（六）取穴重点

大肠俞、八髎、环跳、秩边、腰眼等穴位。

（七）手法治疗

根据筋骨评估重点确立手法治疗流程七要素：确立手法治疗的目标节段—确定何种手法进行组合（采用两步法，理筋和正骨）—确立治疗体位—确立正骨推拿手法治疗目标节段关节运动的解剖界限—确立所选手法的力学特征—治疗后的功能锻炼—验证流程。

例：两步四法治疗髂腰韧带损伤

（1）确立手法治疗的目标节段：根据影像学和触诊我们选择手法操作的目标节段为髂嵴处。

（2）确定何种手法进行组合（理筋或正骨）：通过两步四法，即第一步理筋（按揉法及弹拨法两种理筋手法），第二步正骨（腰椎前屈损伤选取垫枕背伸定点按压手法；旋转受限采取立体定位斜扳法）来治疗。

（3）确立治疗体位：根据病情我们选择俯卧体位、侧卧旋转体位。

（4）确立正骨推拿手法治疗目标节段关节运动的解剖界限（是关节主动运动极限还是被动运动极限）：患者处于垫枕背伸体位时给予一定的下沉力（足够预备加载力）进行加压，使目标节段处于被动运动的极限位，为下一步的小振幅缓扳技术奠定安全基础。

（5）确立所选手法的力学特征（下沉力、缓扳）：上述准备后，采用两步四法治疗髂腰韧带损伤，具体操作如下。

第一步理筋：按揉法及弹拨法两种手法在疼痛部位点按阿是穴、委中穴位操作，一般1～2分钟内完成。

第二步正骨：

第一种手法：垫枕背伸定点按压手法（纠正前屈损伤），发力方式：加压小振幅缓扳（下沉力为主）10～30次，一般1分钟内完成。

第二种手法：立体定位斜扳法（纠正腰椎旋转或者侧屈功能障碍），发力方式：加压小振幅缓扳（下沉力为主）10～30次，一般1分钟内完成。

两步四法操作可以在3～4分钟内结束。

（6）治疗后的功能锻炼：可以建议患者加强背伸锻炼、小燕飞、拱桥（五点支撑）等功能锻炼。

（八）辨证论治

根据舌脉：血瘀证者采用桃红四物汤或复元活血汤。肝肾亏虚偏阳虚者采用右归丸。偏阴虚者采用左归丸。外用方面：可以配合七味通络镇痛包外敷。

（九）手法治疗后验证七大流程

（1）腰痛等主要症状有无明显减轻或消失。

（2）治疗后腰部或全身出现微热感或微出汗。

（3）通过望诊观察患者外形：腰椎前屈、后伸、侧屈、旋转功能的恢复情况，注意做到治疗前后对比、健侧和患侧对比。

（4）通过触诊检查"突、陷、板、软、痛"，观察髂嵴处的压痛点是否减轻或消失。

（5）通过触诊检查"突、陷、板、软、痛"，观察腰部健侧及患侧肌张力是否恢复正常或近于正常水平，注意治疗前后对比；健侧及患侧软组织因肌肉紧张而形成的条索及压痛点有没有消失或减轻，注意做到治疗前后对比。

（6）专科特殊检查情况：无。

（7）量表的检查：条件允许的情况下进行相关量表检查，如VAS评分检查疼痛。

（十）注意事项

（1）多休息，注意腰部保暖，忌受凉及劳累。

（2）适当功能锻炼，缓解期应加强腰背肌锻炼。

（3）避免腰部过多地前屈及旋转活动。

第十二节　腰肌劳损

（一）定义

腰肌劳损，又称"腰背肌筋膜炎"、"功能性腰痛"等，主要指腰背部肌肉、筋膜、韧带等软组织的慢性损伤，导致局部无菌性炎症，从而引起腰背部一侧或两侧的弥漫性疼痛，是慢性腰腿痛中常见的疾病之一，多见于青壮年，有时外伤史不明显，常与职业和工作环境有一定关系。

（二）辨筋骨论治的相关解剖学基础

辨筋论治：运动脊柱的肌肉分为躯干前后两组，前组为胸肌和腹肌（间接作用于脊柱的肌肉），后组为背部肌肉、腰椎两侧肌肉、胸腰筋膜。

背部肌肉：浅侧肌肉由浅入深为斜方肌和背阔肌、肩胛提肌、菱形肌、上下后锯肌。深层肌肉由浅入深为夹肌、竖脊肌、横突棘肌、横突间肌、棘突间肌。

（三）病因病机

（1）长期劳损，如长时间的弯腰工作，或由于习惯性姿势不良，致使肌肉、筋膜及韧带持续牵拉，使肌肉内的压力增加，血供受阻，不通则痛。

（2）急性损伤之后未得到及时正确的治疗，或治疗不彻底，或反复多次损伤，致使受伤的腰肌筋膜不能完全修复。

（3）先天性畸形：如隐性骶椎裂使部分肌肉和韧带失去附着点，从而减弱了腰骶关节的稳定性；一侧腰椎骶化或骶椎腰化，两侧腰椎间小关节不对称使两侧腰背肌运动不一致，造成部分腰背肌代偿性劳损。

（4）风寒湿邪侵袭：可妨碍局部气血运行，促使和加速腰背肌肉、筋膜和韧带紧张痉挛而变性，从而引起腰痛。

（四）诊断

根据望诊三要素［望腰部形态及动态（即关节功能运动状态）、相关影像学、舌象等三个方面］＋触诊五要素（触摸的重点在筋骨触摸有没有出现"突、陷、板、软、痛"、神经系统检查、相关肌肉的神经支配、专科特殊检查及切脉等五个方面）来确定手法治疗方案。

1.望诊　望腰部形态及动态（即关节功能运动状态）、望相关影像学、望舌象三要素。

望腰部形态及动态　形态一般无异常，部分患者局部出现僵硬，腰部皮肤可增厚，皮下组织与深筋膜紧密粘连而出现橘皮样改变。动态分析可出现腰部伸屈、侧屈、旋转功能障碍。

望相关影像学　部分患者出现脊柱生理弧度的改变，或见第五腰椎骶化或第一骶椎腰化，无其他特异性改变。

望舌象　寒湿证者出现舌质淡，苔白或腻。肝肾亏虚偏阳虚者出现舌质淡胖。偏阴虚者出现舌红少苔。气血不足者出现舌淡而嫩。

2.触诊　筋骨触摸（有没有出现"突、陷、板、软、痛"）、神经系统检查、相关肌肉的神经支配、专科特殊检查、切脉等五要素。

筋骨触摸　有没有出现"突、陷、板、软、痛"。腰部动态及静态触诊在腰部有广泛压痛点，如竖脊肌、臀中肌、臀大肌紧张，棘间韧带、髂腰韧带（髂腰角）、臀中肌与臀大肌前缘交界处等部位，在骨突处压痛点反而不明显。两侧肌肉张力和周围肌肉张力不一等。

神经系统检查　无明显异常。

相关肌肉的神经支配　重点检查腰椎伸屈、侧屈及旋转的相关肌肉如竖脊肌、臀中肌、臀大肌、髂腰肌的神经支配。

专科特殊检查　无明显异常。

切脉　寒湿证者出现脉沉紧或濡缓。肝肾亏虚偏阳虚者出现脉沉细。偏阴虚者出现脉弦细数。气血不足者出现脉沉细弱。

（五）鉴别诊断

临床上本病常常与腰三横突综合征、椎间盘源性下腰痛、脊髓肿瘤、脊柱结核相鉴别。

（六）取穴重点

肾俞、大肠俞、大肠俞、关元俞、八髎、环跳、委中、阿是穴等穴位。

（七）手法治疗

根据筋骨评估重点确立手法治疗流程七要素：确立手法治疗的目标节段—确定何种手法进行组合（采用两步法，理筋和正骨）—确立治疗体位—确立正骨推拿手法治疗目标节段关节运动的解剖界限—确立所选手法的力学特征—治疗后的功能锻炼—验证流程。

例：两步四法治疗腰肌劳损

（1）确立手法治疗的目标节段：根据影像学和触诊我们选择手法操作的目标节段为L1～S1节段。

（2）确定何种手法进行组合（理筋或正骨）：通过两步四法，即第一步理筋（按揉法及弹拨法两种理筋手法），第二步正骨（腰椎前屈损伤选取垫枕背伸定点按压手法；旋转受限采取立体定位斜扳法）来治疗。

（3）确立治疗体位：根据病情我们选择俯卧体位、侧卧旋转体位。

（4）确立正骨推拿手法治疗目标节段关节运动的解剖界限：患者处于垫枕背伸或侧卧旋转体位时给予一定的下沉力（足够预备加载力）进行加压，使目标节段处于被动运动的极限位，为下一步的小振幅缓扳技术奠定安全基础。

（5）确立所选手法的力学特征［下沉力、缓扳（压）］：上述准备后，采用两步四法治疗腰肌劳损，具体操作如下。

第一步理筋：按揉法及弹拨法两种手法在疼痛部位点按肾俞、大肠俞、关元俞、八髎、环跳、委中、阿是穴等穴位操作，一般1～2分钟内完成。

第二步正骨：

第一种手法：垫枕背伸定点按压手法（纠正前屈功能受限），从L1～S1逐个节段性进行按压，发力方式：加压小振幅缓压（下沉力为主）10～30次，一般1分钟内完成。

第二种手法：立体定位斜扳法（纠正旋转功能受限），从L1～S1逐个节段性进行按压，发力方式：加压小振幅缓扳（下沉力为主）10～30次，一般1分钟内完成。

两步四法操作可以在2～4分钟内结束。

（6）治疗后的功能锻炼：可以建议患者加强背伸锻炼、小燕飞、拱桥（五点支撑）等功能锻炼。

（八）辨证论治

寒湿证者采用独活寄生汤。肝肾亏虚偏阳虚者采用肾气丸。偏阴虚者采用六味地黄丸。气血不足者采用正气理筋液。外用方面：可以配合七味通络镇痛包外敷。

（九）手法治疗后验证七大流程

（1）腰痛等主要症状有无明显减轻或消失。

（2）治疗后腰部或全身出现微热感或微出汗。

（3）通过望诊观察患者外形：腰椎前屈、后伸、侧屈、旋转功能的恢复情况，注意做到治疗前后对比、健侧和患侧对比。

（4）通过触诊检查"突、陷、板、软、痛"，观察竖脊肌、臀中肌、臀大肌紧张，棘间韧带、髂腰韧带、臀中肌与臀大肌前缘交界处的压痛点是否减轻或消失。

（5）通过触诊检查"突、陷、板、软、痛"，观察腰部健侧及患侧肌张力是否恢复正常或近于正常水平，注意治疗前后对比；健侧及患侧软组织因肌肉紧张而形成的条索及压痛点有没有消失或减轻，注意做到治疗前后对比。

（6）专科特殊检查情况：无。

（7）量表的检查：条件允许的情况下进行相关量表检查，如 VAS 评分检查疼痛。

（十）注意事项

（1）生活起居：急性发作期宜卧硬板床，腰部垫适当厚度的软垫。起床活动时需佩带腰围。慢性缓解期宜增强腰腹肌功能训练，并纠正日常工作和生活中不良用腰姿势，减少弯腰久坐负重等。

（2）饮食调理：饮食宜清淡、易消化，忌生冷油腻。

（3）情志调摄：保持心情舒畅。

第十三节　第 3 腰椎横突综合征

（一）定义

第 3 腰椎横突综合征，是指第 3 腰椎横突及附着于此处的软组织因急性损伤、慢性劳损及感受风寒湿邪，而发生无菌性炎症、粘连、变性及增厚，刺激腰脊神经而引起腰臀部疼痛的一种病症。好发于青壮年体力劳动者，男性多于女性，是临床常见的腰腿痛疾病之一。其中部分患者臀部疼痛和大腿后侧疼痛，是因为刺激了臀上皮神经（起于 L1 ～ L3 神经后支的外侧支）及腰丛神经的股外侧皮神经。

（二）辨筋骨论治的相关解剖学基础

腰 3 横突上附着的肌肉、韧带及筋膜等属于外源性稳定因素，而腰 3 横突是属于内源性稳定因素。

辨筋论治：腹横肌、腰方肌、腰大肌、竖脊肌及腰背筋膜是重点。其中腰椎横突前侧是腰方肌、腰大肌，横突的背侧有竖脊肌、腹横肌、腹内外斜肌，腰 2 横突前侧有膈肌，横突和棘突之间有横突棘肌，横突之间有横突间肌。

辨骨论治：腰 3 横突是重点。

（三）病因病机

（1）外力所致：腰部突然前屈或侧屈时，使附着于第 3 腰椎横突上的肌肉、筋膜超过其承受力量而引起损伤。

（2）劳损所致：长期从事弯腰工作的人，因动作的不协调，腰背部肌肉收缩而使肥大的第 3 腰椎横突周围软组织被牵拉，附于横突上的深筋膜被撕裂而造成损伤；或因腰部肌肉上下滑动与腰 3 横突形成保护性滑囊，在同侧或对侧肌肉牵拉作用力与反作用力影响下损伤。

（3）外感风寒湿邪：局部可出现肌肉痉挛，小血管收缩，影响到局部的代谢和营养，造成本病。

（四）诊断

根据望诊三要素 [望腰部形态及动态（即关节功能运动状态）、相关影像学、舌象等三个方面]+ 触诊五要素（触摸的重点在筋骨触摸有没有出现"突、陷、板、软、痛"、神经系统检查、相关肌肉的神经支配、专科特殊检查及切脉等五个方面）来确定手法治疗方案。

1. 望诊　望腰部形态及动态（即关节功能运动状态）、望相关影像学、望舌象三要素。

望腰部形态及动态　形态一般无异常，部分患者腰椎局部出现肿胀。动态分析可出现腰部伸屈、侧屈、旋转功能障碍。

望相关影像学　X 线检查通常无异常发现，少数患者可见第 3 腰椎横突较长或肥大改变，有时横突左右不对称，生理前凸减小或消失。

望舌象　寒湿证者出现舌质淡，苔白或腻。肝肾亏虚偏阳虚者出现舌质淡胖。偏阴虚者出现舌红少苔。气血不足者出现舌淡而嫩。

2. 触诊　筋骨触摸（有没有出现"突、陷、板、软、痛"）、神经系统检查、相关肌肉的神经支配、专科特殊检查、切脉等五要素。

筋骨触摸　有没有出现"突、陷、板、软、痛"。腰部动态及静态触诊：在第 3 腰椎横突外缘，相当于第 3 腰椎棘突旁 4cm 处，有明显压痛，并可触及条索状或结节状物，按压时由于第 3 腰神经分支受刺激可引起大腿及膝部的放射痛但痛不过膝。两侧肌肉张力和周围肌肉张力不一。

神经系统检查　无明显异常。

相关肌肉的神经支配　重点检查腰椎伸屈、侧屈及旋转的相关肌肉，如腹横肌、腰方肌、腰大肌、竖脊肌等肌肉的神经支配。

专科特殊检查　直腿抬高试验可为阳性，但直腿抬高加强试验为阴性。

切脉　寒湿证者出现脉沉紧或濡缓。肝肾亏虚偏阳虚者出现脉沉细。偏阴虚者出现脉弦细数。气血不足者出现脉沉细弱。

（五）鉴别诊断

临床上本病常常与腰肌劳损、腰椎间盘突出症、梨状肌综合征相鉴别。

（六）取穴重点

肾俞、承扶、委中、阿是穴等穴位。

（七）手法治疗

根据筋骨评估重点确立手法治疗流程七要素：确立手法治疗的目标节段—确定何种手法进行组合（采用两步法，理筋和正骨）—确立治疗体位—确立正骨推拿手法治疗目标节段关节运动的解剖界限—确立所选手法的力学特征—治疗后的功能锻炼—验证流程。

例：两步四法治疗第 3 腰椎（简称腰 3）横突综合征

（1）确立手法治疗的目标节段：根据影像学和触诊我们选择手法操作的目标节段为腰3横突及下方。

（2）确定何种手法进行组合（理筋或正骨）：通过两步四法，即第一步理筋（按揉法及弹拨法两种理筋手法），第二步正骨(前屈功能受限采取垫枕背伸定点按压手法; 腰椎侧屈、旋转受限采取立体定位斜扳法）来治疗。

（3）确立治疗体位：根据病情我们选择俯卧体位、侧卧旋转体位。

（4）确立正骨推拿手法治疗目标节段关节运动的解剖界限：患者处于侧卧旋转体位时给予一定的下沉力（足够预备加载力）进行加压，使目标节段处于被动运动的极限位，为下一步的小振幅缓扳技术奠定安全基础。

（5）确立所选手法的力学特征（下沉力、缓扳）：上述准备后，采用两步四法治疗第3腰椎横突综合征，具体操作如下。

第一步理筋：按揉法及弹拨法两种手法在疼痛部位点按肾俞、气海俞、承扶、委中、阿是穴等穴位操作，一般 1～2 分钟内完成。

第二步正骨：

第一种手法：垫枕背伸定点按压手法（纠正前屈功能受限），从腰3进行按压，发力方式：加压小振幅缓压（下沉力为主）10～30 次，一般 1 分钟内完成。

第二种手法：立体定位斜扳法（纠正旋转功能受限），从腰3进行按压，发力方式：加压小振幅缓扳（下沉力为主）10～30 次，一般 1 分钟内完成。

两步四法操作可以在 3～5 分钟内结束。

（6）治疗后的功能锻炼：可以建议患者加强背伸锻炼、小燕飞、拱桥（五点支撑）等功能锻炼。

（八）辨证论治

寒湿证者采用独活寄生汤。肝肾亏虚偏阳虚者采用右归丸，偏阴虚者采用左归丸。气血不足者采用正气理筋液。外用方面：可以配合七味通络镇痛包外敷。

（九）手法治疗后验证七大流程

（1）腰痛等主要症状有无明显减轻或消失。

（2）治疗后腰部或全身出现微热感或微出汗。

（3）通过望诊观察患者外形：腰椎前屈、后伸、侧屈、旋转功能的恢复情况，注意做到治疗前后对比、健侧和患侧对比。

（4）通过触诊检查"突、陷、板、软、痛"，观察第 3 腰椎横突外缘处的压痛点是否减轻或消失。

（5）通过触诊检查"突、陷、板、软、痛"，观察腰部腹横肌、腰方肌、腰大肌、竖脊肌等肌肉健侧及患侧肌张力是否恢复正常或近于正常水平，注意治疗前后对比；健侧及患侧软组织因肌肉紧张而形成的条索及压痛点有没有消失或减轻，注意做到治疗前后对比。

（6）专科特殊检查情况：直腿抬高试验可由阳性转为阴性。

（7）量表的检查：条件允许的情况下进行相关量表检查，如 VAS 评分检查疼痛。

（十）注意事项

（1）多休息，注意腰部保暖，忌受凉及劳累。

（2）适当功能锻炼，急性期应休息，慢性期应加强腰背肌锻炼。

（3）避免腰部过多地屈伸和旋转活动。

第十四节　腰椎骶化与骶椎腰化症

（一）定义

腰椎骶化与骶椎腰化都是先天性脊柱畸形，是较常见的骨骼解剖上的变异。所说的腰椎骶化是指第 5 腰椎与骶骨相连而变成了骶椎的形态而言；所说的骶椎腰化是指第 1 骶椎与骶骨分开变成腰椎的形态而言。骨骼发育上的异常并不引起临床症状，然而由于其解剖结构上的这一弱点，常常会使脊柱失稳，一个是腰骶关节失稳；另一个是周围肌肉韧带损伤。以腰骶部酸痛为主要临床表现。

（二）辨筋骨论治的相关解剖学基础

辨筋论治：重点在于椎间韧带、关节囊发育不良或附着点有变异，韧带受力也不均衡。

辨骨论治：重点在于腰骶关节失稳。

（三）病因病机

（1）先天畸形：腰椎骶化与骶椎腰化都是先天性脊柱畸形，骨骼解剖上的变异容易导致关节失稳。

（2）外力损伤及慢性劳损的基础上，加上先天畸形，逐渐发生水肿、炎症和粘连，刺激腰脊神经后支而引起慢性腰痛。

（四）诊断

根据望诊三要素 [望腰部形态及动态（即关节功能运动状态）、相关影像学、舌象等三个方面]+ 触诊五要素（触摸的重点在筋骨触摸有没有出现"突、陷、板、软、痛"、神经系统检查、相关肌肉的神经支配、专科特殊检查及切脉等五个方面）来确定手法治疗方案。

1. 望诊　望腰部形态及动态（即关节功能运动状态）、望相关影像学、望舌象三要素。

望腰部形态及动态　形态一般无异常，部分患者腰骶局部出现肿胀。动态分析腰部伸屈、侧屈、旋转功能障碍情况。

望相关影像学　X 线检查可确诊，腰椎骶化可见第 5 腰椎横突增宽，可为双侧亦可为单侧，可有假关节形成；第 5 腰椎与骶椎间隙变窄或消失；椎体边缘可有退行性骨质改变。骶椎腰化可见第 1 骶椎与骶骨分离，形成第 6 腰椎。

望舌象　寒湿证者出现舌质淡，苔白或腻。肝肾亏虚偏阳虚者出现舌质淡胖。偏阴虚者出现舌红少苔。

2. 触诊　筋骨触摸（有没有出现"突、陷、板、软、痛"）、神经系统检查、相关肌肉的神经支配、专科特殊检查、切脉等五要素。

筋骨触摸　有没有出现"突、陷、板、软、痛"。腰部动态及静态触诊：第 5 腰椎或第 1 骶椎处有压痛，并可触及条索状或结节状物，患处肌肉张力和健侧肌肉张力不一。

神经系统检查　无明显异常。

肌肉的神经支配　重点检查腰椎伸屈、侧屈及旋转的相关肌肉如腰方肌、腰大肌、竖脊肌等肌肉的神经支配。

专科特殊检查　直腿抬高试验亦可呈阳性，但是加强试验为阴性。

切脉　寒湿证者出现脉沉紧或濡缓。肝肾亏虚偏阳虚者出现脉沉细，偏阴虚者出现脉弦细数。

（五）鉴别诊断

临床上本病常常与腰骶关节损伤、骶髂关节紊乱、腰肌劳损、急性腰扭伤相鉴别。

（六）取穴重点

肾俞、大肠俞、八髎、秩边、阿是穴等穴位。

（七）手法治疗

根据筋骨评估重点确立手法治疗流程七要素：确立手法治疗的目标节段—确定何种手法进行组合（采用两步法，理筋和正骨）—确立治疗体位—确立正骨推拿手法治疗目标节段关节运动的解剖界限—确立所选手法的力学特征—治疗后的功能锻炼—验证流程。

例：两步四法治疗腰椎骶化与骶椎腰化症

（1）确立手法治疗的目标节段：根据影像学和触诊我们选择手法操作的目标节段为腰骶关节。

（2）确定何种手法进行组合（理筋或正骨）：通过两步四法，即第一步理筋（按揉法及弹拨法两种理筋手法），第二步正骨（腰骶关节后错位采用垫枕背伸定点按压手法；前错位采用平卧位双侧屈膝屈髋按压手法；旋转错位采用立体定位斜扳法）来治疗。

（3）确立治疗体位：根据病情我们选择俯卧体位、侧卧旋转体位、仰卧体位。

（4）确立正骨推拿手法治疗目标节段关节运动的解剖界限：操作前先给予一定的下沉力(足够预备加载力)进行加压，使目标节段处于被动运动的极限位，为下一步的小振幅快扳、缓扳技术奠定安全基础。

（5）确立所选手法的力学特征［下沉力、爆发力、快扳（压）、缓扳（压）］：上述准备后，采用两步四法治疗腰椎骶化与骶椎腰化症，具体操作如下。

第一步理筋：按揉法及弹拨法两种手法在疼痛部位点按肾俞、大肠俞、八髎、秩边、阿是穴等穴位。一般 1～2 分钟内完成。

第二步正骨（图9-14）：

第一种手法：垫枕背伸定点按压手法治疗腰骶关节后错位；或者平卧位双侧屈膝屈髋按压手法治疗前错位，发力方式：以加压小振幅快压（爆发力手法）1～7次或加压小振幅缓压（下沉力手法）10～30次，一般1分钟内完成。

第二种手法：立体定位斜扳法纠正旋转错位，发力方式：以加压小振幅快扳（爆发力手法）1～7次或加压小振幅缓扳（下沉力手法）10～30次，一般1分钟内完成。

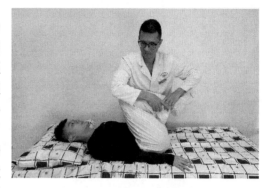

图9-14　双侧屈膝屈髋按压法

两步四法操作可以在3～4分钟内结束。

（6）治疗后的功能锻炼：可以建议患者加强背伸锻炼、小燕飞、拱桥（五点支撑）等功能锻炼。

（八）辨证论治

寒湿证者采用独活寄生汤。肝肾亏虚偏阳虚者采用右归丸，偏阴虚者采用左归丸。外用方面：可以配合七味通络镇痛包外敷。

（九）手法治疗后验证七大流程

（1）腰骶痛等主要症状有无明显减轻或消失。

（2）治疗后腰部或全身出现微热感或微出汗。

（3）通过望诊观察患者外形：腰椎前屈、后伸、侧屈、旋转功能的恢复情况，注意做到治疗前后对比、健侧和患侧对比。

（4）通过触诊检查"突、陷、板、软、痛"，观察腰骶关节处的压痛点是否减轻或消失。

（5）通过触诊检查"突、陷、板、软、痛"，观察腰部腰方肌、腰大肌、竖脊肌等肌肉健侧及患侧肌张力是否恢复正常或近于正常水平，注意治疗前后对比；健侧及患侧软组织因肌肉紧张而形成的条索及压痛点有没有消失或减轻，注意做到治疗前后对比。

（6）专科特殊检查情况：直腿抬高试验可由阳性转为阴性。

（7）量表的检查：条件允许的情况下进行相关量表检查，如VAS评分检查疼痛。

（十）注意事项

（1）多休息，注意腰部保暖，忌受凉及劳累。

（2）适当功能锻炼，急性期应休息，慢性期应加强腰背肌锻炼。

（3）避免腰部过多地屈伸和旋转活动。

第十五节　腰椎退行性滑脱

（一）定义

腰椎退行性滑脱是指腰椎自发性移位，又称腰椎假性滑脱。本病因退行性骨关节病而造成一个椎体或数个椎体向前或向后移位，移位距离一般不超过椎体的 4/5，多发生于 45 岁以上的女性，病程可长达数年至数十年。以腰痛、臀部及大腿后疼痛，劳累弯腰时加重，卧床休息减轻或缓解，严重者可伴有间歇性跛行、下肢放射痛及麻木，甚至出现会阴部麻木和小便障碍等主要临床表现。

（二）辨筋骨论治的相关解剖学基础

辨筋论治：多裂肌、竖脊肌、横突间肌、棘突间肌为关键因素。

辨骨论治：腰椎退行性滑脱好发于第 4、5 腰椎水平。

（三）病因病机

（1）第 4 腰椎下关节突前面磨损较多，易致第 4 腰椎向前滑脱，关节突关节的相互磨损也可导致第 5 腰椎向后滑脱。腰椎的滑脱使椎管扭曲，管径变小，黄韧带增生肥厚，造成椎管狭窄。

（2）女性腰椎关节面稳定性较男性差，月经期或绝经后内分泌改变，导致韧带松弛、骨质疏松，易发生腰椎滑脱。

（四）诊断

根据望诊三要素［望腰部形态及动态（即关节功能运动状态）、相关影像学、舌象等三个方面］+ 触诊五要素（触摸的重点在筋骨触摸有没有出现"突、陷、板、软、痛"、神经系统检查、相关肌肉的神经支配、专科特殊检查及切脉等五个方面）来确定手法治疗方案。

1. 望诊 望腰部形态及动态（即关节功能运动状态）、望相关影像学、望舌象三要素。

望腰部形态及动态 腰生理弧度：腰椎前凸增加，臀部后凸。马尾神经受压出现跛行步态。腰部伸屈、侧屈、旋转功能障碍。

望相关影像学 X 线检查：腰椎侧位片可见椎体向前滑脱，滑脱间隙多在 L4/5，滑脱程度多在 30% 以下。前后位片示下关节呈"W"型。斜位片排除椎弓根峡部断裂造成的脊椎滑脱。CT 扫描可见小关节增生、呈矢状位，MRI 检查可显示硬膜囊受压狭窄程度。一般腰椎前后平行滑移大于 2mm。

一般要求患者拍正侧双斜位及过伸过屈侧位片。

望舌象 血瘀证者出现舌质暗紫，或有瘀斑。寒湿证者出现舌质淡，苔白或腻。湿热证者出现苔黄腻。肝肾亏虚偏阳虚者出现舌质淡胖，偏阴虚者出现舌红少苔。气血不足者出现舌淡而嫩。

2. 触诊 筋骨触摸（有没有出现"突、陷、板、软、痛"）、神经系统检查、相关肌肉的神经支配、专科特殊检查、切脉等五要素。

筋骨触摸 有没有出现"突、陷、板、软、痛"。腰部动态及静态触诊可以在下腰部棘突处触及小凹陷或台阶感，脊柱两侧肌肉张力，一侧板结而一侧松软等，病变部位椎旁有压痛、叩击痛，并向下肢放射。

神经系统检查 下肢受累神经支配区有感觉过敏或迟钝，病程长者可出现肌肉萎缩。

相关肌肉的神经支配 重点检查腰椎伸屈、侧屈及旋转的相关肌肉，如竖脊肌（尤其是多裂肌、回旋肌、横突棘突间肌）、腰大肌、腰方肌、腹直肌、腹内外斜肌、腹横肌等神经支配。

专科特殊检查　直腿抬高试验阳性，Kempt征阳性。

切脉　血瘀证者出现脉弦紧或涩。寒湿证者出现脉沉紧或濡缓。湿热证者出现脉濡数或弦数。肝肾亏虚偏阳虚者出现脉沉细，偏阴虚者出现脉弦细数。气血不足者出现脉沉细弱。

（五）鉴别诊断

临床上本病常常与真性滑脱、骨质疏松症、腰肌劳损、退行性脊柱炎、腰椎间盘突出症、脊柱结核、脊柱肿瘤、腰椎管狭窄症相鉴别。

（六）取穴重点

2～3组对穴，腰阳关、大肠俞、环跳、居髎、承扶、委中、承山、阳陵泉、绝骨、阿是穴等穴位。

（七）手法治疗

Ⅱ°滑脱之内运用手法治疗较好，根据筋骨评估重点确立手法治疗流程七要素：确立手法治疗的目标节段—确定何种手法进行组合（采用两步法，理筋和正骨）—确立治疗体位—确立正骨推拿手法治疗目标节段关节运动的解剖界限—确立所选手法的力学特征—治疗后的功能锻炼—验证流程。

例1：两步四法治疗腰椎向后滑脱（L4/5节段）

（1）确立手法治疗的目标节段：根据影像学和触诊我们选择手法操作的目标节段为L4/5节段棘突及髂骨翼。

（2）确定何种手法进行组合（理筋或正骨）：治疗的靶点为筋骨紊乱复合体，通过两步四法，即第一步理筋（按揉法及弹拨法两种理筋手法），第二步正骨（向后方滑脱选取垫枕背伸定点按压手法；侧方错位选取立体定位斜扳法）来纠正筋骨紊乱状态。

（3）确立治疗体位：根据关节向后方伴侧方错位的情况我们选择垫枕背伸体位、侧卧旋转体位。

（4）确立正骨推拿手法治疗目标节段关节运动的解剖界限（关节是主动运动极限还是被动运动极限）；爆发力冲击之前，患者处于垫枕背伸体位或侧卧旋转体位时给予一定的下沉力（足够预备加载力）进行加压，使目标节段处于被动运动的极限位，为下一步的小振幅快扳技术及缓扳技术奠定安全基础。

（5）确立所选手法的力学特征［下沉力、爆发力、快扳（压）、缓扳（压）］：上述准备后，采用两步四法治疗腰椎滑脱（L4/5节段），具体操作如下。

第一步理筋：按揉法及弹拨法两种手法在大肠俞、关元俞、环跳、委中穴位操作，一般1~2分钟内完成。

第二步正骨：

第一种手法：垫枕背伸定点按压手法（针对向后滑脱），发力方式：以加压小振幅快压（爆发力手法）1～7次或加压小振幅缓压（下沉力手法）10～30次，一般1分钟内完成。

第二种手法：立体定位斜扳法（针对侧方错位），发力方式：以加压小振幅快扳（爆发力手法）1～7次或者加压小振幅缓扳（下沉力手法）10～30次，一般1分钟内完成。

操作在3～4分钟内结束。

例2：两步四法治疗腰椎向前滑脱（L4/5节段）

第一步理筋：按揉法及弹拨法两种手法在大肠俞、关元俞、环跳、委中穴位操作，一般1～2分钟内完成。

第二步正骨：

第一种手法：屈膝屈髋按压手法（针对向前滑脱），发力方式以加压小振幅快压（爆发力手法）1～7次或加压小振幅缓压（下沉力手法）10～30次，一般1分钟内完成。

第二种手法：立体定位斜扳（针对侧方错位），发力方式：以加压小振幅快扳（爆发力手法）1～7次或加压小振幅缓扳（下沉力手法）10～30次，一般1分钟内完成。

操作在3～4分钟内结束。

（6）治疗后的功能锻炼：可以建议患者加强腰腹肌群锻炼。

（八）辨证论治

部分临床症状严重或经过手法治疗后反复发作患者，根据舌脉：血瘀证者采用桃红四物汤或复元活血汤。寒湿证者采用独活寄生汤，湿热证者采用四妙散或甘露消毒丹。肝肾亏虚偏阳虚者采用右归丸，偏阴虚者采用左归丸。气血不足者采用正气理筋液。外用方面：除了湿热证型外其他证型均可以配合七味通络镇痛包外敷。

（九）手法治疗后验证七大流程

（1）腰痛、下肢放射痛等主要症状有无明显减轻或消失。

（2）治疗后腰部或全身出现微热感或微出汗。

（3）通过望诊观察患者外形：腰部曲度有没有恢复，通过望诊动态判断前屈、后伸、侧屈、旋转功能的恢复情况，注意做到治疗前后对比、健侧和患侧对比。

（4）通过触诊检查"突、陷、板、软、痛"，观察腰椎棘突、横突、关节突关节是否已恢复到正常的位置及各骨性突起的压痛点是否减轻或消失，尤其是下腰部棘突处可触及小凹陷或台阶感有没有改善，叩击时放射痛有没有减轻或消失。

（5）通过触诊检查"突、陷、板、软、痛"，观察腰部两侧肌张力是否恢复正常或近于正常水平，注意治疗前后对比；两侧软组织因肌肉紧张而形成的条索及压痛点有没有消失或减轻；注意做到治疗前后对比、健侧和患侧对比。

（6）专科特殊检查情况：直腿抬高试验及Kempt征由阳性转为阴性。

（7）量表的检查：条件允许的情况下进行相关量表检查，如VAS评分检查疼痛；JOA量表检查腰椎状况等。

（十）注意事项

（1）多卧床休息，注意腰部保暖，忌受凉及劳累。

（2）症状缓解或轻症者可加强腰腹肌锻炼。

（3）避免弯腰搬重物、久坐等。

第十六节　腰椎管狭窄症

（一）定义

凡造成腰椎管、神经根管及椎间孔隧道的变形或狭窄而引起马尾神经或神经根受压，出现腰腿痛、间歇性跛行、尿急或排尿困难、双下肢不完全瘫痪、马鞍区麻木、肢体感觉减退及二便障碍等临床症状称为腰椎管狭窄症。本病又称腰椎管狭窄综合征，多见于中、老年人，约80%发生于40～60岁，男性患者较女性患者多见，体力劳动者多见。一般认为，X线片测量腰椎管的矢状径小于14mm者为椎管狭窄，椎管中矢状径小于10mm者为绝对狭窄，15～17mm者为相对狭窄。其中成年人腰椎管的形态：L2、L3椎管为圆形，L4为三角形，L5为三叶形。根据狭窄部位分为中央型、根管型（侧隐窝型）、混合型，中央型的典型表现为间歇性跛行，根管型（侧隐窝型）有典型的根性神经根放射痛而无典型的间歇性跛行。

（二）辨筋骨论治的相关解剖学基础

辨筋论治：多裂肌、腰大肌、髂腰肌是关键因素。

辨骨论治：腰椎关节突关节、腰骶关节、骶髂关节是关键因素。

（三）病因病机

（1）先天畸形：先天性腰椎管狭窄是指椎管本身由于先天性或发育性因素而致的腰椎管狭窄，表现为腰椎管的前后径和横径均匀一致性狭窄，如先天性椎弓根短小、两侧椎弓根间距较短、椎板肥厚、软骨发育不全等，均可造成椎管的狭窄。

（2）后天退变：后天性腰椎管狭窄主要由于椎间盘退变、腰椎椎体间失稳、椎间关节突关节松动，导致腰椎退行性变，腰椎骨质增生，黄韧带松弛、肥厚或内陷，关节突关节松动、增生或肥大，椎板肥厚等均可使腰椎管内径缩小，椎管内有效容积减少，这些退变和增生均可导致椎管狭窄，达到一定程度后可引起脊神经根或马尾神经受挤压而发病。

（3）医源性损伤：不当手术所致。

（四）诊断

根据望诊三要素［望腰部形态及动态（即关节功能运动状态）、相关影像学、舌象等三个方面］＋触诊五要素（触摸的重点在筋骨触摸有没有出现"突、陷、板、软、痛"、神经系统检查、相关肌肉的神经支配、专科特殊检查及切脉等五个方面）来确定手法治疗方案。

1.望诊　望腰部形态及动态（即关节功能运动状态）、望相关影像学、望舌象三要素。

望腰部形态及动态　常见间歇性跛行，脊柱侧弯及生理曲度改变一般较轻；腰部伸屈、侧屈、旋转功能障碍。

望相关影像学

腰椎正、侧位片：正位片示椎体骨质增生，两侧关节突关节增生、肥大，关节面的方向接近矢状位，椎弓根增粗，椎弓根间距变窄，椎板增厚，密度增高。侧位片示椎间隙狭窄，椎弓根变短，椎弓及关节突关节骨质增生，密度增高，椎体滑脱。

CT及MR：CT检查可显示椎体后缘骨质增生呈骨唇或骨嵴，椎管矢状径变小；关节突关节增生、肥大，向椎管内突出，椎管呈三叶形，中央椎管、侧隐窝部狭窄，黄韧带肥厚等征象。MRI可提供椎管的矢状面、冠状面及轴位横断面的影像，清晰地显示硬膜囊的受压情况，以及椎管内的肿瘤、血肿等病变。

望舌象 血瘀证者出现舌质暗紫，或有瘀斑。寒湿证者出现舌质淡，苔白或腻。湿热证者出现苔黄腻。肝肾亏虚偏阳虚者出现舌质淡胖，偏阴虚者出现舌红少苔。气血不足者出现舌淡而嫩。

2.触诊 筋骨触摸（有没有出现"突、陷、板、软、痛"）、神经系统检查、相关肌肉的神经支配、专科特殊检查、切脉等五要素。

筋骨触摸 有没有出现"突、陷、板、软、痛"。腰部动态及静态触诊可以在相应病变节段（如椎体棘突或横突、关节突关节）触及压痛、放射痛，甚至可以触及单个椎体或多个椎体前后、侧向、旋转错缝。脊柱两侧肌肉张力，一侧板结而一侧松软等，病变部位椎旁有压痛、叩击痛，并向下肢放射。

神经系统检查 部分患者可出现下肢肌肉萎缩，以胫前肌和趾长伸肌最明显，小腿外侧痛觉减退或消失，跟腱反射减弱或消失，膝反射一般无变化。如有马尾神经受压可出现鞍区麻木，肛门括约肌松弛、无力或男性性功能障碍。

相关肌肉的神经支配 重点检查腰椎伸屈、侧屈及旋转的相关肌肉，如竖脊肌（尤其是多裂肌、回旋肌、横突棘突间肌）、腰大肌、腰方肌、腹直肌、腹内外斜肌、腹横肌等的神经支配。

专科特殊检查 中央管狭窄时直腿抬高试验为阴性，根管型狭窄时直腿抬高试验为阳性，腰部后伸试验为阳性，Kemp征阳性。

切脉 血瘀证者出现脉弦紧或涩。寒湿证者出现脉沉紧或濡缓。湿热证者出现脉濡数或弦数。肝肾亏虚偏阳虚者出现脉沉细，偏阴虚者出现脉弦细数。气血不足者出现脉沉细弱。

（五）鉴别诊断

临床上本病常常与真性滑脱、骨质疏松症、腰肌劳损、退行性脊柱炎、腰椎间盘突出症、脊柱结核、脊柱肿瘤相鉴别。

（六）取穴重点

2～3组对穴，腰阳关、气海俞、大肠俞、关元俞、命门等穴位。

（七）手法治疗

根据筋骨评估重点确立手法治疗流程七要素：确立手法治疗的目标节段—确定何种手法进行组合（采用两步法，理筋和正骨）—确立治疗体位—确立正骨推拿手法治疗目标节段关节运动的解剖界限—确立所选手法的力学特征—治疗后的功能锻炼—验证流程。

例：两步五法治疗腰椎管狭窄（L4/5节段）

（1）确立手法治疗的目标节段：根据影像学和触诊我们选择手法操作的目标节段为L4/5节段棘突及髂骨翼。

（2）确定何种手法进行组合（理筋或正骨）：治疗的靶点为筋骨紊乱复合体，通过两步五法，即第一步理筋（按揉法及弹拨法两种理筋手法），第二步正骨（伸屈功能障碍选取垫枕背伸定点按压手法及屈膝屈髋按压手法；旋转功能障碍选取立体定位斜扳法）来纠正筋骨紊乱状态。

（3）确立治疗体位：根据腰椎活动功能障碍情况我们选择垫枕背伸体位、侧卧旋转体位。

（4）确立正骨推拿手法治疗目标节段关节运动的解剖界限（关节是主动运动极限还是被动运动极限）：爆发力冲击之前，患者处于垫枕背伸体位或侧卧旋转体位时给予一定的下沉力（足够预备加载力）进行加压，使目标节段处于被动运动的极限位，为下一步的小振幅快扳技术及缓扳技术奠定安全基础。

（5）确立所选手法的力学特征［下沉力、爆发力、快扳、缓扳（压）］：上述准备后，采用两步五法治疗腰椎管狭窄（L4/5 节段），具体操作如下。

第一步理筋：按揉法及弹拨法两种手法在腰阳关、气海俞、大肠俞、关元俞、命门等穴位操作，一般 1～2 分钟内完成。

第二步正骨：

第一种手法：垫枕背伸定点按压手法（针对伸屈功能障碍），发力方式：以加压小振幅快压（爆发力手法）1～7 次，加压小振幅缓压（下沉力手法）10～30 次，一般 1 分钟内完成。

第二种手法：屈膝屈髋按压手法（针对伸屈功能障碍），发力方式：以加压小振幅快压（爆发力手法）1～7 次，加压小振幅缓压（下沉力手法）10～30 次，一般 1 分钟内完成。

第三种手法：立体定位斜扳法（针对旋转功能障碍），发力方式：以加压小振幅快扳（爆发力手法）1～7 次或加压小振幅缓扳法（下沉力手法）10～30 次，一般 1 分钟内完成。

两步五法治疗腰椎管狭窄（L4/5 节段）可以在 4～5 分钟内结束。

（6）治疗后的功能锻炼：建议患者加强背伸锻炼、三点或五点支撑、小燕飞等功能锻炼。

（八）辨证论治

根据舌脉：血瘀证者采用桃红四物汤或复元活血汤。寒湿证者采用独活寄生汤，湿热证者采用四妙散或甘露消毒丹。肝肾亏虚偏阳虚者采用右归丸，偏阴虚者采用左归丸。气血不足者采用正气理筋液、归脾汤加减，偏气虚者采用补阳还五汤加减，偏血虚者采用当归四逆汤加减。外用方面：除了湿热证型外其他证型均可以配合七味通络镇痛包外敷。

（九）手法治疗后验证七大流程

（1）腰痛、下肢放射痛、间歇性跛行等主要症状有无明显减轻或消失。

（2）治疗后腰部或全身出现微热感或微出汗。

（3）通过望诊观察患者外形：跛行、脊柱侧弯有没有改善，腰部曲度有没有恢复，通过望诊动态判断前屈、后伸、侧屈、旋转功能的恢复情况，注意做到治疗前后对比、健侧和患侧对比。

（4）通过触诊检查"突、陷、板、软、痛"，观察腰椎棘突、横突、关节突关节是否已恢复到正常的位置及各骨性突起的压痛点是否减轻或消失，叩击时放射痛有没有减轻或消失。

（5）通过触诊检查"突、陷、板、软、痛"，观察腰部两侧肌张力是否恢复正常或近于正常水平，注意治疗前后对比；两侧软组织因肌肉紧张而形成的条索及压痛点有没有消失或减轻；注意做到治疗前后对比、健侧和患侧对比。

（6）专科特殊检查情况：直腿抬高试验、腰部后伸试验、Kemp 征由阳性转为阴性。

（7）量表的检查：条件允许的情况下进行相关量表检查，如 VAS 评分检查疼痛；JOA量表检查腰椎状况等。

（十）注意事项

（1）多卧硬板床休息，注意腰部保暖，忌受凉及劳累。
（2）症状缓解或轻症者可加强腰腹肌锻炼。
（3）避免弯腰搬重物、久坐等。
（4）保守治疗 2 ～ 3 个月无效者，可考虑手术治疗。

第十七节　骶髂关节紊乱

（一）定义

骶髂关节紊乱是指骶骨与髂骨的耳状关节在外力和其他致病因素的作用下，导致该关节内外力学环境失衡和相关软组织损伤，并引起腰腿疼痛等临床症状，俗称"骶髂关节错缝、半脱位"。

（二）辨筋骨论治的相关解剖学基础

辨筋论治：骶髂前韧带、骶髂骨间韧带、骶髂后韧带、骶结节韧带、骶棘韧带、髂腰韧带、竖脊肌、背阔肌、臀大肌、梨状肌、股二头肌是关键因素。

辨骨论治：骶骨和髂骨构成的骶髂关节、腰骶关节、骨盆、耻骨联合是关键因素。

（三）病因病机

（1）急性损伤：如突然滑倒，或弯腰负重时突然扭闪，使骶髂骨间韧带受到损伤，使骶髂关节扭伤移位。

（2）慢性劳损：长期习惯性单侧下肢负重或长期弯腰工作或抬举重物，可促使骶髂关节退行性变，久之发生损伤。

（3）妇女妊娠期可使韧带松弛和伸长，或者分娩时扩张骨盆而引起扭伤，甚至出现关节半脱位。

（四）诊断

根据望诊三要素［望腰部、骨盆形态及动态（即关节功能运动状态），相关影像学，舌象等三个方面］+触诊五要素（触摸的重点在筋骨触摸有没有出现"突、陷、板、软、痛"、神经系统检查、相关肌肉的神经支配、专科特殊检查及切脉等五个方面）来确定手法治疗方案。

1. 望诊　望腰部、骨盆形态及动态（即关节功能运动状态）、望相关影像学、望舌象三要素。

望腰部、骨盆形态及动态　骨盆倾斜，脊柱侧凸，呈"歪臀跛行"的特殊姿势。腰部伸屈、侧屈、旋转功能障碍，髋关节及骶髂关节活动功能障碍。

望相关影像学　骨盆 X 线片可见患侧骶髂关节间隙略为增宽，耻骨联合两侧高度不在同一水平；部分患者可见关节边缘增生或骨密度增高。其他间接征象可见两侧髂嵴左右不等高，髋骨左右不等宽，闭孔左右不对称，骶骨不居中。骶髂关节 CT 扫描可见关节间隙不对称。

望舌象　血瘀证者出现舌质暗紫，或有瘀斑。寒湿证者出现舌质淡，苔白或腻。肝肾亏虚偏阳虚者出现舌质淡胖，偏阴虚者出现舌红少苔。

2. 触诊　筋骨触摸（有没有出现"突、陷、板、软、痛"）、神经系统检查、相关肌肉的神经支配、专科特殊检查、切脉等五要素。

筋骨触摸　有没有出现"突、陷、板、软、痛"。患侧骶髂关节较健侧凸起或凹陷，有压痛、叩击痛，有时可触及痛性筋结；两侧髂后上棘、髂后下棘等骨性标志不对称，髂嵴不等高、骶棘不居中或骶骨沟不对称；双下肢有外观上的不等长。腰部动态及静态触诊可以在相应病变节段（如椎体棘突或横突、关节突关节）触及压痛、放射痛，甚至可以触及单个椎体或多个椎体前后、侧向、旋转错缝。腰骶部两侧肌肉张力，一侧板结而一侧松软等，病变部位椎旁有压痛、叩击痛，并向下肢放射。

神经系统检查　一般无明显异常。

相关肌肉的神经支配　重点检查腰椎及骨盆活动功能的相关肌肉如竖脊肌、髂腰肌、臀大肌、梨状肌、股二头肌等的神经支配。

专科特殊检查　骨盆分离及挤压试验、骶髂关节旋转试验、"4"字试验、床边试验、下肢后伸试验、单足站立试验等可出现阳性。

切脉　血瘀证者出现脉弦紧或涩。寒湿证者出现脉沉紧或濡缓。肝肾亏虚偏阳虚者出现脉沉细。偏阴虚者出现脉弦细数。

（五）鉴别诊断

临床上本病常常与腰椎间盘突出症、脊髓肿瘤、脊柱结核、梨状肌综合征、臀上皮神经痛、腰椎滑脱相鉴别。

（六）取穴重点

2～3 组对穴，取大肠俞、关元俞、八髎、环跳、委中等穴位。

（七）手法治疗

根据筋骨评估重点确立手法治疗流程七要素：确立手法治疗的目标节段—确定何种手法进行组合（采用两步法，理筋和正骨）—确立治疗体位—确立正骨推拿手法治疗目标节段关节运动的解剖界限—确立所选手法的力学特征—治疗后的功能锻炼—验证流程。

例 1：两步三法治疗骶髂关节前错位

（1）确立手法治疗的目标节段：根据影像学和触诊我们选择手法操作的目标节段为骶髂关节。

（2）确定何种手法进行组合（理筋或正骨）：治疗的靶点为筋骨紊乱复合体，通过两步三法，即第一步理筋（按揉法及弹拨法两种理筋手法），第二步正骨（骶髂关节前错位选取单侧屈膝屈髋按压手法）来纠正筋骨紊乱状态。

（3）确立治疗体位：根据骶髂关节错位的方向我们选择仰卧屈膝屈髋体位。

（4）确立正骨推拿手法治疗目标节段关节运动的解剖界限（关节是主动运动极限还是被动运动极限）：爆发力冲击之前，患者处于仰卧屈膝屈髋体位时给予一定的下沉力（足够预备加载力）进行加压，使目标节段处于被动运动的极限位，为下一步的小振幅快扳技术及缓扳技术奠定安全基础。

（5）确立所选手法的力学特征（下沉力、爆发力、快压、缓压）：上述准备后，采用两步三法治疗骶髂关节前错位，具体操作如下。

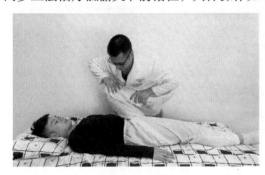

图 9-15　单侧屈膝屈髋按压手法

第一步理筋：按揉法及弹拨法两种手法在大肠俞、关元俞、八髎、环跳、委中等穴位操作，一般 1～2 分钟内完成。

第二步正骨（图 9-15）：单侧屈膝屈髋按压手法（针对骶髂关节前错位），发力方式：以加压小振幅快压（爆发力手法）1～7 次或加压小振幅缓压（下沉力手法）10～30 次，一般 1 分钟内完成。

操作可以在 3～4 分钟内结束。

（6）治疗后的功能锻炼：建议患者加强背伸锻炼。

例 2：两步三法治疗骶髂关节后错位

第一步理筋：按揉法及弹拨法两种手法在大肠俞、关元俞、八髎、环跳、委中穴位操作，一般 1～2 分钟内完成。

第二步正骨：下肢后伸定点按压手法（针对骶髂关节后错位），发力方式以加压小振幅快压（爆发力手法）1～7 次或加压小振幅缓压（下沉力手法）10～30 次，一般 1 分钟内完成。顽固性的骶髂关节后错位可以采用下肢后伸定点踩跷法。

整个操作可以在 3～5 分钟内结束。

（八）辨证论治

根据舌脉：血瘀证者采用桃红四物汤或复元活血汤。寒湿证者采用独活寄生汤。肝肾亏虚偏阳虚者采用右归丸，偏阴虚者采用左归丸。外用方面：可以配合七味通络镇痛包外敷。

（九）手法治疗后验证七大流程

（1）腰臀部痛、下肢酸痛等主要症状有无明显减轻或消失。

（2）治疗后腰臀部或全身出现微热感或微出汗。

（3）通过望诊观察患者外形：两侧髂后上棘、髂后下棘等骨性标志是否对称，髂峰不等高及双下肢外观上的不等长有没有改善。脊柱侧弯有没有改善，腰部曲度有没有恢复，通过望诊动态判断前屈、后伸、侧屈、旋转功能的恢复情况，注意做到治疗前后对比、健侧和患侧对比。

（4）通过触诊检查"突、陷、板、软、痛"，观察腰骶椎棘突、髂前上棘、髂前下棘、髂后上棘、髂后下棘是否已恢复到正常的位置及各骨性突起的压痛点是否减轻或消失，叩击时放射痛有没有减轻或消失。

（5）通过触诊检查"突、陷、板、软、痛"，观察腰骶部两侧肌张力是否恢复正常或近于正常水平，注意治疗前后对比；两侧软组织如竖脊肌、臀大肌、梨状肌、股二头肌等因肌肉紧张而形成的条索及压痛点有没有消失或减轻；注意做到治疗前后对比、健侧和患侧对比。

（6）专科特殊检查情况：骶髂关节旋转试验、骨盆分离及挤压试验、"4"字试验、床边试验、下肢后伸试验、单足站立试验由阳性转为阴性。

（7）量表的检查：条件允许的情况下进行相关量表检查，如 VAS 评分检查疼痛、JOA 量表检查腰骶椎状况等。

（十）注意事项

（1）生活起居：急性发作期宜制动、卧硬板床，腰部垫适当厚度的软垫，并纠正日常工作和生活中不良用腰姿势，减少弯腰久坐负重等。

（2）妇女产后不宜过早下床行走。

（3）导引疗法：缓解期加强腰肌、臀肌和腹部肌肉力量，增强骨盆稳定性。训练强度逐渐增大。

第十八节　强直性脊柱炎

（一）定义

强直性脊柱炎是一种以中轴关节慢性炎症为主，累及脊柱各关节、骶髂关节、椎旁韧带，最后导致整个脊柱强直畸形，并可累及内脏及其他组织的疾病，典型病例 X 线片表现为骶髂关节破坏，后期各关节发生骨性融合，韧带钙化，脊柱呈强直状态，脊柱呈"竹节样"变化。本病在我国北方多见，好发于 20～40 岁的青壮年，男性发病率高于女性，有明显的家族史。本病属中医学"骨痹"范畴。临床早期常有腰骶部疼痛和晨起僵硬，活动后减轻，开始时疼痛为间歇性，数月数年后发展为持续性，以后炎性疼痛消失，脊柱由下而上部分或全部强直，脊柱活动度越来越小，逐渐出现屈曲畸形，患者不能直腰，不能抬头平视，出现驼背畸形，心肺功能受到影响。

（二）辨筋骨论治的相关解剖学基础

辨筋论治：竖脊肌、腰大肌、腰方肌、菱形肌、胸锁乳突肌、斜方肌等是关键因素。

辨骨论治：脊柱全节段均可见，好发于骶髂关节。

（三）病因病机

（1）遗传因素：可能是一组多基因的遗传病。

（2）感染因素：发病可能与泌尿生殖道沙眼衣原体、某些肠道病原菌（志贺菌、沙门菌、结肠耶尔森菌等）感染有关，部分和盆腔的慢性感染有关。

（3）外有风寒湿邪，内有肝肾气血亏损，逐步出现骶髂关节—腰骶关节—腰椎—胸椎—

下段颈椎依次受累。病变主要表现为中轴关节软骨增生、骨化；韧带钙化和骨化，骨刺形成；最后形成骨桥，使整个脊柱最终发生强直，呈"竹节样"改变。

（四）诊断

根据望诊三要素［望脊柱部形态及动态（即关节功能运动状态）、相关影像学、舌象等三个方面］+触诊五要素（触摸的重点在筋骨触摸有没有出现"突、陷、板、软、痛"、神经系统检查、相关肌肉的神经支配、专科特殊检查及切脉等五个方面）来确定手法治疗方案。

1. 望诊 望脊柱形态及动态（即关节功能运动状态）、望相关影像学、望舌象三要素。

望脊柱形态及动态 脊柱僵硬，腰椎生理前凸消失甚至出现反弓，胸椎后凸增加和颈椎向前屈曲，晚期出现"驼背"畸形。部分患者胸廓活动度明显比正常人差。脊柱前屈、后伸、侧弯和转动功能受限。

望影像学及其他相关检查 骶髂关节的 X 线检查对本病诊断有重要意义。早期病变一般在骶髂关节下 2/3 处开始，X 线出现关节面模糊不清，关节间隙可见轻度增宽或狭窄，髂骨可见骨质疏松或骨密度增高；中期有软骨呈现锯齿样破坏，可见关节面边缘不规则，关节间隙宽窄不均；晚期可见关节间隙消失，骨性强直。胸腰椎 X 线改变可见椎体局限性骨质破坏、硬化，前缘凹陷消失，关节突关节可见软骨下骨硬化，椎间盘纤维环钙化，韧带钙化，在椎体间形成骨桥，形成所谓"竹节样脊柱"。骶髂关节 CT 及 MRI 检查能发现骶髂关节轻微的变化及软骨变化，均有利于早期诊断。

骶髂关节的 X 线分级：

0 级：正常；Ⅰ级：可疑异常；Ⅱ级：轻度异常，关节局限性侵蚀、硬化，间隙无改变；Ⅲ级：明显异常，关节面骨质侵蚀、硬化、关节间隙增宽/狭窄或部分强直；Ⅳ级：严重异常，关节完全骨性强直。

血液检查：大部分患者 HLA-B27 阳性，抗"O"正常，类风湿因子阴性，活动期可有血沉、C 反应蛋白、免疫球蛋白（尤其是 IgA）升高。

肺功能检查：肺活量显著减少。

望舌象 寒湿证者出现舌质淡，苔白或腻。湿热证者出现苔黄腻。肝肾亏虚偏阳虚者出现舌质淡胖，偏阴虚者出现舌红少苔。气血不足者出现舌淡而嫩。

2. 触诊 筋骨触摸（有没有出现"突、陷、板、软、痛"）、神经系统检查、相关肌肉的神经支配、专科特殊检查、切脉等五要素。

筋骨触摸 有没有出现"突、陷、板、软、痛"。脊柱动态及静态触诊可以在相应病变节段（如椎体棘突或横突、关节突关节）触及压痛，最常见的是骶髂关节、腰骶部压痛，脊柱两侧竖脊肌显著板结疼挛。

神经系统检查 一般无明显异常。

相关肌肉的神经支配 重点检查脊柱伸屈、侧屈及旋转的相关肌肉，如竖脊肌、腰大肌、腰方肌、菱形肌、胸锁乳突肌、斜方肌等的神经支配。

专科特殊检查 "4"字试验、床边试验、骨盆挤压及分离试验阳性。

切脉 寒湿证者出现脉沉紧或濡缓。湿热证者出现脉濡数或弦数。肝肾亏虚偏阳虚者出现脉沉细，偏阴虚者出现脉弦细数。气血不足者出现脉沉细弱。

（五）鉴别诊断

临床上本病常常与脊髓肿瘤、脊柱结核、腰椎间盘突出症、骶髂关节紊乱、髂骨致密性骨炎相鉴别。

（六）取穴重点

2～3组对穴，取肾俞、关元俞、小肠俞、环跳、委中、阿是穴。

（七）手法治疗

根据筋骨评估重点确立手法治疗流程七要素：确立手法治疗的目标节段—确定何种手法进行组合（采用两步法，理筋和正骨）—确立治疗体位—确立正骨推拿手法治疗目标节段关节运动的解剖界限—确立所选手法的力学特征—治疗后的功能锻炼—验证流程。

本方案手法不适用强直性脊柱炎急性炎症期、骨性强直期。

例：两步五法治疗强直性脊柱炎（腰骶关节、骶髂关节为例）

（1）确立手法治疗的目标节段：根据影像学和触诊我们选择手法操作的目标节段为L5/S1节段棘突及骶髂关节。

（2）确定何种手法进行组合（理筋或正骨）：通过两步五法，即第一步理筋（按揉法及弹拨法两种理筋手法），第二步正骨（伸屈功能障碍选取垫枕背伸定点按压手法；侧屈及旋转功能障碍选取立体定位斜扳法；骶髂关节功能障碍选取下肢后伸定点按压手法）来纠正筋骨紊乱状态。

（3）确立治疗体位：根据脊柱、骶髂关节功能障碍的情况我们选择垫枕背伸体位、侧卧旋转体位、下肢后伸体位。

（4）确立正骨推拿手法治疗目标节段关节运动的解剖界限（关节是主动运动极限还是被动运动极限）：爆发力冲击之前，患者处于垫枕背伸体位或侧卧旋转体位、下肢后伸体位时给予一定的下沉力（足够预备加载力）进行加压，使目标节段处于被动运动的极限位，为下一步的小振幅快扳技术及缓扳技术奠定安全基础。

（5）确立所选手法的力学特征［下沉力、爆发力、快扳（压）、缓扳（压）］：上述准备后，两步五法治疗强直性脊柱炎（腰骶关节、骶髂关节为例），具体操作如下。

第一步理筋：按揉法及弹拨法两种手法在肾俞、关元俞、小肠俞、环跳、委中、阿是穴操作，一般1～2分钟内完成。

第二步正骨：

第一种手法：垫枕背伸定点按压手法（针对脊柱伸屈功能障碍），发力方式：以加压小振幅快扳（爆发力手法）1～7次或加压小振幅缓扳（下沉力手法）10～30次，一般1分钟内完成。

第二种手法：立体定位斜扳法（针对侧屈及旋转功能障碍），发力方式：以加压小振幅快扳（爆发力手法）1～7次或加压小振幅缓扳（下沉力手法）10～30次，一般1分钟内完成。

第三种手法：下肢后伸定点按压手法（针对骶髂关节功能障碍），发力方式：以加压小振幅快扳（爆发力手法）1～7次或加压小振幅缓扳（下沉力手法）10～30次，一般1分钟内完成。

操作可以在 4 ～ 5 分钟内结束。

（6）治疗后的功能锻炼：建议患者加强韦驮献杵、九鬼拔马刀、掌托天门、倒拉九头牛、霸王举鼎、扩胸运动等功能锻炼。

（八）辨证论治

部分临床症状严重或经过手法治疗后反复发作患者，根据舌脉：寒湿证者采用独活寄生汤。湿热证者采用四妙散或甘露消毒丹。肝肾亏虚偏阳虚者采用右归丸，偏阴虚者采用左归丸。气血不足者采用正气理筋液、补中益气汤、归脾汤加减。外用方面：除了湿热证型外其他证型均可以配合七味通络镇痛包外敷。

（九）手法治疗后验证七大流程

（1）背痛、晨起僵硬等主要症状有无明显减轻或消失。

（2）治疗后背部或全身出现微热感或微出汗。

（3）通过望诊观察患者外形：脊柱僵硬有没有改善，脊柱曲度有没有恢复，通过望诊动态判断脊柱前屈、后伸、侧屈、旋转功能及胸廓活动度的恢复情况，注意做到治疗前后对比、健侧和患侧对比。

（4）通过触诊检查"突、陷、板、软、痛"，观察脊柱棘突、横突、关节突关节压痛点是否减轻或消失。

（5）通过触诊检查"突、陷、板、软、痛"，观察脊柱两侧肌张力是否恢复正常或近于正常水平，注意治疗前后对比；两侧软组织如竖脊肌、腰大肌、腰方肌、菱形肌、胸锁乳突肌、斜方肌等因肌肉紧张而形成的板结、条索及压痛点有没有消失或减轻；注意做到治疗前后对比、健侧和患侧对比。

（6）专科特殊检查情况："4"字试验、床边试验、骨盆挤压及分离试验由阳性转为阴性。

（7）量表的检查：条件允许的情况下进行相关量表检查，如 VAS 评分检查疼痛。

（十）注意事项

（1）多卧床休息，注意脊柱保暖，忌受凉及劳累。

（2）症状缓解或轻症者可加强身体素质的锻炼，如练习太极拳、易筋经、少林内功等；此外做扩胸锻炼。

（3）推拿手法治疗强直性脊柱炎只是以缓解症状为主，还需要配合药物治疗才能巩固疗效。

（范志勇，吴　山，赖淑华）

第十章　林氏正骨推拿治疗脊柱相关疾病诊疗方案

第一节　头　痛

（一）定义

头痛为临床常见的症状。头痛大致可分为原发性和继发性两类，前者也可称为特发性头痛，常见的如偏头痛、紧张型头痛；后者包括各种颅内病变如脑血管疾病、颅内感染、颅脑外伤，全身性疾病和滥用精神活性药物等导致的头痛。头痛一年四季、任何年龄均可发生。本病属中医学"头风"、"脑风"等范畴。本节只讨论颈源性头痛。颈源性头痛是指由颈椎和（或）颈部软组织的器质性或功能性病损所引起的以慢性头部疼痛为主要临床表现的一组综合征。

（二）辨筋骨论治的相关解剖学基础

辨筋论治：颞肌、头夹肌、颈夹肌、头后大直肌、头后小直肌、颈最长肌、斜方肌、胸锁乳突肌、肩胛提肌是维持颈部活动的外源性稳定因素的关键因素。

辨骨论治：寰枕关节、寰枢关节、颈椎关节突关节是关键因素。

（三）病因病机

颈椎及椎间盘退变和肌肉痉挛是直接原因，颈椎及椎间盘退变引起椎间孔狭窄及无菌性炎症、水肿等症状。长时间低头伏案工作导致颈肩部肌肉痉挛。

（四）诊断

根据望诊三要素［望颈部、头部形态及动态（即关节功能运动状态），相关影像学，舌象等三个方面］+触诊五要素（触摸的重点在筋骨触摸有没有出现"突、陷、板、软、痛"、神经系统检查、相关肌肉的神经支配、专科特殊检查及切脉等五个方面）来确定手法治疗方案。

1. 望诊　望颈部、头部形态及动态（即关节功能运动状态），望相关影像学，望舌象三要素。

望颈部、头部形态及动态　部分患者出现斜颈，颈椎伸屈、侧屈、旋转功能障碍。

望相关影像学　X线检查示颈椎生理曲度有不同程度的改变，如正常颈曲消失、变直或反张，颈曲中断；钩突一般有2～4个不等的变尖且密度增高，齿状突不居中，寰齿间距及寰枢间沟左右不对称。

望舌象　风寒证者出现舌淡苔薄白；风热证者出现舌红苔黄；寒湿证者出现舌淡苔白

腻；寒凝血瘀证者出现舌质暗红；痰浊证者出现苔白腻，或舌胖大有齿痕；气血虚证者出现舌淡苔薄白；肾阴虚证者出现舌红少苔；肾阳虚证者出现舌淡苔薄；肝阳上亢者出现舌红苔薄黄。

2. 触诊　筋骨触摸（有没有出现"突、陷、板、软、痛"）、神经系统检查、相关肌肉的神经支配、专科特殊检查、切脉等五要素。

筋骨触摸　有没有出现"突、陷、板、软、痛"。颈部动态及静态触诊可以在相应病变节段如寰枢关节、寰枕关节、颈椎小关节触及明显压痛，甚至可以触及单个椎体或者多个椎体前后、侧向、旋转错缝。颈椎两侧肌肉张力一侧板结而一侧松软等。患侧常有颈肌痉挛，头后大直肌、头颈夹肌、半棘肌、头上下斜肌、寰枕后筋膜紧张、胸锁乳突肌、斜方肌等处压痛，在肌肉紧张处可触及肿块和条索状的改变。

神经系统检查　一般无明显异常。

相关肌肉的神经支配　重点检查颈椎伸屈、侧屈及旋转的相关肌肉，如颞肌、头夹肌、颈夹肌、头后大直肌、头后小直肌、颈最长肌、斜方肌、胸锁乳突肌、肩胛提肌的神经支配。

专科特殊检查　一般无明显异常，各种神经挤压症状为正常。

切脉　风寒证者出现脉浮紧；风热证者出现脉浮数。寒湿证者出现脉濡；寒凝血瘀证者出现脉细而涩。痰浊证者出现脉滑或弦滑。气血虚证者出现脉沉细而弱。肾阴虚者出现脉沉细无力，肾阳虚者出现脉沉细而缓，肝阳上亢者出现脉弦有力。

（五）鉴别诊断

临床上本病常与颅内占位性病变、颅脑部肿瘤、颅脑外伤、五官科所致头痛相鉴别。

（六）取穴重点

风池、风府、百会、颈夹脊、阿是穴等穴位。

（七）手法治疗

根据筋骨评估重点确立手法治疗流程七要素：确立手法治疗的目标节段—确定何种手法进行组合（采用两步法，理筋和正骨）—确立治疗体位—确立正骨推拿手法治疗目标节段关节运动的解剖界限—确立所选手法的力学特征—治疗后的功能锻炼—验证流程。

例：两步四法治疗颈源性头痛（以 C2/3 节段为例）

（1）确立手法治疗的目标节段：根据颈部动态（关节功能障碍）和触诊我们选择手法操作的目标节段为 C2/3 节段。

（2）确定何种手法进行组合（理筋或正骨）：治疗的靶点为筋骨紊乱复合体，通过两步四法，即第一步理筋（按揉法及弹拨法两种理筋手法），第二步正骨（调整颈椎伸屈功能障碍采用颈椎徒手拔伸手法；颈椎旋转功能障碍采用微屈位提拉旋转扳颈法）来纠正筋骨紊乱状态。

（3）确立治疗体位：根据病情我们选择坐位。

（4）确立正骨推拿手法治疗目标节段关节运动的解剖界限（关节是主动运动极限还是被动运动极限）：爆发力冲击之前，患者处于俯卧体位或者坐位旋转体位时给予一定的预备加载力进行加压，使目标节段处于被动运动的极限位，为下一步的小振幅快扳技术及缓扳技术奠定安全基础。

（5）确立所选手法的力学特征（下沉力、爆发力、快扳）：上述准备后，采用两步四法治疗头痛（以 C2/3 节段为例），具体操作如下。

第一步理筋：按揉法及弹拨法两种手法在风池、风府、百会、颈夹脊、阿是穴操作，一般 1～2 分钟内完成。

第二步正骨：

第一种手法：颈椎伸屈功能障碍采用颈椎徒手拔伸手法，一般 5～20 秒内完成。

第二种手法：颈椎旋转功能障碍采用微屈位提拉旋转扳颈法，发力方式：以加压小振幅快扳（爆发力手法）1～3 次，一般 1 分钟内完成。

操作可以在 3～5 分钟内结束。

（6）治疗后的功能锻炼：建议患者加强颈项部各方向的自主活动，包括前屈、后伸、左右侧屈、左右旋转，活动时速度宜慢，幅度由小逐渐加大。同时配合扩肩活动等功能锻炼。

（八）辨证论治

部分临床症状严重患者，根据舌脉：风寒证者采用川芎茶调散；风热证者采用芎芷石膏汤。寒湿证者采用独活寄生汤或者羌活胜湿汤；寒凝血瘀证者采用温经汤。痰浊证者采用半夏白术天麻汤。气血虚证采用补中益气汤或者正气理筋液。肾阴虚者采用左归丸，肾阳虚者采用右归丸，肝阳上亢者采用天麻钩藤饮。外用方面：除了风热证型外其他证型均可以配合七味通络镇痛包外敷。

（九）手法治疗后验证七大流程

（1）头痛、颈背痛、头晕、耳鸣等主要症状有无明显减轻或消失。

（2）治疗后头部、颈部或者全身出现微热感或微出汗。

（3）通过望诊观察患者外形：颈部强迫位有没有改善，通过望诊动态判断颈椎前屈、后伸、侧屈、旋转功能的恢复情况，注意做到治疗前后对比、健侧和患侧对比。

（4）通过触诊检查"突、陷、板、软、痛"，观察颈椎棘突、横突、关节突关节是否已恢复到正常的位置及各骨性突起的压痛点是否减轻或消失。

（5）通过触诊检查"突、陷、板、软、痛"，观察颈部两侧肌张力是否恢复正常或近于正常水平，注意治疗前后对比；两侧软组织如颞肌、头夹肌、颈夹肌、头后大直肌、头后小直肌、颈最长肌、斜方肌、胸锁乳突肌、肩胛提肌等因肌肉紧张而形成的条索及压痛点有没有消失或者减轻；注意做到治疗前后对比、健侧和患侧对比。

（6）专科特殊检查情况：无。

（7）量表的检查：条件允许的情况下进行相关量表检查，如 VAS 评分检查疼痛。

（十）注意事项

（1）多休息，注意颈部保暖，忌受凉及劳累。

（2）适当颈部功能锻炼。

（3）选择合适的枕头。

（4）饮食宜清淡。

第二节　头晕或眩晕

（一）定义

头晕或眩晕是指由于情志、饮食内伤、体虚久病、劳损及外伤、手术等病因，引起风、火、痰、瘀上扰清空或精亏血少，清窍失养为基本病机，以头晕、眼花为主要临床表现。本节只讨论颈性眩晕。颈性眩晕属于典型的脊柱筋骨病损，其病变的基础虽为椎基底动脉供血不足，但实质是颈部的关节紊乱、骨质增生、动脉硬化及迂曲、肌肉韧带等软组织张力过高导致动脉供血受阻使颈部筋骨力学失衡而出现颈椎失稳，临床出现头晕目眩、颈痛、视物旋转，轻则闭目可止，重者如坐舟车，甚则昏仆；可伴恶心呕吐、眼球震颤、耳鸣耳聋、汗出、面色苍白等症状。

（二）辨筋骨论治的相关解剖学基础

辨筋论治：头颈夹肌、头后大直肌、头后小直肌、颈最长肌、斜方肌、胸锁乳突肌、斜角肌是维持颈部活动的外源性稳定因素的关键因素。

辨骨论治：寰枕关节、寰枢关节、颈椎关节突关节是关键因素。

（三）病因病机

感受风寒湿邪、颈椎外伤、劳损、退行性改变等原因，使关节紊乱、骨质增生、动脉硬化及迂曲、肌肉韧带等软组织张力过高，直接或间接刺激颈交感神经、椎基底动脉，引起脑内缺血、血管舒缩功能紊乱，从而导致眩晕及血压异常。

（四）诊断

根据望诊三要素［望颈部、头部形态及动态（即关节功能运动状态），相关影像学，舌象等三个方面］+触诊五要素（触摸的重点在筋骨触摸有没有出现"突、陷、板、软、痛"、神经系统检查、相关肌肉的神经支配、专科特殊检查及切脉等五个方面）来确定手法治疗方案。

1.望诊　望颈部、头部形态及动态（即关节功能运动状态），望相关影像学，望舌象三要素。

望颈部、头部形态及动态　部分患者出现行走失稳、面色苍白，颈椎伸屈、侧屈、旋转功能障碍。

望相关影像学　X线检查：①X线开口位片示寰齿侧间隙不对称，C_2棘突投影与齿状突纵轴不共线，寰枢关节间隙不对称；②X线正位片示棘突投影不共线，椎体序列侧弯；③X线侧位片示颈椎生理曲度异常，椎间隙不等宽，椎体序列台阶样改变，寰椎后结节上翘；④X线双斜位片示关节突关节位置关系异常。

望舌象　肝阳上亢者出现舌红、苔黄；痰浊上蒙者出现舌苔白腻；气血亏虚者出现舌淡、苔薄白；肾精不足者出现舌红、苔薄或者少苔。

2.触诊　筋骨触摸（有没有出现"突、陷、板、软、痛"）、神经系统检查、相关肌肉的神经支配、专科特殊检查、切脉等五要素。

筋骨触摸　有没有出现"突、陷、板、软、痛"。颈部动态及静态触诊可以在相应病变节段寰枢关节、寰枕关节、颈椎小关节触及明显压痛，甚至可以触及单个椎体或者多个椎体前后、侧向、旋转错缝。颈椎两侧肌肉张力，一侧板结而一侧松软等。患侧常有颈肌痉挛，头后大、小直肌、头颈夹肌、半棘肌、头上下斜肌、胸锁乳突肌、斜方肌、斜角肌等处压痛，在肌肉紧张处可触及肿块和条索状的改变。

神经系统检查　一般无明显异常。

肌肉的神经支配　重点检查颈椎伸屈、侧屈及旋转的相关肌肉，如头夹肌、颈夹肌、头后大直肌、头后小直肌、颈最长肌、斜方肌、胸锁乳突肌、斜角肌的神经支配。

专科特殊检查　旋颈试验多为阳性。

切脉　肝阳上亢者出现脉弦；痰浊上蒙者出现脉弦滑；气血亏虚者出现脉弱；肾精不足者出现脉沉细或者弦细。

（五）鉴别诊断

临床上本病常常与高血压、梅尼埃病、颅脑病变所致头晕、眩晕相鉴别。

（六）取穴重点

风池、风府、百会、颈夹脊、缺盆、阿是穴等穴位。

（七）手法治疗

根据筋骨评估重点确立手法治疗流程七要素：确立手法治疗的目标节段—确定何种手法进行组合（采用两步法，理筋和正骨）—确立治疗体位—确立正骨推拿手法治疗目标节段关节运动的解剖界限—确立所选手法的力学特征—治疗后的功能锻炼—验证流程。

例：两步四法治疗颈性眩晕（以 C2/3 节段为例）

（1）确立手法治疗的目标节段：根据颈部动态（关节功能障碍）和触诊我们选择手法操作的目标节段为 C2/3 节段。

（2）确定何种手法进行组合（理筋或正骨），治疗的靶点为筋骨紊乱复合体，通过两步四法，即第一步理筋（按揉法及弹拨法两种理筋手法），第二步正骨（颈椎伸屈功能障碍采用颈椎徒手拔伸手法；颈椎旋转功能障碍采用微屈位提拉旋转扳颈法）来纠正筋骨紊乱状态。

（3）确立治疗体位：根据病情我们选择坐位。

（4）确立正骨推拿手法治疗目标节段关节运动的解剖界限（关节是主动运动极限还是被动运动极限）：爆发力冲击之前，患者处于坐位旋转体位时给予一定的预备加载力进行加压，使目标节段处于被动运动的极限位，为下一步的小振幅快扳技术及缓扳技术奠定安全基础。

（5）确立所选手法的力学特征（下沉力、爆发力、快扳）：上述准备后，两步四法治疗颈性眩晕（以 C2/3 节段为例），具体操作如下。

第一步理筋：按揉法及弹拨法两种手法在风池、风府、百会、颈夹脊、阿是穴操作，一般 1～2 分钟内完成。

第二步正骨：

第一种手法：颈椎伸屈功能障碍采用颈椎徒手拔伸手法，一般 5～20 秒内完成。

第二种手法：颈椎旋转功能障碍采用微屈位提拉旋转扳颈法，发力方式：以加压小振幅快扳（爆发力手法）1～3 次，一般 1 分钟内完成。

操作可以在 3 ～ 4 分钟内结束。

（6）治疗后的功能锻炼：建议患者加强颈项部各方向的自主活动，包括前屈、后伸、左右侧屈、左右旋转，活动时速度宜慢，幅度由小逐渐加大。同时配合扩肩活动等功能锻炼。

（八）辨证论治

部分临床症状严重患者，根据舌脉：肝阳上亢者采用天麻钩藤饮；痰浊上蒙者采用半夏白术天麻汤加减；气血亏虚者采用八珍汤或者正气理筋液加减；肾阴虚者采用左归丸，肾阳虚者采用右归丸。

外用方面：可以配合七味通络镇痛包外敷。

（九）手法治疗后验证七大流程

（1）头晕眼花、头痛、颈痛、耳鸣等主要症状有无明显减轻或消失。

（2）治疗后头部、颈部或者全身出现微热感或微出汗。

（3）通过望诊观察患者外形：颈椎前屈、后伸、侧屈、旋转功能的恢复情况，注意做到治疗前后对比、健侧和患侧对比。

（4）通过触诊检查"突、陷、板、软、痛"，观察颈椎棘突、横突、关节突关节是否已恢复到正常的位置及各骨性突起的压痛点是否减轻或消失。

（5）通过触诊检查"突、陷、板、软、痛"，观察颈部两侧肌张力是否恢复正常或近于正常水平，注意治疗前后对比；两侧软组织如头夹肌、颈夹肌、头后大直肌、头后小直肌、颈最长肌、斜方肌、胸锁乳突肌、斜角肌等因肌肉紧张而形成的条索及压痛点有没有消失或减轻；注意做到治疗前后对比、健侧和患侧对比。

（6）专科特殊检查：旋颈试验阳性转为阴性。

（7）量表的检查：条件允许的情况下进行相关量表检查，如 VAS 评分检查疼痛，眩晕量表检查眩晕症状。

（十）注意事项

（1）多休息，注意颈部保暖，忌受凉及劳累。

（2）适当颈部功能锻炼。

（3）选择合适的枕头。

（4）减少长时间低头等前屈动作。

第三节　痛　　经

（一）定义

痛经是指女性在行经前后或正值行经期间，出现小腹及腰部疼痛，甚至剧痛难忍，常伴面色苍白、头面冷汗淋漓、手足厥冷、泛恶呕吐等症，并随着月经周期发作的一种妇科常见病。西医将痛经分为原发性痛经和继发性痛经，前者又称功能性痛经，系指生殖器官无明显器质性病变者，后者多继发于生殖器官某些器质性病变，如盆腔子宫内膜异位症、子宫腺肌病、慢性盆腔炎等。功能性痛经容易痊愈，器质性病变导致的痛经病程较长，缠绵难愈。原发性痛经多见于未婚女性。本病属中医学"经行腹痛"范畴。本篇讨论的是由于腰骶椎及骨盆及其周围组织病变引起的痛经。

（二）辨筋骨论治的相关解剖学基础

腰背部肌肉是维持腰部活动的外源性稳定因素，而骨关节是维持腰部活动的内源性稳定因素的关键因素。

辨筋论治：腰大肌、髂肌、臀大肌、梨状肌、腹肌（包括腹直肌、腹外斜肌、腹内斜肌和腹横肌）是关键因素。

辨骨论治：腰椎关节突关节、腰骶关节、骶髂关节是关键因素。

（三）病因病机

由于急性损伤或长期慢性劳损等外力作用，引起腰椎关节突关节、腰骶关节错位、骶髂关节错位、骨盆旋移、椎旁软组织痉挛等一系列的病理改变，使腰丛、骶丛神经受到机械性刺激，导致生殖股神经和阴部神经功能失调，影响外生殖和卵巢分泌性激素，使患者体内性激素分泌异常，引发痛经。

（四）诊断

根据望诊三要素［望腰部形态及动态（即关节功能运动状态）、相关影像学、舌象等三个方面］＋触诊五要素（触摸的重点在筋骨触摸有没有出现"突、陷、板、软、痛"、神经系统检查、相关肌肉的神经支配、专科特殊检查及切脉等五个方面）来确定手法治疗方案。

1. 望诊　望腰部形态及动态（即关节功能运动状态）、望相关影像学、望舌象三要素。

望腰部形态及动态　部分患者出现腰部侧弯，髂后上棘两侧不对称，髂后下棘两侧不对称。腰生理弧度消失。腰部伸屈、侧屈、旋转功能障碍。

望相关影像学　X线检查可见不同程度的腰椎退变，椎体边缘骨质唇样增生，椎间隙变窄，生理弯曲减弱或消失，侧弯畸形，部分患者可见椎体滑脱。左右腰骶关节间隙不等宽，髂后上棘不等高。

望舌象　寒凝血瘀证者出现舌质暗紫，或有瘀斑，苔白。气血不足者出现舌淡而嫩。

2. 触诊　筋骨触摸（有没有出现"突、陷、板、软、痛"）、神经系统检查、相关肌肉的神经支配、专科特殊检查、切脉等五要素。

筋骨触摸　有没有出现"突、陷、板、软、痛"。腰骶部动态及静态触诊可以在相应病变节段（如椎体棘突或横突、关节突关节）触及压痛、放射痛，甚至可以触及单个椎体或者多个椎体前后、侧向、旋转错缝。脊柱两侧肌肉张力，一侧板结而一侧松软等，病变部位椎旁有压痛、叩击痛，并向下肢放射。

神经系统检查　一般无异常。

肌肉的神经支配　重点检查腰椎伸屈、侧屈及旋转的相关肌肉，如竖脊肌（尤其是多裂肌、回旋肌、横突棘突间肌）、腰大肌、腰方肌、腹直肌、腹内斜肌、腹外斜肌、腹横肌等神经支配。

专科特殊检查　一般无明显异常。

切脉　寒凝血瘀型者出现脉沉紧，气血虚弱型者出现脉细弱。

（五）鉴别诊断

临床上本病常常与月经不调、崩漏、闭经相鉴别。

（六）取穴重点

2～3组对穴，取关元、气海、关元俞、小肠俞、委中、阿是穴。

（七）手法治疗

根据筋骨评估重点确立手法治疗流程七要素：确立手法治疗的目标节段—确定何种手法进行组合（采用两步法，理筋和正骨）—确立治疗体位—确立正骨推拿手法治疗目标节段关节运动的解剖界限—确立所选手法的力学特征—治疗后的功能锻炼—验证流程。

例：两步五法治疗痛经（L5/S1节段＋骶髂关节）

（1）确立手法治疗的目标节段：根据影像学和触诊我们选择手法操作的目标节段为L5/S1节段及骶髂关节。

（2）确定何种手法进行组合（理筋或正骨）：通过两步五法，即第一步理筋（按揉法及弹拨法两种理筋手法），第二步正骨（腰骶伸屈功能障碍选取垫枕背伸定点按压手法；旋转功能障碍选取立体定位斜扳法；一侧骶髂关节障碍选取下肢后伸定点按压手法）来纠正筋骨紊乱状态。

（3）确立治疗体位：根据病情我们选择垫枕背伸体位、侧卧旋转体位、下肢后伸体位。

（4）确立正骨推拿手法治疗目标节段关节运动的解剖界限（关节是主动运动极限还是被动运动极限）：爆发力冲击之前，先给予一定的下沉力（足够预备加载力）进行加压，使目标节段处于被动运动的极限位，为下一步的小振幅快扳技术及缓扳技术奠定安全基础。

（5）确立所选手法的力学特征［下沉力、爆发力、快扳（压）、缓扳（压）］：上述准备后，采用两步五法治疗痛经（L5/S1节段＋骶髂关节），具体操作如下。

第一步理筋：按揉法及弹拨法两种手法在关元、气海、关元俞、小肠俞、委中、阿是穴操作，一般1～2分钟内完成。

第二步正骨：

第一种手法：垫枕背伸定点按压手法（针对腰骶伸屈功能障碍），发力方式：以加压小振幅快压（爆发力手法）1～7次或加压小振幅缓压（下沉力手法）10～30次，一般1分钟内完成。

第二种手法：立体定位斜扳法（针对腰椎旋转功能障碍），发力方式：以加压小振幅快扳（爆发力手法）1～7次或加压小振幅缓扳（下沉力手法）10～30次，一般1分钟内完成。

第三种手法：下肢后伸定点按压手法（调整骶髂关节障碍），发力方式：以加压小振幅快压（爆发力手法）1～7次或者加压小振幅缓压（下沉力手法）10～30次，一般1分钟内完成。

两步五法治疗痛经可以在4～5分钟内结束。

（6）治疗后的功能锻炼：可以建议患者加强背伸锻炼、三点或五点支撑、小燕飞等功能锻炼。

（八）辨证论治

部分临床症状严重或者经过手法治疗后反复发作患者，根据舌脉：寒凝血瘀型者采用温经汤；气血虚弱型者采用补中益气汤。外用方面：可以采用七味通络镇痛包外敷。

（九）手法治疗后验证七大流程

（1）小腹疼痛、腰痛、下肢酸痛等主要症状有无明显减轻或消失。

（2）治疗后腹部、腰部或全身出现微热感或微出汗。

（3）通过望诊观察患者外形：腰部曲度有没有恢复，通过望诊动态判断前屈、后伸、侧屈、旋转功能的恢复情况，注意做到治疗前后对比、健侧和患侧对比。

（4）通过触诊检查"突、陷、板、软、痛"，观察腰骶椎棘突、横突、关节突关节是否已恢复到正常的位置及各骨性突起的压痛点是否减轻或消失，叩击时放射痛有没有减轻或消失。

（5）通过触诊检查"突、陷、板、软、痛"，观察腰骶部两侧肌张力是否恢复正常或近于正常水平，注意治疗前后对比；两侧软组织因肌肉紧张而形成的条索及压痛点有没有消失或者减轻；注意做到治疗前后对比、健侧和患侧对比。

（6）专科特殊检查情况：无。

（7）量表的检查：条件允许的情况下进行相关量表检查，如 VAS 评分检查疼痛。

（十）注意事项

（1）多休息，注意腹部、腰骶部保暖，忌受凉及劳累。

（2）注意经期卫生，经期禁行房事。

第四节　血压异常

本节主要讨论与颈椎病变相关的血压异常（以血压升高为主）。

（一）定义

高血压是以安静状态下持续性动脉血压增高［收缩压（SBP）＞140mmHg 和（或）舒张压（DBP）＞90mmHg］为主要表现的一种常见的慢性疾病。高血压临床上可分为原发性和继发性两类，病因不明者称为原发性高血压；若高血压是某一种明确而独立的疾病所引起者，称为继发性高血压。本病属中医学"头痛"、"眩晕"等范畴。临床上以眩晕、血压升高为主要临床表现。眩晕、血压异常与颈部转动或颈部劳累有关，往往伴有颈痛、颈部活动障碍或上肢麻木和乏力，以及耳鸣、耳聋、恶心、呕吐等症状。

（二）辨筋骨论治的相关解剖学基础

辨筋论治：头颈夹肌、头后大直肌、头后小直肌、颈最长肌、斜方肌、胸锁乳突肌、斜角肌是维持颈部活动的外源性稳定因素的关键因素。

辨骨论治：寰枕关节、寰枢关节、颈椎关节突关节是关键。

（三）病因病机

感受风寒湿邪、颈椎外伤、劳损、退行性改变等原因，使颈部关节紊乱、骨质增生、动脉硬化及迂曲、肌肉韧带等软组织张力过高，直接或间接刺激颈交感神经、椎基底动脉，引起脑内缺血、血管舒缩功能紊乱，从而导致血压升高。

（四）诊断

根据望诊三要素［望颈部、头部形态及动态（即关节功能运动状态），相关影像学，舌象等三个方面］+触诊五要素（触摸的重点在筋骨触摸有没有出现"突、陷、板、软、痛"、神经系统检查、相关肌肉的神经支配、专科特殊检查及切脉等五个方面）来确定手法治疗方案。

1. 望诊 望颈部、头部形态及动态（即关节功能运动状态），望相关影像学，望舌象三要素。

望颈部、头部形态及动态 部分患者出现行走失稳、面色潮红，颈椎伸屈、侧屈、旋转功能障碍。

望相关影像学 X线检查：①X线开口位片示寰齿侧间隙不对称，C_2棘突投影与齿状突纵轴不共线，寰枢关节间隙不对称；②X线正位片示棘突投影不共线，椎体序列侧弯；③X线侧位片示颈椎生理曲度异常，椎间隙不等宽，椎体序列台阶样改变，寰椎后结节上翘；④X线双斜位片示关节突关节位置关系异常；⑤项韧带钙化、钩椎关节增生。

望舌象 肝阳上亢者出现舌红、苔黄；痰浊上蒙者出现舌苔白腻。

2. 触诊 筋骨触摸（有没有出现"突、陷、板、软、痛"）、神经系统检查、相关肌肉的神经支配、专科特殊检查、切脉等五要素。

筋骨触摸 有没有出现"突、陷、板、软、痛"。颈部动态及静态触诊可以在相应病变节段寰枢关节、寰枕关节、颈椎小关节触及明显压痛，甚至可以触及单个椎体或者多个椎体前后、侧向、旋转错缝。颈椎两侧肌肉张力，一侧板结而一侧松软等。患侧常有颈肌痉挛，头后大直肌、头颈夹肌、半棘肌、头上下斜肌、寰枕后筋膜紧张，胸锁乳突肌、斜方肌、斜角肌等处压痛，在肌肉紧张处可触及肿块和条索状的改变。

神经系统检查 一般无明显异常。

相关肌肉的神经支配 重点检查颈椎伸屈、侧屈及旋转的相关肌肉，如头夹肌、颈夹肌、头后大直肌、头后小直肌、颈最长肌、斜方肌、胸锁乳突肌、斜角肌的神经支配。

专科特殊检查 部分患者出现旋颈试验阳性。

切脉 肝阳上亢者出现脉弦；痰浊上蒙者出现脉弦滑。

（五）鉴别诊断

临床上本病常常与嗜铬细胞瘤、慢性肾脏疾病、原发性醛固酮增多症、皮质醇增多症、主动脉缩窄、肾动脉狭窄相鉴别。

（六）取穴重点

风池、风府、桥弓、颈夹脊等穴位。

（七）手法治疗

根据筋骨评估重点确立手法治疗流程七要素：确立手法治疗的目标节段—确定何种手法进行组合（采用两步法，理筋和正骨）—确立治疗体位—确立正骨推拿手法治疗目标节段关节运动的解剖界限—确立所选手法的力学特征—治疗后的功能锻炼—验证流程。

例：三步六法治疗颈源性高血压（以 C2/3 节段为例）

（1）确立手法治疗的目标节段：根据颈部动态（关节功能障碍）和触诊我们选择手法操作的目标节段为 C2/3 节段。

（2）确定何种手法进行组合（理筋或正骨）：通过三步六法，即第一步理筋（按揉法及弹拨法两种理筋手法），第二步正骨（颈椎伸屈功能障碍采用颈椎徒手拔伸手法；颈椎旋转功能障碍采用微屈位提拉旋转扳颈法）来纠正筋骨紊乱状态。第三步整理手法：拿头五经、推桥弓。

（3）确立治疗体位：根据病情我们选择坐位。

（4）确立正骨推拿手法治疗目标节段关节运动的解剖界限（关节是主动运动极限还是被动运动极限）：爆发力冲击之前，患者处于坐位旋转体位时给予一定的预备加载力进行加压，使目标节段处于被动运动的极限位，为下一步的小振幅快扳技术及缓扳技术奠定安全基础。

（5）确立所选手法的力学特征（下沉力、爆发力、快扳）：上述准备后，三步六法治疗颈源性高血压（以 C2/3 节段为例），具体操作如下。

第一步理筋：首先运用按揉法及弹拨法两种手法在风池、风府、颈夹脊操作，一般 1～2 分钟内完成。

第二步正骨：

第一种手法：颈椎伸屈功能障碍采用颈椎徒手拔伸手法，一般 5～20 秒内完成。

第二种手法：颈椎旋转功能障碍采用微屈位提拉旋转扳颈法，发力方式：以加压小振幅快扳（爆发力手法）1～3 次，一般 1 分钟内完成。

第三步整理手法：

第一种手法：拿头五经，五指拿头五经反复 3～5 遍以疏通头部经络。一般 1 分钟内完成。

第二种手法：推桥弓，用拇指或食中二指从上至下轻推桥弓，每侧 200～300 遍，起到降压效果。一般 2 分钟内完成。

操作可以在 6～8 分钟内结束。

（6）治疗后的功能锻炼：可以建议患者加强颈项部各方向的自主活动，包括前屈、后伸、左右侧屈、左右旋转，活动时速度宜慢，幅度由小逐渐加大，同时配合扩肩活动等功能锻炼。

（八）辨证论治

部分临床症状严重患者，根据舌脉：肝阳上亢者采用天麻钩藤饮；痰浊上蒙者采用半夏白术天麻汤加减。外用方面：痰浊上蒙者可以配合七味通络镇痛包外敷。

（九）手法治疗后验证七大流程

（1）血压升高、头晕、头痛、颈痛、耳鸣等主要症状有无明显减轻或消失。

（2）治疗后头部、颈部或全身出现微热感或微出汗。

（3）通过望诊观察患者外形：颈椎前屈、后伸、侧屈、旋转功能的恢复情况，注意做到治疗前后对比、健侧和患侧对比。

（4）通过触诊检查"突、陷、板、软、痛"，观察颈椎棘突、横突、关节突关节是否已恢复到正常的位置及各骨性突起的压痛点是否减轻或消失。

（5）通过触诊检查"突、陷、板、软、痛"，观察颈部两侧肌张力是否恢复正常或近于正常水平，注意治疗前后对比；两侧软组织如头夹肌、颈夹肌、头后大直肌、头后小直肌、颈最长肌、斜方肌、胸锁乳突肌、斜角肌等因肌肉紧张而形成的条索及压痛点有没有消失或减轻；注意做到治疗前后对比、健侧和患侧对比。

（6）专科特殊检查：部分患者旋颈试验阳性转为阴性。

（7）量表的检查：条件允许的情况下进行相关量表检查，如 VAS 评分检查疼痛，眩晕量表检查眩晕症状，治疗前后血压的检测。

（十）注意事项

（1）多休息，注意颈部保暖，忌受凉及劳累。

（2）适当颈部功能锻炼。

（3）选择合适的枕头。

（4）减少长时间低头等前屈动作。

（5）合理饮食，应选用低盐、低脂等清淡食物。鼓励患者多食水果、蔬菜、戒烟，控制饮酒，少喝咖啡、浓茶等刺激性饮料。

（6）保持良好的心态，避免精神紧张、情绪激动等因素。

（7）扳动手法运用前最好进行经颅多普勒超声（TCD）检测有没有斑块形成。

第五节　失　　眠

（一）定义

失眠症是以入睡和（或）睡眠维持困难所致的睡眠质量或数量达不到正常生理需求而影响白天社会功能的一种主观体验，是最常见的睡眠障碍性疾病。轻者为入眠困难，或眠而不酣，时寐时醒，醒后不能再寐，严重者可彻夜不寐。失眠症的患病率在我国可达 10%～20%。长期失眠可造成注意力不集中、记忆力减退、判断力和日常工作能力下降，严重者合并焦虑、强迫和抑郁等症。本病属中医学"不寐"范畴。这里主要讨论由于颈椎退行性病变、小关节紊乱、颈肌发炎或痉挛所导致的颈性失眠。

（二）辨筋骨论治的相关解剖学基础

辨筋论治：头夹肌、颈夹肌、头后大直肌、头后小直肌、颈最长肌、斜方肌、胸锁乳突肌、肩胛提肌、竖脊肌痉挛是维持颈部活动的外源性稳定因素的关键因素。

辨骨论治：寰枕关节、寰枢关节、颈椎关节突关节是关键因素。

（三）病因病机

（1）由于颈椎小关节错位或骨刺直接压迫或刺激到椎动脉，引起交感神经紊乱，反射性地使大脑中枢的兴奋性增高。

（2）由于头颈部肌肉痉挛、僵硬，造成了交感神经功能紊乱和血管痉挛，使大脑的供血受到影响，脑内二氧化碳的浓度增高，从而中枢兴奋性增高，导致失眠。

（四）诊断

根据望诊三要素［望颈部、头部形态及动态（即关节功能运动状态），相关影像学，舌象等三个方面］+触诊五要素（触摸的重点在筋骨触摸有没有出现"突、陷、板、软、痛"、神经系统检查、相关肌肉的神经支配、专科特殊检查及切脉等五个方面）来确定手法治疗方案。

1. 望诊 望颈部、头部形态及动态（即关节功能运动状态），望相关影像学，望舌象三要素。

望颈部、头部形态及动态 部分患者出现神疲乏力，颈椎伸屈、侧屈、旋转功能障碍。

望相关影像学 X线检查可见寰枢关节紊乱、颈曲改变、骨质增生，或椎间盘病变、韧带钙化或骨化等。

望舌象 心脾两虚者出现舌淡苔薄；心火偏亢者出现舌尖红，苔薄黄；心胆气虚者出现舌淡；肾阴虚者出现舌红少苔；肝阳上亢者出现舌红苔薄黄；胃气失和者出现舌苔腻。

2. 触诊 筋骨触摸（有没有出现"突、陷、板、软、痛"）、神经系统检查、相关肌肉的神经支配、专科特殊检查、切脉等五要素。

筋骨触摸 有没有出现"突、陷、板、软、痛"。颈部动态及静态触诊可以在相应病变节段寰枢关节、寰枕关节、颈椎小关节触及明显压痛，甚至可以触及单个椎体或者多个椎体前后、侧向、旋转错缝。颈椎两侧肌肉张力，一侧板结而一侧松软等。患侧常有颈肌痉挛，头夹肌、颈夹肌、头后大直肌、头后小直肌、颈最长肌、斜方肌、胸锁乳突肌、肩胛提肌、竖脊肌等处压痛，在肌肉紧张处可触及肿块和条索状的改变。

神经系统检查 一般无明显异常。

相关肌肉的神经支配 重点检查颈椎伸屈、侧屈及旋转的相关肌肉，如颞肌、头夹肌、颈夹肌、头后大直肌、头后小直肌、颈最长肌、斜方肌、胸锁乳突肌、肩胛提肌、竖脊肌的神经支配。

专科特殊检查 一般无明显异常，各种神经挤压症状为正常。

切脉 心脾两虚者出现脉细无力；心火偏亢者出现脉细数；心胆气虚者出现脉弦细；肾阴虚者出现脉沉细无力；肝阳上亢者出现脉弦有力；胃气失和者出现脉滑。

（五）鉴别诊断

临床上本病常常与暂时性失眠、少眠相鉴别。

（六）取穴重点

印堂、神庭、睛明、攒竹、太阳、风池、内关等穴位。

（七）手法治疗

根据筋骨评估重点确立手法治疗流程七要素：确立手法治疗的目标节段—确定何种手法进行组合（采用两步法，理筋和正骨）—确立治疗体位—确立正骨推拿手法治疗目标节段关节运动的解剖界限—确立所选手法的力学特征—治疗后的功能锻炼—验证流程。

例：两步五法治疗失眠

（1）确立治疗体位：根据病情我们选择坐位及仰卧位、俯卧位。

（2）确立手法治疗的目标节段：根据颈背及胸背部动态（关节功能障碍）和触诊我们选择手法操作的目标节段为 C2/3、T11/12 节段。

（3）确定何种手法进行组合（理筋或正骨）：通过两步四法，即第一步理筋（按揉法及弹拨法两种理筋手法），第二步正骨（颈椎伸屈功能障碍采用颈椎徒手拔伸手法；颈椎旋转功能障碍采用微屈位提拉旋转扳颈法；胸椎旋转功能障碍采用坐位定点旋转推顶法）来纠正筋骨紊乱状态。

（4）确立正骨推拿手法治疗目标节段关节运动的解剖界限（关节是主动运动极限还是被动运动极限）：爆发力冲击之前，患者处于俯卧体位或者坐位旋转体位时给予一定的下沉力（足够预备加载力）进行加压，使目标节段处于被动运动的极限位，为下一步的小振幅快扳技术及缓扳技术奠定安全基础。

（5）确立所选手法的力学特征［下沉力、爆发力、快扳（压）、缓压］：上述准备后，采用两步五法治疗失眠（以 C2/3 及 T11/12 节段为例），具体操作如下。

第一步理筋：按揉法及弹拨法两种手法在印堂、神庭、睛明、攒竹、太阳、风池、内关等穴位操作，一般 1～2 分钟内完成。

第二步正骨：

第一种手法：颈椎伸屈功能障碍采用颈椎徒手拔伸手法，一般 5～20 秒内完成。

第二种手法：颈椎旋转功能障碍采用微屈位提拉旋转扳颈法，发力方式：以加压小振幅快扳（爆发力手法）1～3 次，一般 1 分钟内完成。

第三种手法：胸椎旋转功能障碍采用坐位定点旋转推顶法，发力方式：以加压小振幅快扳（爆发力手法）1～3 次或者加压小振幅缓扳（下沉力手法）10～30 次，一般 1 分钟内完成。

操作可以在 4～5 分钟内结束。

（6）治疗后的功能锻炼：可以建议患者加强颈项、腰背部各方向的自主活动，包括前屈、后伸、左右侧屈、左右旋转，活动时，速度宜慢，幅度由小逐渐加大，同时配合扩胸、扩肩背伸活动等功能锻炼。

（八）辨证论治

心脾两虚者采用归脾汤；心火偏亢者采用朱砂安神丸；心胆气虚者采用安神定志丸合酸枣仁汤；肾阴虚者采用六味地黄丸；肝阳上亢者采用龙胆泻肝汤；胃气不和者采用保和丸。外用方面：心脾两虚之心胆气虚、肾阴虚、胃气不和者采用七味通络镇痛包疗效较好。

（九）手法治疗后验证七大流程

（1）失眠、颈背痛、心烦、多梦、心悸、易于冲动、头痛头晕、胃纳欠佳、神经过敏、精神疲倦等类似神经衰弱的主要症状有无明显减轻或消失。

（2）治疗后头部、颈部或全身出现微热感或微出汗。

（3）通过望诊观察患者外形：神疲乏力有没有改善，通过望诊动态判断颈椎及下胸段前屈、后伸、侧屈、旋转功能的恢复情况，注意做到治疗前后对比、健侧和患侧对比。

（4）通过触诊检查"突、陷、板、软、痛"，观察颈椎棘突、横突、关节突关节是否已恢复到正常的位置及各骨性突起的压痛点是否减轻或消失。

（5）通过触诊检查"突、陷、板、软、痛"，观察颈部两侧肌张力是否恢复正常或近于正常水平，注意治疗前后对比；两侧软组织如头夹肌、颈夹肌、头后大直肌、头后小直肌、颈最长肌、斜方肌、胸锁乳突肌、肩胛提肌、竖脊肌等因肌肉紧张而形成的条索及压痛点有没有消失或减轻；注意做到治疗前后对比、健侧和患侧对比。

（6）专科特殊检查情况：无。

（7）量表的检查：条件允许的情况下进行相关量表检查，如 VAS 评分检查疼痛分级，匹兹堡睡眠质量指数量表检查睡眠情况。

（十）注意事项

（1）多休息，注意颈部保暖，忌受凉及劳累。

（2）适当颈部功能锻炼。

（3）指导患者睡前不要吸烟、饮酒、喝茶和喝咖啡。

（4）饮食宜清淡。

第六节　颈源性视力障碍

（一）定义

颈源性视力障碍指颈椎小关节紊乱或颈部肌肉痉挛所致的交感神经受刺激（或受压）引起的视力障碍，诸如视力下降、视物模糊、眼痛、眼干等症状。

（二）辨筋骨论治的相关解剖学基础

颈肩部肌肉是维持颈部活动的外源性稳定因素，而骨关节是维持颈部活动的内源性稳定因素。

辨筋论治：头后大直肌、头颈夹肌、半棘肌、头上下斜肌、寰枕筋膜、胸锁乳突肌、斜方肌、肩胛提肌是维持颈部活动的外源性稳定因素的关键因素。

辨骨论治：寰枕关节、寰枢关节、颈椎关节突关节是关键因素。

（三）病因病机

视觉传导通路及视皮质的血液供应来源于椎动脉，当机体受到外伤、感受风寒湿邪或长期伏案工作而不注意休息，都会使颈椎的正常位置发生改变，位移的颈椎横突压迫、牵拉或炎症刺激颈上交感神经节及椎动脉，引起椎基底动脉供血不足，从而引起视觉传导通路及视皮质缺氧而导致视力障碍。

（四）诊断

根据望诊三要素〔望颈部、头部形态及动态（即关节功能运动状态），相关影像学，舌象等三个方面〕＋触诊五要素（触摸的重点在筋骨触摸有没有出现"突、陷、板、软、痛"、神经系统检查、相关肌肉的神经支配、专科特殊检查及切脉等五个方面）来确定手法治疗方案。

1.望诊　望颈部、头部形态及动态（即关节功能运动状态），望相关影像学，望舌象三要素。

望颈部、头部形态及动态　形态一般无异常，颈椎伸屈、侧屈、旋转功能障碍。

望相关影像学　X线检查示颈椎生理曲度有不同程度的改变，如正常颈曲消失、变直或反张，颈曲中断；寰枢关节紊乱，齿状突不居中，寰齿间距及寰枢间沟左右不对称。

望舌象　气血虚证者出现舌淡苔薄白；肾阴虚者出现舌红少苔；肾阳虚者出现舌淡苔薄。

2. 触诊　筋骨触摸（有没有出现"突、陷、板、软、痛"）、神经系统检查、相关肌肉的神经支配、专科特殊检查、切脉等五要素。

筋骨触摸　有没有出现"突、陷、板、软、痛"。颈部动态及静态触诊可以在相应病变节段寰枢关节、寰枕关节、颈椎小关节触及明显压痛，甚至可以触及单个椎体或者多个椎体前后、侧向、旋转错缝。颈椎两侧肌肉张力，一侧板结而一侧松软等。患侧常有颈肌痉挛，头后大直肌、头颈夹肌、半棘肌、头上下斜肌、寰枕筋膜、胸锁乳突肌、斜方肌、肩胛提肌等处压痛，在肌肉紧张处可触及肿块和条索状的改变。

神经系统检查　一般无明显异常。

肌肉的神经支配　重点检查颈椎伸屈、侧屈及旋转的相关肌肉，如头后大、小直肌、头颈夹肌、半棘肌、头上下斜肌、寰枕筋膜、胸锁乳突肌、斜方肌、肩胛提肌的神经支配。

专科特殊检查　一般无明显异常，各种神经挤压症状为正常。

切脉　气血虚证者出现脉沉细而弱，肾阴虚者出现脉沉细无力，肾阳虚者出现脉沉细而缓。

（五）鉴别诊断

临床上本病常常与急性球后视神经炎、视神经炎、多发性硬化、视网膜中央静脉阻塞、视网膜静脉周围炎、视网膜脱离、缺血性视盘病变、视盘网膜炎、青光眼、慢性虹睫炎相鉴别。

（六）取穴重点

印堂、桥弓、风池、太阳、睛明等穴位。

（七）手法治疗

根据筋骨评估重点确立手法治疗流程七要素：确立手法治疗的目标节段—确定何种手法进行组合（采用两步法，理筋和正骨）—确立治疗体位—确立正骨推拿手法治疗目标节段关节运动的解剖界限—确立所选手法的力学特征—治疗后的功能锻炼—验证流程。

例：两步四法治疗颈源性视力障碍（以 C2/3 节段为例）

（1）确立手法治疗的目标节段：根据颈部动态（关节功能障碍）和触诊我们选择手法操作的目标节段为 C2/3 节段。

（2）确定何种手法进行组合（理筋或正骨）：治疗的靶点为筋骨紊乱复合体，通过两步四法，即第一步理筋（按揉法及弹拨法两种理筋手法），第二步正骨（颈椎伸屈功能障碍采用颈椎徒手拔伸手法；颈椎旋转功能障碍采用微屈位提拉旋转扳颈法）来纠正筋骨紊乱状态。

（3）确立治疗体位：根据病情我们选择坐位。

（4）确立正骨推拿手法治疗目标节段关节运动的解剖界限（关节是主动运动极限还是被动运动极限）：爆发力冲击之前，患者处于坐位旋转体位时给予一定的预备加载力进行加压，使目标节段处于被动运动的极限位，为下一步的小振幅快扳技术及缓扳技术奠定安全基础。

（5）确立所选手法的力学特征（下沉力、爆发力、快扳）：上述准备后，采用两步四法治疗颈源性视力障碍（以 C2/3 节段为例），具体操作如下。

第一步理筋：按揉法及弹拨法两种手法在印堂、桥弓、风池、太阳、睛明操作，一般 1 ~ 2 分钟内完成。

第二步正骨：

第一种手法：颈椎伸屈功能障碍采用颈椎徒手拔伸手法，一般 5 ~ 20 秒内完成。

第二种手法：颈椎旋转功能障碍采用微屈位提拉旋转扳颈法，发力方式：以加压小振幅快扳（爆发力手法）1 ~ 3 次，一般 1 分钟内完成。

操作可以在 3 ~ 5 分钟内结束。

（6）治疗后的功能锻炼：可以建议患者加强颈项部各方向的自主活动，包括前屈、后伸、左右侧屈、左右旋转，活动时速度宜慢，幅度由小逐渐加大，同时配合扩肩活动等功能锻炼。

（八）辨证论治

部分临床症状严重患者，根据舌脉：气血虚证者采用补中益气汤或者正气理筋液。肾阴虚者采用左归丸，肾阳虚者采用右归丸。外用方面：以上证型可以采用七味通络镇痛包外敷。

（九）手法治疗后验证七大流程

（1）视力下降、视物模糊、眼痛、眼干、颈痛、颈部不适等主要症状有无明显减轻或消失。

（2）治疗后眼部、颈部或全身出现微热感或微出汗。

（3）通过望诊观察患者外形：颈部、眼部形态一般无异常，通过望诊动态判断颈椎前屈、后伸、侧屈、旋转功能的恢复情况，注意做到治疗前后对比、健侧和患侧对比。

（4）通过触诊检查"突、陷、板、软、痛"，观察颈椎棘突、横突、关节突关节是否已恢复到正常的位置及各骨性突起的压痛点是否减轻或消失。

（5）通过触诊检查"突、陷、板、软、痛"，观察颈部两侧肌张力是否恢复正常或近于正常水平，注意治疗前后对比；两侧软组织如头后大直肌、头颈夹肌、半棘肌、头上下斜肌、寰枕筋膜、胸锁乳突肌、斜方肌、肩胛提肌等因肌肉紧张而形成的条索及压痛点有没有消失或减轻；注意做到治疗前后对比、健侧和患侧对比。

（6）专科特殊检查情况：无。

（7）量表的检查：条件允许情况下进行相关量表检查，如 VAS 评分检查疼痛情况。

（十）注意事项

（1）多休息，注意颈部保暖，忌受凉及劳累。

（2）适当颈部功能锻炼。

（3）注意科学用眼，避免眼睛过度疲劳。

第七节　脊源性类冠心病综合征

（一）定义

由于颈椎和（或）上胸椎关节紊乱、椎间盘突出或周围软组织病变对周围脊神经、交感神经、血管、脊髓的压迫刺激，从而引起类似冠心病的胸闷、胸痛、颈背痛、气短、心悸，甚至心律失常等症状群，称为"颈源性心绞痛"，又称"胸椎源性心悸"、"胸椎源性胸痛"等，目前一般统称为"脊源性类冠心病综合征"。

（二）辨筋骨论治的相关解剖学基础

辨筋论治：头夹肌、颈夹肌、头后大直肌、头后小直肌、颈最长肌、斜方肌、胸锁乳突肌、肩胛提肌、菱形肌、竖脊肌痉挛是关键因素。

辨骨论治：寰枕关节、寰枢关节、颈椎关节突关节、胸椎小关节紊乱、肋横突关节是关键因素。

（三）病因病机

由于外伤、劳损、退变等原因造成颈椎生物力学紊乱，如颈椎骨关节、肌肉、韧带损伤；颈椎、胸椎小关节错位；椎周肌痉挛导致局部组织缺血、缺氧，引起脊神经和交感神经继发病损，最后出现心律失常（心动过速或心动过缓）、胸闷胸痛。

（四）诊断

根据望诊三要素［望颈部、头部形态及动态（即关节功能运动状态），相关影像学，舌象等三个方面］+触诊五要素（触摸的重点在筋骨触摸有没有出现"突、陷、板、软、痛"、神经系统检查、相关肌肉的神经支配、专科特殊检查及切脉等五个方面）来确定手法治疗方案。

1. 望诊　望颈部、头部形态及动态（即关节功能运动状态），望相关影像学，望舌象三要素。

望颈胸部形态及动态　部分患者出现神疲乏力，颈椎及胸椎伸屈、侧屈、旋转功能障碍。

望相关影像学　颈椎X线片提示颈曲变直或略有反张，钩突变尖或变平，钩椎关节不对称，齿状突不居中，寰齿间隙左右不对称、寰枢间沟不对称。胸椎X线片提示胸椎小关节紊乱。

心电图检查：常表现为窦性心动过缓、窦性心动过速，可伴有房性、室性期前收缩，频发室性期前收缩可见二联律、三联律等。

望舌象　心虚胆怯者出现苔薄白；心脾两虚者出现舌淡红；阴虚火旺者出现舌红少津，苔薄黄或少苔。心阳不振者出现舌淡苔白；水饮凌心者出现舌淡苔滑；心血瘀阻者出现舌质紫暗或有瘀斑；痰火扰心者出现舌红苔黄腻。

2. 触诊　筋骨触摸（有没有出现"突、陷、板、软、痛"）、神经系统检查、相关肌肉的神经支配、专科特殊检查、切脉等五要素。

筋骨触摸　有没有出现"突、陷、板、软、痛"。触诊可以在相应病变节段如寰枢关节、寰枕关节、颈椎小关节、胸椎小关节触及明显压痛，甚至可以触及单个椎体或多个椎体前后、侧向、旋转错缝。颈椎、胸椎两侧肌肉张力不平衡，一侧板结而一侧松软等。患侧常有头夹肌、颈夹肌、头后大直肌、头后小直肌、颈最长肌、斜方肌、胸锁乳突肌、肩胛提肌、菱形肌、竖脊肌等压痛，在肌肉紧张处可触及肿块和条索状的改变。

神经系统检查　一般无明显异常。

相关肌肉的神经支配　重点检查颈椎、胸椎伸屈、侧屈及旋转的相关肌肉，如头夹肌、颈夹肌、头后大直肌、头后小直肌、颈最长肌、斜方肌、胸锁乳突肌、肩胛提肌、菱形肌、竖脊肌的神经支配。

专科特殊检查　一般无明显异常，各种神经挤压症状为正常。

切脉　心虚胆怯者出现脉细略数或细弦；心脾两虚者出现脉细弱；阴虚火旺者出现脉细数；心阳不振者出现脉虚弱，或沉细无力；水饮凌心者出现脉沉细而滑；心血瘀阻者出现脉涩或结或代；痰火扰心者出现脉弦滑。

（五）鉴别诊断

临床上本病常常与甲状腺功能亢进、嗜铬细胞瘤及器质性心脏病如冠心病、心肌病或病毒性心肌炎相鉴别。

（六）取穴重点

风池、颈夹脊穴、肩井、心俞、厥阴俞、内关等穴位。

（七）手法治疗

根据筋骨评估重点确立手法治疗流程七要素：确立手法治疗的目标节段—确定何种手法进行组合（采用两步法，理筋和正骨）—确立治疗体位—确立正骨推拿手法治疗目标节段关节运动的解剖界限—确立所选手法的力学特征—治疗后的功能锻炼—验证流程。

例：两步六法治疗脊源性类冠心病综合征（以 C2/3、T4/5 节段为例）

（1）确立手法治疗的目标节段：根据颈背及胸背部动态（关节功能障碍）和触诊选择手法操作的目标节段为 C2/3、T4/5 节段。

（2）确定何种手法进行组合（理筋或正骨）：通过两步四法，即第一步理筋（按揉法及弹拨法两种理筋手法），第二步正骨（颈椎伸屈功能障碍采用颈椎徒手拔伸手法；颈椎旋转功能障碍采用微屈位提拉旋转扳颈法；胸椎旋转功能障碍采用坐位定点旋转推顶法；胸椎伸屈功能障碍采用垫枕俯卧叠掌按压法）来纠正筋骨紊乱状态。

（3）确立治疗体位：根据病情选择坐位、俯卧体位。

（4）确立正骨推拿手法治疗目标节段关节运动的解剖界限（关节是主动运动极限还是被动运动极限）：爆发力冲击之前，患者处于俯卧体位或坐位旋转体位时给予一定的下沉力（足够预备加载力）进行加压，使目标节段处于被动运动的极限位，为下一步的小振幅快扳及缓扳技术奠定安全基础。

（5）确立所选手法的力学特征［下沉力、爆发力、快扳（压）、缓扳（压）］：上述准备后，采用两步六法治疗脊源性类冠心病综合征（以 C2/3、T4/5 节段为例），具体操作如下。

第一步理筋：运用按揉法及弹拨法两种手法在风池、颈夹脊、肩井、心俞、厥阴俞、内关等穴位操作，一般 1 ～ 2 分钟内完成。

第二步正骨：

第一种手法：颈椎伸屈功能障碍采用颈椎徒手拔伸手法，一般 5 ～ 20 秒内完成。

第二种手法：颈椎旋转功能障碍采用微屈位提拉旋转扳颈法，发力方式：以加压小振幅快扳（爆发力手法）1 ～ 3 次，一般 1 分钟内完成。

第三种手法：胸椎旋转功能障碍采用坐位定点旋转推顶法，发力方式：以加压小振幅快扳（爆发力手法）1 ～ 5 次或加压小振幅缓扳（下沉力手法）10 ～ 30 次，一般 1 分钟内完成。

第四种手法：胸椎伸屈功能障碍采用垫枕俯卧叠掌按压法，发力方式：以加压小振幅快压（爆发力手法）1 ～ 7 次或加压小振幅缓压（下沉力手法）10 ～ 30 次，一般 1 分钟内完成。

操作可以在 5 ～ 6 分钟内结束。

（6）治疗后的功能锻炼：可以建议患者加强颈项、胸背部各方向的自主活动，包括前屈、后伸、左右侧屈、左右旋转，活动时速度宜慢，幅度由小逐渐加大。同时配合扩胸、扩肩、背伸等功能锻炼。

（八）辨证论治

心虚胆怯者采用安神定志丸；心脾两虚者采用归脾汤；阴虚火旺者采用黄连阿胶汤；心阳不振者采用桂枝甘草龙骨牡蛎汤；水饮凌心者采用苓桂术甘汤；心血瘀阻者采用血府逐瘀汤；痰火扰心者采用黄连温胆汤。外用方面：以上证型除了阴虚火旺、痰火扰心外均可以采用七味通络镇痛包外敷。

（九）手法治疗后验证七大流程

（1）心悸胸闷、颈肩及胸背痛，头晕、头痛、精神疲倦等类似神经衰弱等主要症状有无明显减轻或消失。

（2）治疗后头部、颈项、胸背部或全身出现微热感或微出汗。

（3）通过望诊观察患者外形：形态一般无异常，通过望诊动态判断颈椎及胸椎前屈、后伸、侧屈、旋转功能的恢复情况，注意做到治疗前后对比、健侧和患侧对比。

（4）通过触诊检查"突、陷、板、软、痛"，观察颈椎及胸椎棘突、横突、关节突关节是否已恢复到正常的位置及各骨性突起的压痛点是否减轻或消失。

（5）通过触诊检查"突、陷、板、软、痛"，观察颈部、胸背部两侧肌张力是否恢复正常或近于正常水平，注意治疗前后对比；两侧软组织如头颈夹肌、头后大小直肌、颈最长肌、斜方肌、胸锁乳突肌、肩胛提肌、菱形肌、竖脊肌等因肌肉紧张而形成的条索及压痛点有没有消失或减轻；注意做到治疗前后对比、健侧和患侧对比。

（6）专科特殊检查情况：无。

（7）量表的检查：条件允许的情况下进行相关量表检查，如 VAS 评分检查疼痛。

（十）注意事项

（1）多休息，注意颈项、胸背部保暖，忌受凉及劳累。

（2）适当颈项、胸背部功能锻炼。

（3）指导患者睡前不要吸烟、饮酒、喝茶和喝咖啡。
（4）饮食宜清淡。

第八节　脊源性胃肠功能紊乱症

（一）定义

脊源性胃肠功能紊乱症是指由脊柱骨关节紊乱引起，以胃脘部经常发生疼痛及消化不良为主症的一组病症。

（二）辨筋骨论治的相关解剖学基础

辨筋论治：头颈夹肌、头后大小直肌、斜方肌、菱形肌、竖脊肌是检查重点。
辨骨论治：胸椎关节突关节、颈椎关节突关节、腰椎小关节紊乱是检查重点。

（三）病因病机

胃痛、呕吐、呃逆、腹泻、便秘是胃肠功能紊乱常见症状，支配胃的交感神经起于T5～12脊髓侧角，支配胃的副交感神经起于迷走神经背核，行走路径是迷走神经、食管丛、胃丛、腹腔丛、肠系膜丛和胃肠壁；其次支配膈的神经主要是膈神经、第6～12对肋间神经和膈神经丛。其中，膈神经来自颈丛，由C3、C4、C5脊神经前支组成，是混合性神经，第七胸椎小关节错位将使受压的交感神经长期处于兴奋或抑制状态，造成膈肌痉挛。支配降结肠和直肠的交感神经节前纤维起源于T12～L3脊髓侧角，经过白交通支交感干到内脏神经，形成骶内脏神经、腹主动脉丛、肠系膜下丛、腹下丛；节后纤维起源于肠系膜下丛和腹下丛内脏神经，支配降结肠和直肠的副交感神经节前纤维起源于S2～4脊髓骶部副交感核。因此颈椎、胸椎、腰骶椎的关节紊乱可能导致胃痛、呕吐、呃逆、腹泻、便秘。

（四）诊断

根据望诊三要素［望脊柱形态及动态（即关节功能运动状态）、相关影像学、舌象等三个方面］＋触诊五要素（触摸的重点在筋骨触摸有没有出现"突、陷、板、软、痛"、神经系统检查、相关肌肉的神经支配、专科特殊检查及切脉等五个方面）来确定手法治疗方案。

1.望诊　望脊柱形态及动态（即关节功能运动状态）、望相关影像学、望舌象三要素。
望脊柱形态及动态　脊柱伸屈、侧屈、旋转功能障碍。
望相关影像学　颈椎X线片提示颈曲变直或略有反张，钩突变尖或变平，钩椎关节不对称，齿状突不居中，寰齿间隙左右不对称、寰枢间沟不对称。胸椎X线片提示胸椎小关节紊乱。腰椎X线片示腰椎小关节紊乱、生理曲度变化。
望舌象　寒邪客胃者出现苔薄白；湿热中阻者出现舌苔黄腻；肝气犯胃者出现舌苔薄白；脾虚湿盛者出现舌淡苔白腻；气血不足者出现舌淡苔白。
2.触诊　筋骨触摸（有没有出现"突、陷、板、软、痛"）、神经系统检查、相关肌肉的神经支配、专科特殊检查、切脉等五要素。
筋骨触摸　有没有出现"突、陷、板、软、痛"。可以在相应病变节段如寰枢关节，寰枕关节，颈椎、胸椎、腰骶关节触及明显压痛，甚至可以触及单个椎体或者多个椎体前后、侧向、旋转错缝。脊柱两侧肌肉张力不平衡，一侧板结而一侧松软等。患侧常有头颈夹肌、头后大小直肌、斜方肌、菱形肌、竖脊肌等压痛，在肌肉紧张处可触及肿块和条索状的改变。

　　神经系统检查　一般无明显异常。

　　相关肌肉的神经支配　重点检查脊柱伸屈、侧屈及旋转的相关肌肉，如头颈夹肌、头后大小直肌、斜方肌、菱形肌、竖脊肌的神经支配。

　　专科特殊检查　一般无明显异常，各种神经挤压症状为正常。

　　切脉　寒邪客胃者出现脉弦紧；湿热中阻者出现脉滑数；肝气犯胃者出现脉弦；脾虚湿盛者出现脉虚缓，气血不足者出现脉细弱。

（五）鉴别诊断

　　临床上本病常常与胃肠道的肿瘤、炎症性肠病、憩室炎、痢疾、慢性胃炎、早期妊娠反应相鉴别。

（六）取穴重点

　　颈、胸、腰段的夹脊穴、膀胱经背俞穴等。

（七）手法治疗

　　根据筋骨评估重点确立手法治疗流程七要素：确立手法治疗的目标节段—确定何种手法进行组合（采用两步法，理筋和正骨）—确立治疗体位—确立正骨推拿手法治疗目标节段关节运动的解剖界限—确立所选手法的力学特征—治疗后的功能锻炼—验证流程。

　　例：两步八法治疗脊源性胃肠功能紊乱症（以 C3/4、T11/12、L5/S1 节段为例）

　　（1）确立手法治疗的目标节段：根据颈背及胸背部动态（关节功能障碍）和触诊，选择手法操作的目标节段为 C3/4、T11/12、L5/S1 节段。

　　（2）确定何种手法进行组合（理筋或正骨）：通过两步八法，即第一步理筋（按揉法及弹拨法两种理筋手法），第二步正骨（颈椎伸屈功能障碍采用颈椎徒手拔伸手法；颈椎旋转功能障碍采用微屈位提拉旋转扳颈法；胸椎旋转功能障碍采用坐位定点旋转推顶法；胸椎伸屈功能障碍采用垫枕俯卧叠掌按压法；腰椎伸屈功能障碍采用垫枕背伸定点按压法；腰椎旋转功能障碍采用立体定位斜扳法）来纠正筋骨紊乱状态。

　　（3）确立治疗体位：根据病情选择坐位、俯卧体位、侧卧旋转体位。

　　（4）确立正骨推拿手法治疗目标节段关节运动的解剖界限（关节是主动运动极限还是被动运动极限）：爆发力冲击之前，给予一定的下沉力（足够预备加载力）进行加压，使目标节段处于被动运动的极限位，为下一步的小振幅快扳技术及缓扳技术奠定安全基础。

　　（5）确立所选手法的力学特征［下沉力、爆发力、快扳（压）、缓扳（压）］：上述准备后，采用两步八法治疗脊柱源性胃肠功能紊乱症，具体操作如下。

　　第一步理筋：选择按揉法及弹拨法两种手法在 C3/4、T11/12、L5/S1 节段的夹脊穴及膀胱经穴位操作，一般 2～4 分钟内完成。

第二步正骨：

第一种手法：颈椎伸屈功能障碍采用颈椎徒手拔伸手法，一般 5～20 秒内完成。

第二种手法：颈椎旋转功能障碍采用微屈位提拉旋转扳颈法，发力方式：以加压小振幅快扳（爆发力手法）1～3 次，一般 1 分钟内完成。

第三种手法：胸椎旋转功能障碍采用坐位定点旋转推顶法，发力方式：以加压小振幅快扳（爆发力手法）1～5 次或加压小振幅缓扳（下沉力手法）10～30 次，一般 1 分钟内完成。

第四种手法：胸椎伸屈功能障碍采用垫枕俯卧叠掌按压法，发力方式：以加压小振幅快压（爆发力手法）1～5 次或加压小振幅缓压（下沉力手法）10～30 次，一般 1 分钟内完成。

第五种手法：腰椎伸屈功能障碍采用垫枕背伸定点按压法；发力方式：以加压小振幅快压（爆发力手法）1～7 次或加压小振幅缓压（下沉力手法）10～30 次，一般 1 分钟内完成。

第六种手法：腰椎旋转功能障碍采用立体定位斜扳法；发力方式：以加压小振幅快扳（爆发力手法）1～7 次或加压小振幅缓扳（下沉力手法）10～30 次，一般 1 分钟内完成。

操作可以在 6～8 分钟内结束。

（6）治疗后的功能锻炼：建议患者加强脊柱各方向的自主活动，包括前屈、后伸、左右侧屈、左右旋转，活动时速度宜慢，幅度由小逐渐加大。同时配合扩胸、扩肩背伸等功能锻炼。

（八）辨证论治

寒邪客胃者采用良附丸；湿热中阻者采用甘露消毒饮；肝气犯胃者采用柴胡疏肝散；脾虚湿盛者采用参苓白术散；气血不足者采用补中益气汤。外用方面：除了湿热证外均可以采用七味通络镇痛包外敷。

（九）手法治疗后验证七大流程

（1）胃痛、呕吐、呃逆，腹泻、便秘，颈痛、胸背痛、腰痛等主要症状有无明显减轻或消失。

（2）治疗后脊柱或者全身出现微热感或者微出汗。

（3）通过望诊观察患者外形：形态一般无异常，通过望诊动态判断脊柱前屈、后伸、侧屈、旋转功能的恢复情况，注意做到治疗前后对比、健侧和患侧对比。

（4）通过触诊检查"突、陷、板、软、痛"，观察脊柱棘突、横突、关节突关节是否已恢复到正常的位置及各骨性突起的压痛点是否减轻或消失。

（5）通过触诊检查"突、陷、板、软、痛"，观察脊柱两侧肌张力是否恢复正常或近于正常水平，注意治疗前后对比；两侧软组织如头颈夹肌、斜方肌、菱形肌、竖脊肌等因肌肉紧张而形成的条索及压痛点有没有消失或减轻；注意做到治疗前后对比、健侧和患侧对比。

（6）专科特殊检查情况：无。

（7）量表的检查：条件允许的情况下进行相关量表检查，如 VAS 评分检查疼痛情况。

（十）注意事项

（1）多休息，胃部保暖，忌受凉及劳累。

（2）饮食节制。

（3）进行脊柱伸展锻炼。

（范志勇，吴　山）

第十一章　林氏正骨推拿治疗四肢筋伤病诊疗方案

第一节　肩关节周围炎

（一）定义

肩关节周围炎是指肩关节及其周围的肌腱、韧带、腱鞘、滑囊等软组织的急、慢性损伤或退行性变，产生无菌性炎症，从而引起肩部疼痛和功能障碍为主症的一种疾病。本病又名"五十肩"、"冻结肩"、"漏肩风"、"肩凝症"、"肩痹"等。本病体力劳动者多见，女性略多于男性。临床分为单纯肩周炎和颈源性肩周炎。

（二）辨筋骨论治的相关解剖学基础

颈肩部肌肉是维持肩部活动的外源性稳定因素，而颈椎及肩胛骨、肩关节是维持肩部活动的内源性稳定因素。

辨筋论治：主要肌群（肩胛提肌、三角肌、肱二、三头肌、菱形肌、肩胛下肌、冈上肌、冈下肌、大小圆肌、胸大肌）是维持肩部活动的外源性稳定因素的关键因素。主要韧带（喙肩韧带、盂肱韧带、喙肱韧带）是维持肩部活动的内源性稳定因素的关键因素。此外许多肩周炎是由于肩部外伤后引发，三角肌、胸大肌、背阔肌、肱二头肌长头腱也是值得关注的。

辨骨论治：颈椎关节突关节、胸锁关节、肩锁关节、肩胛胸壁关节、喙锁关节是维持肩部活动的内源性稳定因素的关键因素。

肩部肌群由 C5 ～ T1 脊神经支配，在大脑皮质的支配下共同完成肩关节的各种功能活动。

（三）病因病机

（1）外伤、劳损：肩关节是人体活动范围最广泛的关节，其关节囊较松弛，活动比较频繁，一旦不慎扭伤或者拉伤容易引起局部软组织的充血、水肿、渗出、增厚等炎性改变，日久可以出现肩关节软组织粘连、肌腱钙化、关节活动功能障碍。

（2）风、寒、湿三邪入侵：《素问·痹论》载："风寒湿三气杂至，合而为痹也。"在日常生活中，因久居湿地、露肩当风等导致风寒湿外邪入侵，肩部经络不通，脉络拘急，最终出现肩部诸筋粘连，这是导致关节运动功能障碍的主要原因。

（3）年老体虚、退变等因素：人到 50 岁左右，肝肾气血不足，血不荣筋，筋脉失其所养，出现肩部筋脉拘急而不用。

（四）诊断

根据望诊三要素［望肩颈部形态及动态（即关节功能运动状态），相关影像学，舌象等三个方面］+触诊五要素（触摸的重点在筋骨触摸有没有出现"突、陷、板、软、痛"、神经系统检查、相关肌肉的神经支配、专科特殊检查及切脉等五个方面）来确定手法治疗方案。

1.望诊　望肩颈部形态及动态（即关节功能运动状态），望相关影像学，望舌象三要素。

望肩颈部形态及动态　典型的"扛肩"现象，晚期出现肩部肌肉萎缩；颈部形态一般无明显异常。动态分析：肩部的外展、上举、内旋功能受限，颈部伸屈、侧屈、旋转功能受限。

望相关影像学　肩部X线检查多为阴性，病程久者可见骨质疏松。肩关节造影则有肩关节囊收缩、关节囊下部皱褶消失，肩周炎后期可出现严重的骨质疏松改变，特别是肱骨近端，重者有类似"溶骨性"破坏的表现，但通过病史及局部查体很容易与骨肿瘤区别开来。

颈椎X线检查：可见颈椎小关节紊乱、生理性前突变直，关节间隙增宽等。

望舌象　风寒证者见舌苔薄白或薄腻；寒湿证者见舌质淡，苔白或腻；湿热证者见舌苔黄腻；脾虚湿盛者见舌淡苔白腻；气血不足者见舌淡苔白。

2.触诊　筋骨触摸（有没有出现"突、陷、板、软、痛"）、神经系统检查、相关肌肉的神经支配、专科特殊检查、切脉等五要素。

筋骨触摸　有没有出现"突、陷、板、软、痛"。患侧常有肱二头肌长头腱及短头腱附着处（肩内陵穴）、肩峰下缘（肩髃穴）、肩胛冈上缘（秉风穴）、小圆肌上缘（肩贞穴）等处压痛，在肌肉紧张处可触及肿块和条索状的改变。颈部动态及静态触诊可以在相应病变节段（如椎体棘突或横突、关节突关节）触及明显压痛，甚至可以触及单个椎体或者多个椎体前后、侧向、旋转错缝。颈椎两侧肌肉张力不平衡，一侧板结而一侧松软等。

神经系统检查　一般无明显异常。

肌肉的神经支配　重点检查肩关节上举、外展、内旋的相关肌肉，如三角肌、肱三头肌、菱形肌、肩胛下肌、冈上肌、冈下肌的神经支配；检查颈椎伸屈、侧屈及旋转的相关肌肉，如胸锁乳突肌、斜方肌、肩胛提肌的神经支配。

专科特殊检查　落臂试验、搭肩试验、叶加森试验、疼痛弧试验、冈上肌腱断裂试验、Neer撞击试验分别排除肩袖损伤、肩关节脱位、肱二头肌长头肌腱炎、冈上肌肌腱炎、冈上肌肌腱断裂、肩峰撞击综合征。此外，若为颈源性肩周炎，往往出现引颈试验阳性，叩顶试验阳性。

切脉　风寒证出现脉浮或浮紧；寒湿证出现脉沉而迟缓；湿热证出现脉濡数或弦数；脾虚湿盛出现脉虚缓；气血不足出现脉细弱。

（五）鉴别诊断

临床上本病常与神经根型颈椎病、肩袖损伤、肩关节脱位、肱二头肌长头肌肌腱炎、冈上肌肌腱炎、冈上肌肌腱断裂、肩峰撞击综合征相鉴别。

（六）取穴重点

肩内陵、肩髃、秉风、肩贞、肩井、天宗、颈部夹脊穴、阿是穴等。

（七）手法治疗

根据筋骨评估重点确立手法治疗流程七要素：确立手法治疗的目标节段—确定何种手法进行组合（采用两步法，理筋和正骨）—确立治疗体位—确立正骨推拿手法治疗目标节段关节运动的解剖界限—确立所选手法的力学特征—治疗后的功能锻炼—验证流程。

例：两步五法治疗肩周炎（以肩关节及 C5/6 节段为例）

（1）确立手法治疗的目标节段：根据颈部动态（关节功能障碍）和触诊选择手法操作的目标节段为肩关节及 C5/6 节段。

（2）确定何种手法进行组合（理筋或正骨）：通过两步五法，即第一步理筋（按揉法及弹拨法两种理筋手法）；第二步正骨（颈椎伸屈功能障碍采用颈椎徒手拔伸手法；颈椎旋转功能障碍采用前屈位提拉旋转扳颈法；肩关节功能障碍采用肩关节定点按压手法及肩关节摇法）来纠正筋骨紊乱状态。

（3）确立治疗体位：根据病情选择坐位、俯卧位、仰卧位。

（4）确立正骨推拿手法治疗目标节段关节运动的解剖界限（关节主动运动极限还是被动运动极限）：爆发力冲击之前，使患者处于俯卧体位或者坐位旋转体位，给予一定的下沉力（足够预备加载力）进行加压，使目标节段处于被动运动的极限位，为下一步的小振幅快扳技术及缓扳技术奠定安全基础。

（5）确立所选手法的力学特征（下沉力、爆发力、快扳、缓压）：上述准备后，采用两步五法治疗肩周炎，具体操作如下。

第一步理筋：选择按揉法及弹拨法两种手法在肩内陵、肩髃、秉风、肩贞、肩井、天宗、颈部夹脊穴、阿是穴等进行操作，一般 2 ～ 3 分钟内完成。

第二步正骨（图 11-1、图 11-2）：

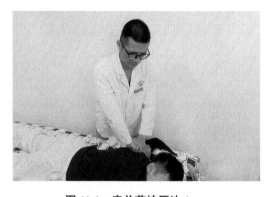
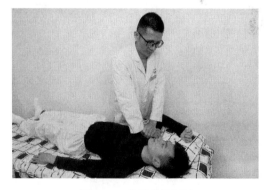

图 11-1　肩关节按压法 1　　　　　　　　　图 11-2　肩关节按压法 2

第一种手法：颈椎伸屈功能障碍采用颈椎徒手拔伸手法，一般 5 ～ 20 秒内完成。

第二种手法：颈椎旋转功能障碍采用前屈位提拉旋转扳颈法，发力方式为以加压小振幅快扳（爆发力手法）1 ～ 3 次，一般 1 分钟内完成。

第三种手法：肩关节功能障碍采用肩关节定点按压手法，发力方式为加压小振幅缓压（下沉力手法）10 ～ 30 次，一般 1 分钟内完成。

采用两步五法治疗肩周炎可以在 6 ～ 8 分钟内结束。

如果肩关节活动度较差，适当加用肩关节摇法和拔伸手法。

（6）治疗后的功能锻炼：建议患者加强肩部功能锻炼，如爬墙运动、环转运动、外旋锻炼、双手向后背伸。颈项部各方向的自主活动，包括前屈、后伸、左右侧屈、左右旋转，活动时速度宜慢，幅度由小逐渐加大。

（八）辨证论治

风寒证者采用羌活胜湿汤；寒湿证者采用独活寄生汤；湿热证者采用甘露消毒丹；脾虚湿盛者采用参苓白术散；气血不足者采用补中益气汤或正气理筋液。外用方面：除了湿热证外均可以采用七味通络镇痛包外敷。

（九）手法治疗后验证七大流程

（1）肩痛、颈痛、上肢酸痛等主要症状有无明显减轻或者消失。

（2）治疗后肩部、颈部或者全身出现微热感或者微出汗。

（3）通过望诊观察患者外形：扛肩有没有改善，通过望诊动态判断肩关节外展、上举、内旋受限程度，颈椎前屈、后伸、侧屈、旋转功能的恢复情况，注意做到治疗前后对比、健侧和患侧对比。

（4）通过触诊检查"突、陷、板、软、痛"，观察颈椎棘突、横突、关节突关节是否已恢复到正常的位置及颈肩部各骨性突起的压痛点是否减轻或者消失。

（5）通过触诊检查"突、陷、板、软、痛"，观察肩部、颈部两侧肌张力是否恢复正常或近于正常水平，注意治疗前后对比；两侧肩部、颈项部软组织因肌肉紧张而形成的条索及压痛点有没有消失或者减轻；注意做到治疗前后对比、健侧和患侧对比。

（6）专科特殊检查情况：颈源性肩周炎的引颈试验、叩顶试验阳性转为阴性。

（7）量表的检查：条件允许的情况下进行相关量表检查，如 VAS 评分检查疼痛情况，肩部活动功能评定量表评估肩关节功能分级。

（十）注意事项

（1）注意颈背部及肩部保暖。

（2）积极配合肩部功能锻炼。

（3）临床应区别单纯性肩周炎和颈源性肩周炎，对于有颈椎关节紊乱和胸椎关节紊乱者应该积极进行调整。

第二节　肱骨外上髁炎

（一）定义

肱骨外上髁炎是指前臂伸肌群长期、反复、强烈地收缩、牵拉，使其附着处肱骨外上髁部位发生不同程度的急性或慢性积累性损伤，导致肱骨外上髁周围软组织的无菌性炎症，引起肘关节外侧疼痛、旋前功能受限等为主要临床表现的病症，又名网球肘，多见于 35～50 岁男性，反复做前臂旋前、用力伸腕活动的成年人易诱发，且好发于较多用力的一侧。

（二）辨筋骨论治的相关解剖学基础

辨筋论治：前臂伸肌群如桡侧伸腕长短肌是维持肘部活动的外源性稳定因素的关键因素，肱骨外上髁是前臂桡侧腕长、短伸肌，尺侧腕伸肌，指总伸肌，小指固有伸肌总腱的附着处。

辨骨论治：肱骨外上髁，肘部的活动主要由肱尺关节的伸屈，前臂的旋前、旋后活动来完成。

（三）病因病机

（1）外伤：本病可因急性扭伤或拉伤而引起。前臂做旋前活动时，桡侧腕长、短伸肌的附着处受到大力牵拉可引起损伤。

（2）劳损：好发于网球运动员、木工、钳工、泥瓦工等。前臂反复做旋前、旋后动作者，可因劳损导致前臂伸肌群联合总腱在肱骨外上髁附着部的牵拉、撕裂伤而引起本病。

（四）诊断

根据望诊三要素［望肘部、颈部形态及动态（即关节功能运动状态），相关影像学，舌象等三个方面］+触诊五要素（触摸的重点在筋骨触摸有没有出现"突、陷、板、软、痛"、神经系统检查、相关肌肉的神经支配、专科特殊检查及切脉等五个方面）来确定手法治疗方案。

1. 望诊 望肘部、颈部形态及动态（即关节功能运动状态），望相关影像学，望舌象三要素。

望肘部、颈部形态及动态 形态一般无异常；肘部伸屈，前臂旋前，颈椎伸屈、旋转、侧屈功能障碍。

望相关影像学 X线片有时可见肱骨外上髁粗糙或钙化阴影。颈椎X线多见伴有关节紊乱。

望舌象 血瘀证出现舌质暗紫，或有瘀斑。寒湿证出现舌质淡，苔白或腻。

2. 触诊 筋骨触摸（有没有出现"突、陷、板、软、痛"）、神经系统检查、相关肌肉的神经支配、专科特殊检查、切脉等五要素。

筋骨触摸 有没有出现"突、陷、板、软、痛"。肱骨外上髁处压痛，疼痛在旋转背伸、提拉、端、推等动作时更为剧烈；颈部动态及静态触诊可以在相应病变节段（如椎体棘突或横突、关节突关节）触及明显压痛，甚至可以触及单个椎体或者多个椎体前后、侧向、旋转错缝。颈椎两侧肌肉张力不平衡，一侧板结而一侧松软等。患侧常有胸锁乳突肌、斜方肌、肩胛提肌等处压痛，在肌肉紧张处可触及肿块和条索状改变。

神经系统检查 一般无明显异常。

相关肌肉的神经支配 重点检查和肘关节功能活动相关的肌肉，如前臂伸肌群，桡侧腕长、短伸肌；检查颈椎伸屈、侧屈及旋转的相关肌肉，如胸锁乳突肌、斜方肌、肩胛提肌的神经支配。

专科特殊检查 一般无明显异常，前臂伸肌紧张试验和密尔（Mill）试验阳性。

切脉 血瘀证出现脉弦紧或涩。寒湿证出现脉沉紧或濡缓。

（五）鉴别诊断

临床上本病常常与肱骨内上髁炎、肘关节外伤性骨化性肌炎、旋前圆肌综合征、旋后肌综合征相鉴别。

（六）取穴重点

曲池、手三里、曲泽、合谷、阿是穴等穴位。

（七）手法治疗

根据筋骨评估重点确立手法治疗流程七要素：确立手法治疗的目标节段—确定何种手法进行组合（采用两步法，理筋和正骨）—确立治疗体位—确立正骨推拿手法治疗目标节段关节运动的解剖界限—确立所选手法的力学特征—治疗后的功能锻炼—验证流程。

例：两步三法治疗肱骨外上髁炎（以 C5/6 节段为例）

（1）确立手法治疗的目标节段：根据颈部动态（关节功能障碍）和触诊选择手法操作的目标节段为 C5/6 节段及肘部。

（2）确定何种手法进行组合（理筋或正骨）：治疗的靶点为筋骨紊乱复合体，通过两步三法，即第一步理筋（按揉法及弹拨法两种理筋手法），第二步正骨（颈椎旋转功能障碍采用前屈位提拉旋转扳颈法）来纠正筋骨紊乱状态。

（3）确立治疗体位：根据病情选择坐位。

（4）确立正骨推拿手法治疗目标节段关节运动的解剖界限（关节是主动运动极限还是被动运动极限）：爆发力冲击之前，患者处于坐位旋转体位时给予一定的预备加载力进行加压，使目标节段处于被动运动的极限位，为下一步的小振幅快扳技术及缓扳技术奠定安全基础。

（5）确立所选手法的力学特征（下沉力、爆发力、快扳）：上述准备后，采用两步三法治疗肱骨外上髁炎，具体操作如下。

第一步理筋：选择按揉法及弹拨法两种手法在曲池、手三里、曲泽、合谷、阿是穴进行操作，一般 1～2 分钟内完成。

第二步正骨：

第一种手法：颈椎旋转功能障碍采用前屈位提拉旋转扳颈法，以加压小振幅快扳（爆发力手法）1～3 次，一般 1 分钟内完成。

操作可以在 2～4 分钟内结束，可以适当加用肘关节摇法及拔伸法。

（6）治疗后的功能锻炼：建议患者加强肘部伸屈、腕部的旋转活动、颈项部各方向的自主活动，包括前屈、后伸、左右侧屈、左右旋转，活动时速度宜慢，幅度由小逐渐加大。

（八）辨证论治

血瘀证者采用桃红四物汤或复元活血汤。寒湿证者采用羌活胜湿汤加减。外用方面：可以采用七味通络镇痛包外敷。

（九）手法治疗后验证七大流程

（1）肘部酸痛、颈痛等主要症状有无明显减轻或消失。

（2）治疗后肘部、颈部或者全身出现微热感或微出汗。

（3）通过望诊观察患者外形：通过望诊动态判断肘部伸屈，前臂旋前，颈椎前屈、后伸、侧屈、旋转功能的恢复情况，注意做到治疗前后对比、健侧和患侧对比。

（4）通过触诊检查"突、陷、板、软、痛"，观察肱骨外上髁处压痛；颈椎棘突、横突、关节突关节是否已恢复到正常的位置及各骨性突起的压痛点是否减轻或消失。

（5）通过触诊检查"突、陷、板、软、痛"，观察颈部两侧肌张力是否恢复正常或近于正常水平，注意治疗前后对比；肱骨外上髁处因肌肉紧张而形成的条索及压痛点有没有消失或减轻；注意做到治疗前后对比、健侧和患侧对比。

（6）专科特殊检查情况：引颈试验、前臂伸肌紧张试验和密尔试验阳性转为阴性。

（7）量表的检查：条件允许的情况下进行相关量表检查，如 VAS 评分检查疼痛情况。

（十）注意事项

（1）注意肘部、颈部保暖，忌受凉及劳累。

（2）不宜从事过多腕力劳动。

第三节　腕关节扭伤

（一）定义

腕关节扭伤是指腕关节因遭受直接或间接外力，使周围的关节囊、韧带、肌肉等受到过度牵拉、扭转而发生的损伤。腕部急性损伤必须排除腕骨骨折或桡骨尺骨下端骨折。

（二）辨筋骨论治的相关解剖学基础

辨筋论治：前臂屈肌群（具体为桡侧腕屈肌、掌长肌、尺侧腕屈肌、指浅屈肌、指深屈肌）起到屈腕作用，前臂伸肌群（具体为桡侧腕长伸肌、桡侧腕短伸肌、尺侧腕伸肌、指伸肌、示指伸肌）起到伸腕作用，外展肌群（主要肌肉有桡侧腕屈肌、桡侧腕长伸肌、桡侧腕短伸肌、示指伸肌）外展手腕（桡偏），这些肌群是维持腕部活动的外源性稳定因素的关键因素。

辨骨论治：舟骨、月骨和三角骨的近侧关节面作为关节头，桡骨的腕关节面和尺骨头下方的关节盘作为关节窝而构成的腕关节，是维持腕部活动的内源性稳定因素的关键因素。

（三）病因病机

（1）急性损伤：不慎跌仆时手掌猛力撑地；或因持物而突然旋转及伸屈腕关节；亦有因暴力直接打击而致伤者。

（2）慢性劳损：如手工劳动者在生产劳动中，长期反复使用腕关节，使单一的肌肉、韧带、肌腱处于紧张、痉挛状态，引起劳累损伤。

（四）诊断

根据望诊三要素［望腕部形态及动态（即关节功能运动状态），相关影像学，舌象等三个方面］＋触诊五要素（触摸的重点在筋骨触摸有没有出现"突、陷、板、软、痛"、神经系统检查、相关肌肉的神经支配、专科特殊检查及切脉等五个方面）来确定手法治疗方案。

1. 望诊 望腕部形态及动态（即关节功能运动状态），望相关影像学，望舌象三要素。

望腕部形态及动态 急性损伤可见明显局部肿胀，皮下有弥散性瘀斑；慢性劳损可无明显肿胀。腕关节功能障碍（背伸、掌屈、外展、内收功能受限）。

望相关影像学 单纯软组织损伤，在 X 线片上，除了局部软组织肿胀阴影外，其余无明显的异常改变。

望舌象 血瘀证出现舌质暗紫，或有瘀斑。寒湿证出现舌质淡，苔白或腻。

2. 触诊 筋骨触摸（有没有出现"突、陷、板、软、痛"）、神经系统检查、相关肌肉的神经支配、专科特殊检查、切脉等五要素。

筋骨触摸 有没有出现"突、陷、板、软、痛"。腕部压痛明显，检查时，如果将腕关节用力掌屈，在背侧发生疼痛，则为腕背侧韧带与指伸肌腱损伤；反之则为腕掌侧韧带或指屈肌腱损伤。如果将腕关节向尺侧倾斜，在桡侧茎突部发生疼痛，则为桡侧副韧带损伤；反之则为尺侧副韧带损伤。如果向各种方向均发生疼痛，且活动明显受限，则多为韧带和肌腱等的复合损伤。

神经系统检查 一般无明显异常。

相关肌肉的神经支配 重点检查腕关节伸屈、桡偏及尺偏的相关肌肉的神经支配。

专科特殊检查 进行握拳试验、屈腕试验、腕三角软骨挤压试验以排除桡骨茎突狭窄性腱鞘炎、腕管综合征、腕三角软骨损伤。

切脉 血瘀证出现脉弦紧或涩。寒湿证出现脉沉紧或濡缓。

（五）鉴别诊断

临床上本病常常与腕管综合征、颈椎病、腕部骨折脱位相鉴别。

（六）取穴重点

曲泽、内关、大陵、鱼际等穴位。

（七）手法治疗

根据筋骨评估重点确立手法治疗流程七要素：确立手法治疗的目标节段—确定何种手法进行组合（采用两步法，理筋和正骨）—确立治疗体位—确立正骨推拿手法治疗目标节段关节运动的解剖界限—确立所选手法的力学特征—治疗后的功能锻炼—验证流程。

例：两步三法治疗腕关节扭伤

（1）确立手法治疗的目标：腕关节。

（2）确定何种手法进行组合（理筋和正骨）：通过两步三法，即第一步理筋（按揉法及弹拨法两种理筋手法），第二步正骨（腕关节功能障碍采用腕关节定点挤压手法）来纠正筋骨紊乱状态。

（3）确立治疗体位：根据病情选择坐位。

（4）确立正骨推拿手法治疗目标节段关节运动的解剖界限（关节是主动运动极限还是被动运动极限）：爆发力冲击之前，给予一定的下沉力（足够预备加载力）进行加压，使目标节段处于被动运动的极限位，为下一步的小振幅快扳技术及缓扳技术奠定安全基础。

（5）确立所选手法的力学特征（下沉力、爆发力）：上述准备后，两步三法治疗腕关节扭伤，具体操作如下。

第一步理筋：选择按揉法及弹拨法两种手法在曲泽、内关、大陵、鱼际等穴位操作，一般 1 ～ 2 分钟内完成。

第二步正骨：（图 11-3）腕关节功能障碍采用腕关节定点挤压手法，发力方式：以加压小振幅快扳（爆发力手法）1 ～ 3 次，一般 1 分钟内完成。

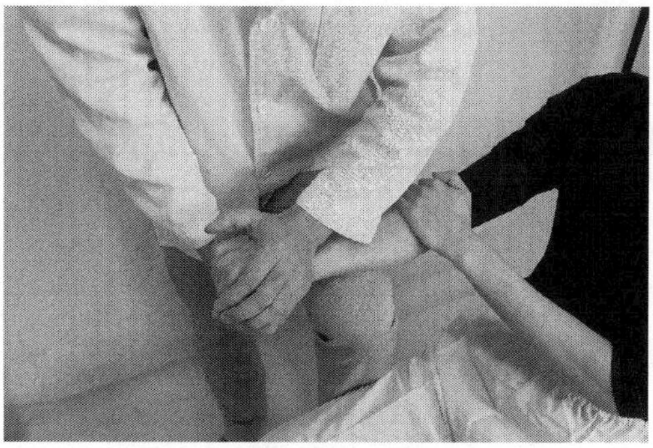

操作可以在 4 ～ 6 分钟内结束。

（6）治疗后的功能锻炼：可以建议患者加强腕部各方向的自主活动。

（八）辨证论治

图 11-3　腕关节定点挤压手法

部分临床症状严重患者，根据舌脉：血瘀证采用桃红四物汤或复元活血汤。寒湿证采用羌活胜湿汤加减。外用方面：可以采用七味通络镇痛包外敷。

（九）手法治疗后验证七大流程

（1）腕部疼痛等主要症状有无明显减轻或者消失。

（2）治疗后腕部出现微热感或微出汗。

（3）通过望诊观察患者外形：腕部肿胀有没有改善，通过望诊动态判断腕关节功能（背伸、掌屈、外展、内收）恢复情况；注意做到治疗前后对比、健侧和患侧对比。

（4）通过触诊检查"突、陷、板、软、痛"，观察腕部如桡骨茎突部等压痛；腕部的舟骨、月骨和三角骨等是否已恢复到正常的位置及各骨性突起的压痛点是否减轻或消失。

（5）通过触诊检查"突、陷、板、软、痛"，观察腕部肌张力是否恢复正常或近于正常水平，注意治疗前后对比；两侧软组织因肌肉紧张而形成的条索及压痛点有没有消失或减轻；注意做到治疗前后对比、健侧和患侧对比。

（6）专科特殊检查情况：无特殊试验。

（7）量表的检查：条件允许的情况下进行相关量表检查，如 VAS 评分检查疼痛情况。

（十）注意事项

（1）注意腕部保暖，忌受凉及劳累。

（2）不宜从事过多腕力劳动。

（3）要区别单纯性腕关节损伤及颈源性的腕关节疼痛。

第四节　膝骨关节炎

（一）定义

膝骨关节炎又称增生性膝关节炎、肥大性关节炎、退行性关节炎。以膝部关节软骨变性，关节软骨面反应性增生，骨刺形成为主要病理表现。临床上以中老年人发病多见，特别是50～60岁的老年人，女性多于男性。

（二）辨筋骨论治的相关解剖学基础

膝部肌肉是维持膝部活动的外源性稳定因素，而膝关节是维持膝部活动的内源性稳定因素。

辨筋论治：股四头肌（伸膝关节）、腓肠肌（屈膝关节）、内侧缝匠肌、股薄肌和半腱肌组成腹股沟镰（防止胫骨外旋及膝外翻），股二头肌（屈膝及外旋胫骨），膝关节内、外侧副韧带及膝关节的前、后交叉韧带是维持膝部活动的外源性及内源性稳定因素。

辨骨论治：股骨下端、胫骨上端及前方髌骨是维持膝部活动的内源性稳定因素的关键因素。膝关节前部受股神经的肌皮支、闭孔神经前支及隐神经支配；后部受坐骨神经及其分支胫神经和腓总神经及闭孔神经支配。

（三）病因病机

（1）膝骨关节炎是因慢性劳损、风寒湿邪或外伤所致，当人体肌表、关节、经络遭受风寒湿等外邪侵袭或劳损外伤时，局部气血运行不畅，而引起筋骨、关节、肌肉等处酸楚、疼痛、肿胀或屈伸不利。

（2）膝骨关节炎是因年老体衰、肝肾亏虚出现血不荣筋，步履不便。

（四）诊断

根据望诊三要素［望膝部、腰部形态及动态（即关节功能运动状态），相关影像学，舌象等三个方面］+触诊五要素（触摸的重点在筋骨触摸有没有出现"突、陷、板、软、痛"、神经系统检查、相关肌肉的神经支配、专科特殊检查及切脉等五个方面）来确定手法治疗方案。

1. 望诊 望膝部、腰部形态及动态（即关节功能运动状态），望相关影像学，望舌象三要素。

望膝部、腰部形态及动态 膝关节僵硬、关节肿大，部分患者内翻畸形或者外翻畸形，股四头肌萎缩。腰部侧弯，髂后上棘两侧不对称，髂后下棘两侧不对称。腰生理弧度消失。腰部伸屈、侧屈、旋转功能障碍。

望相关影像学 X线检查：骨关节炎的X线特点表现为非对称性关节间隙变窄，软骨下骨硬化和囊性变，关节边缘骨质增生和骨赘形成；关节内游离体，关节变形及半脱位。实验室检查：血常规、蛋白电泳、免疫复合物及血清补体等指征一般在正常范围。伴有滑膜炎者可见C-反应蛋白（CRP）及血沉（ESR）轻度升高，类风湿因子及抗核抗体阴性。

骨性关节炎的分级 根据Kellgren和Lawrence的放射学诊断标准，骨关节炎分为五级：

0级：正常。

Ⅰ级：关节间隙可疑变窄，可能有骨赘。

Ⅱ级：有明显的骨赘，关节间隙轻度变窄。

Ⅲ级：中等量骨赘，关节间隙变窄较明显，软骨下骨质轻度硬化改变，范围较小。

Ⅳ级：大量骨赘形成，可波及软骨面，关节间隙明显变窄，硬化改变极为明显，关节肥大、明显畸形。

疾病分期 根据临床与放射学结合，可分为以下三期。

早期：症状与体征表现为膝关节疼痛，多见于内侧，上下楼或站起时犹重，无明显畸形，关节间隙及周围压痛，髌骨研磨试验（＋），关节活动度可。X 线表现为 0～Ⅰ级。

中期：疼痛较重，可合并肿胀，内翻畸形，有屈膝畸形及活动受限，压痛，髌骨研磨试验（＋），关节不稳。X 线表现为Ⅱ～Ⅲ级。

晚期：疼痛严重，行走需支具或不能行走，内翻畸形及屈膝畸形明显，压痛，髌骨研磨试验（＋），关节活动度明显缩小，严重不稳。X 线表现为Ⅳ级。

以上为单纯性膝骨关节炎诊断标准，若为脊柱源性膝骨关节炎，除了上述诊断外，腰椎影像学还可见腰椎退行性病变、椎间盘突出、骨盆旋移、小关节紊乱。

望舌象 寒湿证者见舌质淡，苔白或腻。湿热证者见苔黄腻。肝肾亏虚偏阳虚者见舌质淡胖。偏阴虚者见舌红少苔。气血不足者见舌淡而嫩。

2. 触诊 筋骨触摸（有没有出现"突、陷、板、软、痛"）、神经系统检查、相关肌肉的神经支配、专科特殊检查、切脉等五要素。

筋骨触摸 有没有出现"突、陷、板、软、痛"。膝关节间隙深压痛，腰部动态及静态触诊可以在相应病变节段（如椎体棘突或横突、关节突关节）及骶髂关节处触及压痛、放射痛，甚至可以触及单个椎体或者多个椎体前后、侧向、旋转错缝。脊柱两侧肌肉张力不平衡，一侧板结而一侧松软等，病变部位椎旁有压痛、叩击痛，并向下肢放射。

神经系统检查 一般无明显异常。

相关肌肉的神经支配 重点检查膝关节伸屈相关肌肉，如股四头肌、股二头肌；检查腰椎伸屈、侧屈及旋转的相关肌肉，如竖脊肌（尤其是多裂肌、回旋肌、横突棘突间肌）、腰大肌、腰方肌等神经支配。

专科特殊检查 进行膝关节交锁征、抽屉试验、浮髌试验、膝关节旋转试验、侧向活动试验、研磨试验以排除膝关节半月板损伤、侧副韧带损伤、交叉韧带损伤、膝关节滑膜炎等。

切脉 血瘀证出现脉弦紧或涩。寒湿证出现脉沉紧或濡缓。湿热证出现脉濡数或弦数。肝肾亏虚偏阳虚出现脉沉细，偏阴虚者出现脉弦细数。气血不足出现脉沉细弱。

（五）鉴别诊断

临床上本病常常与膝关节半月板损伤、侧副韧带损伤、交叉韧带损伤、膝关节滑膜炎、髌下脂肪垫损伤、髌骨软骨软化症相鉴别。

（六）取穴重点

2～3组对穴，取梁丘、血海、膝眼、鹤顶、委中、阳陵泉、阴陵泉等穴位。

（七）手法治疗

根据筋骨评估重点确立手法治疗流程七要素：确立手法治疗的目标节段—确定何种手法进行组合（采用两步法，理筋和正骨）—确立治疗体位—确立正骨推拿手法治疗目标节段关节运动的解剖界限—确立所选手法的力学特征—治疗后的功能锻炼—验证流程。

例：两步五法治疗膝骨关节炎（腰源性，L3/4 节段）

（1）确立手法治疗的目标节段：根据影像学和触诊选择手法操作的目标节段为膝关节及 L3/4 节段。

（2）确定何种手法进行组合（理筋和正骨）：通过两步五法，即第一步理筋（按揉法及弹拨法两种理筋手法），第二步正骨（腰椎伸屈功能障碍选取垫枕背伸定点按压手法；旋转功能障碍选取立体定位斜扳法；膝关节功能活动障碍选取膝关节定点挤压手法）来纠正筋骨紊乱状态。

（3）确立治疗体位：根据病情选择仰卧位、俯卧位、侧卧位、垫枕背伸体位、侧卧旋转体位。

（4）确立正骨推拿手法治疗目标节段关节运动的解剖界限（关节是主动运动极限还是被动运动极限）：爆发力冲击之前，先给予一定的下沉力（足够预备加载力）进行加压，使目标节段处于被动运动的极限位，为下一步的小振幅快扳技术及缓扳技术奠定安全基础。

（5）确立所选手法的力学特征［下沉力、爆发力、快扳（压）、缓扳（压）］：上述准备后，两步五法治疗膝骨关节炎（腰源性，L3/4 节段），具体操作如下。

第一步理筋：选择按揉法及弹拨法两种手法在梁丘、血海、膝眼、鹤顶、委中、阳陵泉、阴陵泉操作，一般 1～2 分钟内完成。

第二步正骨（图 11-4～图 11-6）：

第一种手法：垫枕背伸定点按压手法（针对腰椎伸屈功能障碍），发力方式以加压小

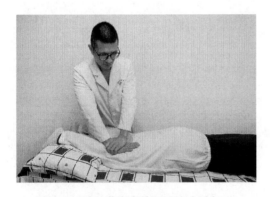

图 11-4　膝关节定点按压手法（后）

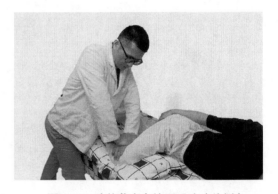

图 11-5　膝关节定点按压手法（外侧）

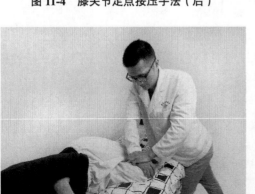

图 11-6　膝关节定点按压手法（内侧）

振幅快压（爆发力手法）1～7 次或者加压小振幅缓压（下沉力手法）10～30 次，一般 1 分钟内完成。

第二种手法：立体定位斜扳法（针对旋转功能障碍），发力方式以加压小振幅快扳（爆发力手法）1～7 次或者加压小振幅缓扳（下沉力手法）10～30 次，一般 1 分钟内完成。

第三种手法：膝关节定点按压手法（针对膝关节伸屈功能障碍及侧方损伤），发力方式以加压小振幅快压（爆发力手法）1～3 次或

者加压小振幅缓压（下沉力手法）5～10次，一般2～3分钟内完成。

操作可以在6～8分钟内结束。

（6）治疗后的功能锻炼：建议患者加强膝关节功能锻炼及腰背伸锻炼、三点或五点支撑、小燕飞等功能锻炼。

（八）辨证论治

部分临床症状严重或经过手法治疗后反复发作的患者，根据舌脉：寒湿证采用独活寄生汤，湿热证采用川萆薢汤，肝肾亏虚偏阳虚采用右归丸，偏阴虚者采用左归丸。气血不足采用正气理筋液、归脾汤加减。如果积液明显，采用真武汤或五苓散加减。

外用方面：除了湿热证外均可以采用七味通络镇痛包外敷。

（九）手法治疗后验证七大流程

（1）膝痛、腰痛、下肢酸痛等主要症状有无明显减轻或消失。

（2）治疗后膝部、腰部或全身出现微热感或微出汗。

（3）通过望诊观察患者外形：膝部的僵硬肿胀有没有减轻、腰部曲度有没有恢复，通过望诊动态判断前屈、后伸、侧屈、旋转功能的恢复情况，注意做到治疗前后对比、健侧和患侧对比。

（4）通过触诊检查"突、陷、板、软、痛"，观察膝关节间隙深压痛；腰椎棘突、横突、关节突关节是否已恢复到正常的位置及各骨性突起的压痛点是否减轻或消失，叩击时放射痛有没有减轻或消失。

（5）通过触诊检查"突、陷、板、软、痛"，观察膝部肌肉尤其是股四头肌张力有无恢复；腰部两侧肌张力是否恢复正常或近于正常水平，注意治疗前后对比；两侧软组织因肌肉紧张而形成的条索及压痛点有没有消失或减轻；注意做到治疗前后对比、健侧和患侧对比。

（6）专科特殊检查情况：无特殊试验。

（7）量表的检查：条件允许的情况下进行相关量表检查，如VAS评分检查疼痛情况；WOMAC骨关节炎指数评分表评估膝关节功能。

（十）注意事项

（1）减轻关节的负担如避免引起疼痛的动作，如上下楼梯、爬山、长时间行走，可选择骑自行车等运动。

（2）注意关节的保暖，维持正常血液循环。

（3）恢复期应该最大限度地伸展和屈曲膝关节。

（4）应该区别单纯膝骨关节炎和脊柱源性膝骨关节炎，诊察时一定要分析腰及骨盆有没有病变。

第五节　踝关节扭伤

（一）定义

踝关节扭伤，是指在外力作用下，踝关节骤然向一侧活动而超过其正常活动度时，使关节周围软组织如关节囊、韧带、肌腱等发生撕裂伤。轻者仅有部分韧带纤维撕裂、重者可使韧带完全断裂或伴踝部骨折，甚至发生关节脱位。本病可发于任何年龄，以年轻人多见，尤其是运动损伤发生率最高。

（二）辨筋骨论治的相关解剖学基础

踝部肌肉是维持踝部活动的外源性稳定因素的关键因素，而踝部的关节是维持踝部活动的内源性稳定因素的关键因素。

辨筋论治：①内侧副韧带：又称三角韧带，是踝关节最坚强的韧带。主要功能是防止踝关节外翻，分为舟胫韧带、距胫韧带、跟胫前韧带和距胫后韧带；②外侧副韧带：起自外踝，又分为距腓前韧带、跟腓韧带和距腓后韧带，是踝部最薄弱的韧带；③下胫腓韧带：又称胫腓横韧带，这些韧带是维持膝部活动的外源性稳定因素的关键因素。

辨骨论治：胫、腓骨下端的关节面与距骨滑车构成的距小腿关节是维持膝部活动的内源性稳定因素的关键因素。

主要的神经支配：隐神经、腓深浅神经、胫神经。主要从 L4～S3 脊神经的分支发出。

（三）病因病机

踝关节扭伤多因在不平的路面行走，跑步，跳跃，或下楼梯时，踝跖屈位足突然向内或向外翻转，踝外侧或内侧韧带受到强大的张力作用所致。轻者韧带损伤或部分撕裂，重者韧带完全断裂或伴内、外踝尖部横行撕脱性骨折。

（四）诊断

根据望诊三要素［望踝足部形态及动态（即关节功能运动状态）、相关影像学、舌象等三个方面］+触诊五要素（触摸的重点在筋骨触摸有没有出现"突、陷、板、软、痛"、神经系统检查、相关肌肉的神经支配、专科特殊检查及切脉等五个方面）来确定手法治疗方案。

1.望诊 望踝足部形态及动态（即关节功能运动状态）、望相关影像学、望舌象三要素。

望踝足部形态及动态 伤后踝部肿胀，可有明显的皮下瘀斑或皮肤青紫。

望相关影像学 X线片示踝关节无骨折及明显脱位，内、外踝处可有小骨片撕脱。

望舌象 血瘀证者出现舌质暗紫，或有瘀斑。寒湿证者出现舌质淡，苔白或腻。湿热证者出现苔黄腻。肝肾亏虚偏阳虚者出现舌质淡胖，偏阴虚者出现舌红少苔。气血不足者出现舌淡而嫩。

2.触诊 筋骨触摸（有没有出现"突、陷、板、软、痛"）、神经系统检查、相关肌肉的神经支配、专科特殊检查、切脉等五要素。

筋骨触摸 有没有出现"突、陷、板、软、痛"。内翻损伤：踝关节外侧疼痛，外踝前缘、下缘压痛明显；外翻损伤：踝关节内侧处疼痛、内踝周围压痛明显。

神经系统检查 一般无明显异常。

相关肌肉的神经支配 重点检查踝关节伸屈、内翻外翻相关肌肉，如胫骨前后肌、小腿三头肌、腓骨长短肌。

专科特殊检查 前抽屉试验、内翻应力及外翻应力试验。

切脉 血瘀证者出现脉弦紧或涩。寒湿证者出现脉沉紧或濡缓。湿热证者出现脉濡数或弦数。肝肾亏虚偏阳虚者出现脉沉细，偏阴虚者出现脉弦细数。气血不足者出现脉沉细弱。

（五）鉴别诊断

临床上本病常常与踝部骨折脱位、第 5 跖骨基底骨折相鉴别。

（六）取穴重点

2～3 组对穴，太溪、昆仑、丘墟、绝骨、解溪、太冲等穴位。

（七）手法治疗

根据筋骨评估重点确立手法治疗流程七要素：确立手法治疗的目标节段—确定何种手法进行组合（采用两步法，理筋和正骨）—确立治疗体位—确立正骨推拿手法治疗目标节段关节运动的解剖界限—确立所选手法的力学特征—治疗后的功能锻炼—验证流程。

例：两步四法治疗踝关节跖屈内翻损伤

（1）确立手法治疗的目标节段：根据影像学和触诊选择手法操作的目标节段为踝关节。

（2）确定何种手法进行组合（理筋和正骨）：通过两步四法，即第一步理筋（按揉法及弹拨法两种理筋手法），第二步正骨（踝足部关节功能活动障碍选取踝足部定点踩法及踝关节定点挤压手法）来纠正筋骨紊乱状态。

（3）确立治疗体位：根据病情选择侧卧位、坐位。

（4）确立正骨推拿手法治疗目标节段关节运动的解剖界限（关节是主动运动极限还是被动运动极限）：爆发力冲击之前，先给予一定的下沉力（足够预备加载力）进行加压，使目标节段处于被动运动的极限位，为下一步的小振幅快压技术奠定安全基础。

（5）确立所选手法的力学特征（下沉力、爆发力、快压）：上述准备后，运用两步四法治疗踝关节跖屈内翻损伤，具体操作如下。

第一步理筋：选择按揉法及弹拨法两种手法在太溪、昆仑、丘墟、绝骨、解溪、太冲操作，一般 1～2 分钟内完成。

第二步正骨（图 11-7，图 11-8）：

第一种手法：调整踝关节跖屈功能障碍采用踝足部定点踩法，发力方式以加压小振幅快压（爆发力手法）1～3 次，一般 1 分钟内完成。

第二种手法：调整踝关节内翻功能障碍采用踝关节定点挤压手法。发力方式以加压小振幅快压（爆发力手法）1～3 次，一般 1 分钟内完成。

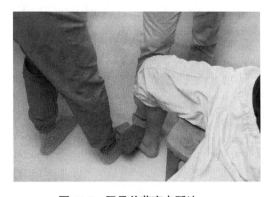

图 11-7　踝足关节定点踩法

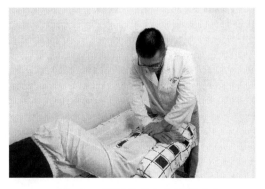

图 11-8　踝足关节定点挤压手法

操作可以在 3 ～ 5 分钟内结束。

踝关节手法治疗后：早期踝关节扭伤可抬高患肢，冷敷，以缓解疼痛和减少出血、肿胀，若为韧带的撕裂伤者，可局部外敷中药膏。外翻损伤固定于内翻位，内翻损伤固定于外翻位，一般可固定 2 ～ 4 周。

（6）治疗后的功能锻炼：建议患者加强踝关节伸屈功能锻炼。

（八）辨证论治

临床症状严重或经过手法治疗后反复发作患者，根据舌脉：血瘀证者采用桃红四物汤或复元活血汤。寒湿证者采用独活寄生汤。湿热证者采用四妙散。肝肾亏虚偏阳虚者采用右归丸，偏阴虚者采用左归丸。气血不足者采用正气理筋液。外用方面：除了湿热证外均可以配合七味通络镇痛包外敷。

（九）手法治疗后验证七大流程

（1）踝部疼痛、活动受限等主要症状有无明显减轻或消失。

（2）治疗后踝部出现微热感或微出汗。

（3）通过望诊观察患者外形：踝部的肿胀有没有减轻，通过望诊动态判断踝关节伸屈、内外翻功能，注意做到治疗前后对比、健侧和患侧对比。

（4）通过触诊检查"突、陷、板、软、痛"，内翻损伤者外踝前下方压痛，外翻损伤者内踝前下方压痛时痛点有没有减轻。

（5）通过触诊检查"突、陷、板、软、痛"，观察踝部肌肉尤其是胫骨前、后肌，腓骨长、短肌的肌张力有无恢复；注意做到治疗前后对比、健侧和患侧对比。

（6）专科特殊检查情况：前抽屉试验、内翻应力及外翻应力试验阳性转为阴性。

（7）量表的检查：条件允许的情况下进行相关量表检查，如 VAS 评分检查疼痛情况，踝关节损伤分级量化表评估踝关节功能。

（十）注意事项

（1）外固定之后，应尽早练习跖趾关节屈伸活动，进而可做踝关节背屈、跖屈活动。肿胀消退后，可指导做踝关节的内翻、外翻功能活动，以防韧带粘连，增强韧带的力量。

（2）伴有腰及骨盆病变的踝关节扭伤，要及时调整腰骶椎小关节紊乱及骨盆旋移。

（范志勇，吴　山）

第十二章　林氏正骨推拿手法治疗禁忌及常见异常情况处理

在临床中治疗脊柱相关疾病时，推拿手法是常用的一种治疗方法，其特点为操作简单、起效快、无明显不良反应，也是很多患者比较喜欢的一种治疗手段。临床中，手法的操作并不一定适合每一位患者。部分患者虽然有推拿手法治疗的适应证，但其可能存在解剖结构或者病理上的一些特殊性，而出现推拿手法的禁忌证。

因此，在以林氏正骨推拿手法治疗脊柱和四肢相关疾病时，我们要注意一些特殊的疾病，以避免产生临床医疗差错或事故。临床诊疗过程中，我们难免会碰到一些有严重内科系统疾病的患者，如肿瘤患者已出现脊柱或者四肢某些部位的肿瘤转移，此时应禁忌做相应部位的手法治疗。当然这些是推拿手法最明显的禁忌证，在临床中还会碰到比较难以判断是否可以行手法治疗的患者，此时应该怎样进一步去诊疗呢？我们通过汇总流派主要医家及流派弟子的行医过程中的经验总结，归纳了以下相关情况。

一、手法禁忌情况

我们从不同专科相关的禁忌疾病名称、如何判断和进一步建议三个方面总结。

（一）内科系统

1. 脑病科

（1）颅内肿瘤、严重的脑血管畸形或其他占位病变：此类患者由于颅内相应部位中枢被挤压，临床产生的症状与脊柱相关疾病引起的症状有重叠现象，在某一发病阶段，极易混淆；此时，只要仔细分析患者临床相关资料，就可以发现有不同之处，接下来我们要建议患者行头颅的相关检查，一般指头颅 CT 或 MR，必要时加 MRA，同时建议患者到脑病专科就诊。

（2）急性中风：此类患者一般会出现单侧肢体异常，如无力、麻木，与脊柱引起的肢体麻木相似，针对此类患者，应及时行相关检查，一般选择头颅 MR；建议脑病专科就诊，可以行针灸治疗。

（3）颅脑外伤引起的肢体异常：此类患者，建议专科治疗。

2. 心血管科

（1）急性心肌梗死和急性心肌炎：此类患者在早期临床可能会有胸闷、心悸等表现，与胸椎小关节紊乱引起的相关症状类似，此时要仔细询问患者病史并观察发病特点，行相关检查，如心肌酶谱、心电图、冠脉造影等，同时心血管专科就诊，禁忌手法治疗。

（2）心脏搭桥或者 PCI 术后：此类如果是年老体弱者，禁忌行林氏正骨推拿手法治疗，尤其是胸椎手法，建议行针灸治疗，不做电针。

（3）主动脉夹层：此类患者需要详细询问相关病史，配合胸部 CT 检查，可明确诊断，禁忌行手法治疗，及时专科就诊治疗。

（4）腹主动脉瘤：临床上肿瘤多位于脐周及中上腹部，如腹主动脉瘤侵犯腰椎，可有腰骶部疼痛，若近期出现腹部或腰部剧烈疼痛，常预示瘤体濒临破裂，此类患者行腹部 CT 或 MR 可诊断，建议及时于血管外科就诊。

（5）严重的颈动脉斑块形成：老年患者较多见，就诊时要详细询问病史，可行颈动脉彩超明确诊断，此类患者建议于血管专科就诊治疗。

以上情况忌行林氏正骨推拿手法治疗，应及时到相应专科就诊治疗。

3. 呼吸科

（1）严重的肺心病、肺气肿、慢性阻塞性肺疾病：此类患者以年龄较大者居多，且多体质虚弱，建议行针灸或物理治疗。

（2）严重肺大疱、肺肿瘤出现骨转移，尤其是脊柱转移时：此类患者部分会出现单侧颈肩部及上肢不适，要仔细鉴别，详细全面询问病史，可行胸部 CT 检查，同时到呼吸专科就诊治疗。

（3）气胸：此类患者部分可出现胸背疼痛不适，与胸椎小关节紊乱引起的症状相似，针对此类患者，详细询问病史，行胸部 X 线检查可明确诊断，同时专科就诊治疗。

以上情况忌行林氏正骨推拿手法治疗，及时到相应专科就诊治疗。

4. 血液科

（1）白血病、多发性骨髓瘤淋巴瘤等恶性血液病：此类患者体质虚弱，建议针灸或物理治疗。

（2）血友病等极易引起出血或严重凝血障碍：此类患者要仔细行体格检查，尤其要注意皮肤的表现，同时详细询问病史。建议中药调理。

以上两种情况禁忌行林氏推拿正骨手法治疗，应及时到相应专科就诊治疗。

（二）外科系统

1. 骨外科

（1）诊断尚不明确的急性脊柱损伤或伴有脊髓症状：此类患者应做脊柱 MR 平扫或增强检查，明确诊断后，脊柱专科就诊治疗。

（2）治疗区域有明确的骨折或脱位：此类患者建议专科就诊治疗。

（3）骨关节或软组织肿瘤、结核、骨髓炎等：此类患者一般以局部疼痛为主，多有局部叩击痛阳性表现，可行 X 线或 MR 检查，必要时行局部穿刺，做病理检查，明确诊断后，建议专科就诊治疗。

（4）严重骨质疏松症：建议行 X 线或骨密度检查，如果明确此类患者疼痛区域骨质有严重疏松现象，以针灸、物理治疗，同时配合药物治疗。

（5）脊柱疾病行内固定术后：此类患者详细询问相关病史即可明确，一般以针灸、物理治疗为主。

（6）脊柱解剖结构异常（寰枢椎先天畸形、外伤所致寰枢关节半脱位急性期、颈椎椎体先天融合、颅底凹陷症和严重的腰骶部先天畸形）：此类患者一般症状比较特殊，可行 X 线检查或 CT 明确诊断，建议脊柱专科就诊治疗。

（7）脊柱疾病出现严重椎体滑脱引起脊柱不稳：此类患者就诊时，通过触诊一般都可以发现异常，如椎体棘突触及明显阶梯感，同时进行 X 线检查即可明确诊断，如椎体滑脱是椎弓根崩裂引起且滑脱超过Ⅱ°者，建议脊柱专科就诊评估是否需要手术治疗。

（8）脊柱椎管内有占位病变：此类患者大多数有脊髓受压现象，会出现脊髓相应层面的感觉或功能异常，行脊柱 MR 可明确诊断，建议于脊柱专科就诊行手术治疗。

以上情况忌行林氏正骨推拿手法治疗，应及时到相应专科就诊治疗。

2. 皮肤科　严重的皮肤损伤及感染或皮肤病，此类患者诊断比较明确，建议专科治疗，待相应疾病恢复后可行手法治疗。其间忌行林氏正骨推拿手法治疗。

3. 普外科

（1）外伤后伴有内脏的挫裂伤、软组织损伤的出血期、皮肤破裂：此类患者一般有明确的外伤史，仔细临床查体、问诊，行局部 CT 或 MR 平扫或增强检查，可以明确诊断，建议专科就诊治疗。

（2）消化道出血或尿路出血：此类患者在问诊时要详细，尤其要问二便情况，可行胃镜、肠镜或腹部 CT 和 MR 检查，明确诊断后，专科治疗，其间忌手法治疗。

以上两种情况忌行林氏正骨推拿手法治疗，应及时到相应专科就诊治疗。

4. 妇产科　妊娠期，此类患者在问诊时要仔细，必要时行尿妊娠试验或抽血检查，此类患者禁忌腰部相关手法，禁忌点穴。

5. 儿科　骨折、创伤性出血、皮肤破损、皮肤溃疡、烧伤、烫伤、急性传染病、癌症等急危重症。

6. 心理科　严重焦虑、抑郁症和妄想症，此类患者要多问诊，耐心倾听，委婉沟通，一般可以明确诊断，转心理科心理评估，行相应治疗。

二、手法慎用情况

（1）急性软组织损伤局部肿胀严重者，可先行局部热敷治疗，待肿胀消退后再行手法治疗。

（2）妇女月经期间小腹部及腰骶部不宜推拿，待经期过后再行手法治疗。

（3）年老体虚、骨质疏松、久病体虚，此类患者行手法治疗时，要视患者体质，一般手法力度宜轻柔为主，不宜暴力。

（4）过饥过饱、酒醉患者，暂不宜行手法治疗，待其过饥过饱和醉酒状态过后，再行手法治疗。

三、常见异常情况及处理

推拿过程中由于诊断不明确或误诊，对疾病机制和手法作用原理不够掌握，手法操作或手法选用不当，未注意推拿治疗的适应证和禁忌证常常出现意外情况，现将林氏正骨推拿临床过程常见的损伤及处理进行总结。

（1）腹部疼痛：此类情况多数是行腰椎相关手法操作时引起。在运用垫枕背伸定点按压法、下肢后伸定点按压法、下肢后伸定点踩跷法或立体定位斜扳法时，操作需运用爆发力，如果初学者在治疗时没有控制好发力方式，发力过大，尤其对女性或年老体弱之人，极易引起腹部疼痛现象。因此，手法操作时，一般要先给予足够的下沉力，再运用缓扳技术，减少大力所导致的损伤。

处理方法：静养休息，局部给予热敷或理疗一般可以缓解。

（2）岔气：此类情况在行胸椎或腰椎相关手法操作时容易出现。最常见是肋椎小关节损伤，在纠正胸椎小关节紊乱或者行腰部斜扳技术时，患者的体位没有调整到被动运动极限或操作者用力不当就很容易引起岔气。

处理方法：静养休息、理疗，局部外敷活血通络、行气止痛类药膏，也可口服疏肝理气、行气活血的中药，局部使用七味通络镇痛包热敷。

（3）头晕、心悸、心慌：此类情况多数是在行颈椎和胸椎相关手法操作时，由于患者精神紧张，无法放松肌肉，操作者用力不当或者手法未使颈、胸椎小关节恢复到平衡状态，或者患者处于空腹低血糖状态下进行手法操作所导致。

处理方法：平卧静养休息，注意观察患者心率、血压等，低血糖者口服高糖液体等相应处理。临床操作时，精神紧张患者先要给予充分的放松再矫正，可有效避免此类情况发生。

（4）扭伤：在行脊柱和四肢手法操作时，由于手法操作力度控制不当或患者精神紧张、配合较差时，可能会引起颈椎、腰椎或关节损伤和局部软组织损伤。

处理方法：治疗前充分让患者放松，消除患者紧张情绪，同时优先运用下沉力，特别是老年人或者女性，一般运用缓扳技术。

（5）骨折：此类骨折是指在推拿治疗过程中，手法使用不当、用力（暴力）过大等原因引起。最常见于年龄较大、骨质疏松患者或有骨质病变及骨折假性愈合患者，其在接受推拿手法治疗时，由于体位选择不对，操作时操作者手法使用不当，推拿力度过重过猛、刺激过强导致。尤其是较强刺激的扳动类手法，如突然听到"咔嗒"之声，继之出现局部剧烈疼痛、运动障碍（如肋骨骨折、股骨颈骨折等）症状。

处理方法：①立即停止手法操作；②制动、包扎、固定，并做 X 线检查以明确诊断；③做必要的对症处理，及时予以整复和固定。

（6）皮下出血：此类情况多是由于手法操作过程中力度过大引起，以致患者在接受推拿治疗中和治疗后，出现皮下出血，局部皮肤肿起，并出现青紫、紫癜及瘀斑、血肿现象。

处理方法：①皮下轻度出血有瘀斑者，一般无须处理，停止手法操作后休息可自行消失。②局部青紫严重，可先制动、冷敷；待出血停止后，再在局部及其周围使用轻柔的按、揉、摩、擦等手法治疗，同时热敷局部以消肿、止痛，促进局部瘀血消散、吸收。

（7）皮肤破损：此类情况多是由于操作过程中手法使用不当，力度控制较差，在推动时摩擦过强、幅度过大产生异常的摩擦运动等引起施术部位皮肤破损。

处理方法：①皮肤破损处立即停止手法操作；②做好局部皮肤的消毒（局部涂上红药水、紫药水等），防止感染。

（8）疼痛加重：此类情况多是由于患者在接受手法治疗过程中，精神过于紧张，其肌肉处于过度绷紧状态，或者医师操作不当引起，特别是初次接受林氏正骨推拿手法治疗的患者，在推拿手法治疗后，局部出现疼痛、肿胀等较治疗前有加重的感觉，夜间尤甚，用手按压时疼痛加重。

处理方法：①一般无须特别处理，1～2 天内症状可自行消失；②若疼痛较为剧烈，可在局部施行轻柔的按法、揉法、摩法、擦法等，同时使用七味通络镇痛包热敷疼痛部位；③使用消肿止痛中药外敷。

（郭汝松）

第十三章 康复训练

第一节 脊柱康复训练

1. 转头舒颈（图 13-1、图 13-2） 患者取坐位或立位，双手叉于腰间，保持腰背部挺直。按照向前、向后、向左、向右依次点头，每个方向保持 3～5 秒。

注意事项：整个动作过程中保持上身稳定，动作速度不宜过快；动作中有轻微的拉伸感即可。

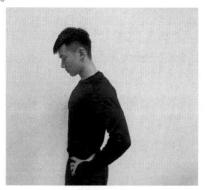

图 13-1　转头舒颈 1

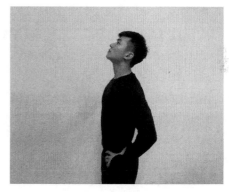

图 13-2　转头舒颈 2

2. 手头相抗（图 13-3） 患者取坐位或立位，双手交叉放于后枕部，眼睛平视，下颌微收，手向前拉，同时仰头，形成对抗，使头部保持中立位，发力 5 秒，放松 3 秒。如此可重复 10～20 次。

注意事项：发力时颈部肌肉有收缩感即可，不应盲目追求力量的增进。

3. 站墙（图 13-4） 患者身体靠墙站立，双脚分开，与肩同宽。双目平视前方，收下颌。头枕部、双肩、臀部、小腿贴紧墙壁。微微收紧腹肌及臀肌，保持姿势至肌肉有酸痛感，然后放松身体，此后重

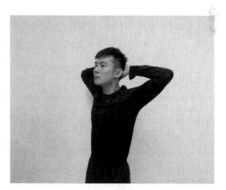

图 13-3　手头相抗

复此动作 5～10 次。另外一种方法是不收缩肌肉，尽量保持上述姿势，持续 3 分钟以上。

注意事项：感觉脊柱有向上牵拉的感觉；可根据个人情况，调整脚跟与墙面的距离，脚跟不必完全贴紧墙面。

4. 肩背部伸展（图 13-5） 患者取站立位，双手手指交叉相扣，掌心向外，双侧前臂抬至与肩相平，手肘逐渐伸直将手掌向前推出，使肩背部有牵拉感，保持 5 个呼吸。在伸展位可以配合颈部缓慢地屈伸及旋转。

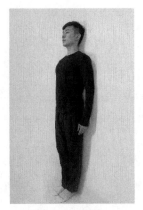

图 13-4 站墙

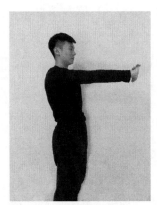

图 13-5 肩背部伸展

注意事项：保持身体直立；有眩晕病史的患者谨慎做颈部的旋转动作，或在医生指导下完成。

5. 猫式伸展（图 13-6） 患者跪式四肢着地，手臂伸直，脚背着地。脊柱缓缓下凹，臀部微微抬高，保持手肘伸直，双眼稍向上看，整个动作配合缓慢吸气。向天花板拱起背部，头自然下垂，整个动作配合慢慢呼气。背部交替一凹一拱，反复 5 ～ 10 次。

注意事项：脊柱拱起时背部应有牵拉感，下凹时腹部有牵拉感；脊柱拱起及下凹到动作末端时腰部略作停顿，避免整个动作过快。

6. 平板支撑（图 13-7） 患者取俯卧位，双肘弯曲与前脚掌共同撑地，头、肩、髋、膝、踝呈一条直线，收紧腹部保持腰背部平直。每次保持 15 ～ 30 秒。

注意事项：自然呼吸，不能屏气；肩背部、臀部、腹部有紧绷感。

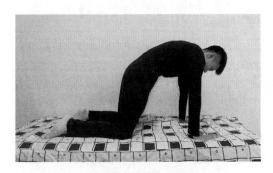

图 13-6 猫式伸展

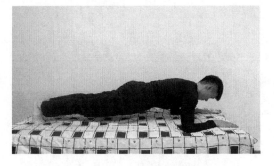

图 13-7 平板支撑

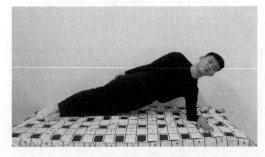

图 13-8 侧向平板支撑

7. 侧向平板支撑（图 13-8） 患者取侧卧位，以手肘支撑，将身体撑起，使身体和水平面成 20° 角，并保持身体为一条直线。保持 5 个呼吸。换另一边重复该动作。

注意事项：肌肉力量不足者可以将膝盖作为支点完成上述动作。

8. 仰卧提臀（图 13-9） 患者取仰卧位，双膝屈曲，双脚踩于床面。腰腹部发力将臀部抬离床面，身体挺直，保持 5 个呼吸后将身体放下，共 10 次。

注意事项：挺腰时臀部与腹部同时收紧发力；腰部离开床面 5 ～ 10cm，避免过度挺腰。

9. 手脚伸展（图 13-10） 患者取四肢跪位，双侧手臂伸直，与肩同宽，膝髋屈曲 90°。左侧手臂伸直向前方伸出，同时右腿伸直向后伸出，保持身体平衡，身体呈一直线，骨盆不能扭转，保持 5 个呼吸。换右手臂与左腿重复完成上述动作，两侧动作为 1 组，共 5 组。

注意事项：动作过程中，背部保持平直，腰部不可下塌。伸展时吸气，动作回收时呼气；刚开始训练时，可只伸展手臂或只伸展髋关节。

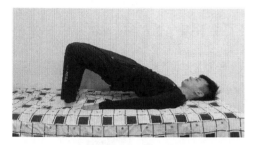
图 13-9 仰卧提臀

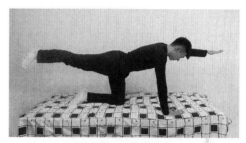
图 13-10 手脚伸展

10. 小燕飞（图 13-11） 患者取俯卧位，双臂以肩关节为支撑点，向后轻轻抬起。与此同时，双脚轻轻抬起，腰背部发力尽量让胸部肋骨和腹部支撑身体，持续 3 ～ 5 秒，然后放松，四肢和头部回归原位休息 3 ～ 5 秒再做以上动作。

注意事项：抬起时呼气，下落时吸气；头颈部保持放松，不用抬头。

11. 抱膝滚腰（图 13-12） 患者取仰卧位，双膝屈曲，双手抱膝尽量贴近胸前。前后滚动，使上半身坐起，随即躺下，如此可重复 10 ～ 20 次。

注意事项：颈后可放软枕，以保护头部；动作过程中，颈部不要过度用力。

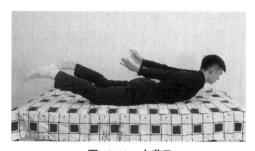
图 13-11 小燕飞

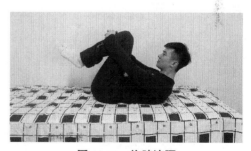
图 13-12 抱膝滚腰

12. 双手托天（图 13-13） 患者取立位，两臂自然下垂，手掌向内，两眼平视前方。双臂微曲，两手从体侧移至身前，十指交叉互握，掌心向上。然后两臂徐徐上举至胸前、头前方时，逐渐翻手掌为向上，继续上举两臂，肘关节逐渐至伸直状态，同时头部向后仰，两眼看手背，两腿伸直，脚跟上提，挺胸吸气，屏气数秒并纵向用力拉伸身体。两臂自身体两侧缓慢放下，肘臂放松，脚跟下落，同时用力呼气，双手下回至体侧，掌心向内，即恢复至预备姿势。

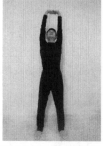
图 13-13 双手托天

注意事项：双手上托时吸气，下放时呼气，足跟上提站立并拉伸身体时呼吸可暂停数秒，呼气和吸气动作宜深长均匀。

第二节 上肢康复训练

1. 转肩（图 13-14） 患者取坐位或站立位，两侧手臂自然垂于体侧，保持脊柱直立位，依靠肩背部肌肉力量，使肩部做圆形旋转运动，可依顺时针及逆时针各旋转 10 ～ 15 周。

注意事项：旋转的幅度由小到大；颈部放松，保持中立位。

2. 爬墙（图 13-15） 患者面向墙壁站立，将上肢上举至最高处，手掌贴于墙壁。然后将躯干逐渐压向墙面，使肩前下方有牵拉感。

注意事项：肩关节活动受限时，可先将患手沿墙壁逐渐向上爬动，使上肢尽量上举。根据疼痛及活动受限程度，考虑是否进行身体的前压牵拉。

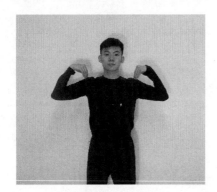

图 13-14 转肩

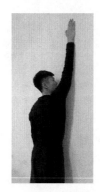

图 13-15 爬墙

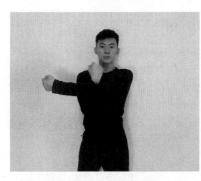

图 13-16 交叉内收

3. 交叉内收（图 13-16） 患者取坐位或立位，肘关节保持伸直，将左侧上肢抬举至与肩相平，然后内收跨过身体中线至对侧，右前臂扣住左侧肘关节，左前臂向左后方渐渐发力，至右肩后侧有牵拉感。

注意事项：牵拉中身体保持稳定向前，不要在发力过程中发生扭转。

4. 靠墙划臂（图 13-17、图 13-18） 患者靠墙站立，头部、双肩、臀部紧贴墙壁。起始位，上臂外展 90°，前臂与上臂垂直。随后手臂贴墙壁上举，至上肢完全伸直。停顿 5 秒后，手臂贴墙逐渐恢复至起始位，如此反复 10 ～ 15 次。

注意事项：手背靠墙，掌心向前，动作中手臂始终紧贴墙壁。

5. 推墙（图 13-19） 患者取站立位，双脚并拢，双臂伸直按于墙上，与肩同宽，高度略低于肩部，双臂发力完成俯卧撑动作，共 10 次。

注意事项：可根据个人力量情况，调整与墙面的距离控制动作完成难度。

6. 平举画圈（图 13-20） 患者取坐位或立位，双臂侧平举，掌心向上，以肩关节为轴心，做小幅度的环绕画圈运动。依顺时针及逆时针各画 10 ～ 15 圈。

注意事项：过程中要保持躯干挺直，肩膀放松不要耸肩，手臂始终与地面平行。

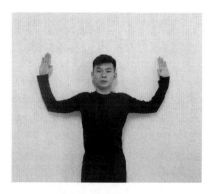

图 13-17 靠墙划臂 1

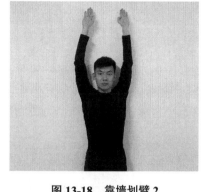

图 13-18 靠墙划臂 2

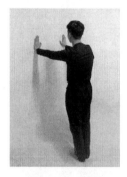

图 13-19 推墙

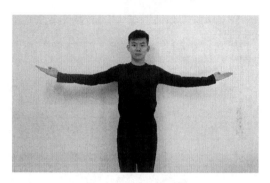

图 13-20 平举画圈

7. 上臂环绕（图 13-21） 患者取坐位或立位，双手臂平举，两个手腕背侧紧贴，自上至下转动手腕，整个过程中保持腕部紧贴。

注意事项：转动时尽量增大手臂的环绕幅度，速度平稳，不宜过快。

8. 双手举鼎（图 13-22） 患者取立位，双足站立，比肩略宽，双拳紧握于腰侧。双拳沿胸前抬至齐肩高时，由拳变掌，掌心向上如托重物。两臂发力上举，同时双腿下蹲，呈半蹲状。然后双腕伸直，掌心内旋向外，由胸前慢慢下降回复至原姿势。

注意事项：注意呼吸配合，上举时吸气，回复时呼气。

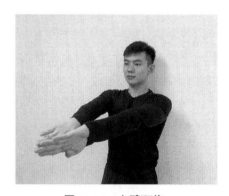

图 13-21 上臂环绕

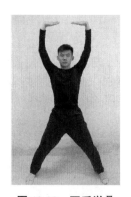

图 13-22 双手举鼎

9. 屈肘挎篮（图 13-23、图 13-24） 患者取站立位，双手垂于两侧。左手握拳，用力屈曲手肘至极限，然后慢慢伸直。左右手交替完成上述动作，如此反复 10 ～ 15 次。

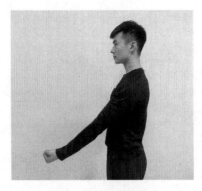

图 13-23 屈肘挎篮 1

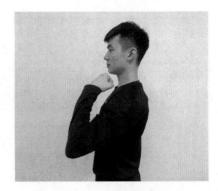

图 13-24 屈肘挎篮 2

注意事项：屈肘至极限时，可向内勾拳以增加锻炼效果。

10. 撑掌撑指（图 13-25、图 13-26） 患者坐位或立位，双掌相对合于胸口，上臂保持不动，前臂发力下压，使双腕极度背伸，持续 5 秒后，休息 3 秒，如此 5 ~ 10 个循环。然后十指自然分开相对，双臂内收使十指伸直贴合，掌指关节背伸，持续 5 秒后，休息 3 秒。如此 5 ~ 10 个循环。

注意事项：撑掌双肩放松，避免耸肩，上臂放松，前臂发力，手掌不发力。

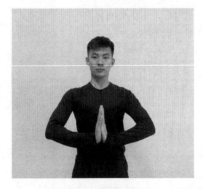

图 13-25 撑掌撑指 1

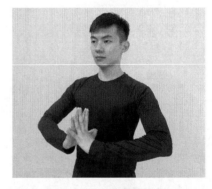

图 13-26 撑掌撑指 2

11. 握拳增力（图 13-27） 患者取坐位或立位，双肘屈曲 90°，五指尽力张开，然后再用力握拳，左右交替进行，如此 10 ~ 20 个循环。

注意事项：整个动作完成时，要求呼吸顺畅，不可屏气用力。

12. 左右开弓似射雕（图 13-28） 双腿分开下蹲成马步，上身挺直，两手臂自然放松，垂于身前，掌心向内。两手臂抬于胸前、内屈、平两肩，左手食指略伸直，左手拇指微外展伸直，其余手指微屈，掌心向前，右手微握拳，掌心向内后，然后左手向左侧平伸，掌心由前逐渐转为外向并伸直手臂，同时右手向右侧拉伸，拳心始终向内后方向，眼看左手食指方向，同时扩胸吸气，两臂用力向身体两侧拉伸，模仿拉弓射箭姿势，屏住呼吸，保持数秒。两臂渐收回至胸前，同时呼气。然后向对侧完成上述动作，如此两臂交互向外侧拉伸。

注意事项：伸手时吸气，拉弓时屏住呼吸数秒，手臂回缩至胸前时呼气，如此左右轮流进行开弓拉伸。

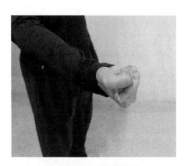

图 13-27 握拳增力

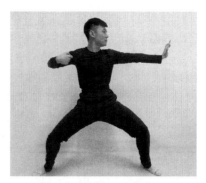

图 13-28 左右开弓似射雕

第三节 下肢康复训练

1. 立位摆腿（图 13-29） 患者取站立位，双手叉腰或扶墙，右足立稳，抬左腿自内向外，自前向外摆动。范围由小至大，逐渐增大，双腿交替进行。

注意事项：老年人或初练本法时，应扶墙练习，以防跌倒；摆腿时应保持腰部伸直，不应有屈伸。

2. 弓步伸展（图 13-30） 患者双脚并拢，自然站立，向前迈步呈弓步姿势，小腿垂直于地面，大腿平行于地面，感觉大腿部及髋关节有拉伸感。双手可放于大腿上以支撑身体，保持上身直立。也可在向前迈步的同时，双手向上伸展。

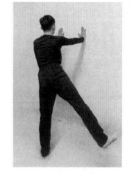

图 13-29 立位摆腿

注意事项：迈步伸展时吸气，还原时呼气；前腿的膝关节不能超过脚尖；后腿脚尖应与膝关节在同一方向。

3. 坐位展髋（图 13-31） 患者取坐位，后背靠在墙上，双脚相对，放于身前。双腿打开，膝部屈曲，用双手将双膝向地面下压。

注意事项：足跟应尽量贴近臀部，后背靠墙保持直立。

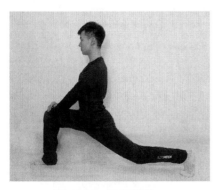

图 13-30 弓步伸展

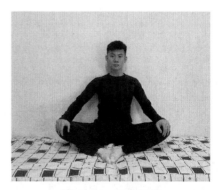

图 13-31 坐位展髋

4. 立位勾腿（图 13-32） 患者取站立位，双手叉腰，右膝屈曲尽可能大于90°。然后缓慢放下，双膝交替完成。

注意事项：腰腹要微微收紧，保持骨盆稳定。

5. 单腿站立（图 13-33） 患者抬起一侧下肢，以另一侧下肢保持站立姿势，尽量保持躯干直立。每侧保持 5 个呼吸以上，换另一侧下肢站立。双侧练习为一组，每次共 5 组。

注意事项：可在桌椅旁练习，预防跌倒；练习一定时间，平衡能力得到稳定提高后，可进行闭眼练习。

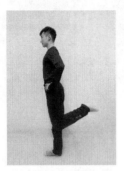
图 13-32 立位勾腿

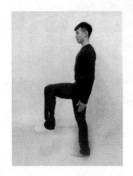
图 13-33 单腿站立

6. 后抬腿（图 13-34） 患者取俯卧位，收紧臀部将一侧下肢抬离床面，膝盖保持伸直位，角度在 20° 以上，维持 5 个呼吸。换另一侧下肢完成上述动作。依次交替完成，两侧动作为一组，共 5～10 组。

注意事项：也可采用站姿完成，双手扶住椅子保持身体平衡；膝关节保持伸直，腰臀部发力，同时保持骨盆位置不变。

7. 单腿画圆（图 13-35） 患者取仰卧位，双臂放于身体两侧。抬高右腿与床面成 20°～40°，依顺时针及逆时针用腿画圆各 5 圈。整个动作保持连续流畅，两侧交替完成上述动作，两侧动作为一组，共 5 组。

注意事项：双臂分别置于身体两侧，掌心向下，动作中保持躯干稳定；若伸直膝关节完成此动作有难度，可以轻微屈曲膝关节完成。

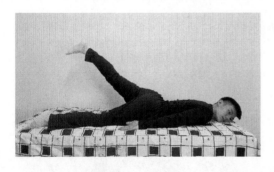
图 13-34 后抬腿

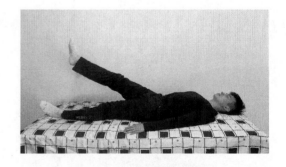
图 13-35 单腿画圆

8. 弓步提膝（图 13-36） 患者取立位，双手叉腰，先保持弓步姿势，上身与后腿呈一条直线，起身的同时提膝。

注意事项：动作流畅，蹬地与提膝要连贯，收紧腰腹，保持身体稳定。

9. 直腿抬高（图 13-37） 患者取仰卧位，上肢置于体侧，右膝关节屈曲，脚平放于床面，在保持膝关节伸直的状态下，慢慢抬高下肢，缓缓放下，左右交替。

注意事项：抬高角度，以不产生疼痛为度，因人而异。

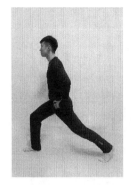

图 13-36 弓步提膝

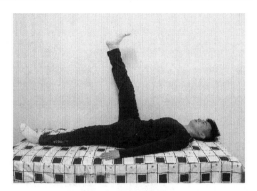

图 13-37 直腿抬高

10. 靠墙站桩（图 13-38） 患者取站立位，两足分开比肩略宽，身体躯干靠墙，身体慢慢下移，至膝屈曲 90°。双手同时向前平举，保持挺胸直腰。根据个人情况保持 20 ～ 60 秒。

注意事项：双膝在下蹲的过程中不应超过脚尖。

11. 踝足环绕（图 13-39） 患者取立位，背部挺直，双手叉腰，左足抬起脚跟，脚尖为轴，做由内至外及由外至内的环绕运动各 10 ～ 15 周。

注意事项：因疼痛无法站立者，可改为坐位完成。

12. 背后七颠百病消（图 13-40） 患者取站立位，两脚并拢站立，手臂自然下垂，两手置于臀后，挺胸，两膝伸直。两脚跟尽力上提，慢慢离地，两膝挺直，同时吸气，头向上顶，稍待片刻，脚跟迅速落地，呼气，全身放松。

注意事项：提脚跟时吸气，落下时呼气，脚跟落地要迅速，使身体有明显的弹跳感，如此反复进行 7 次即可，最后恢复成预备姿势而收势。

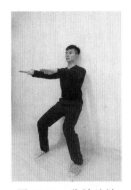

图 13-38 靠墙站桩

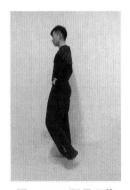

图 13-39 踝足环绕

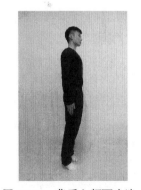

图 13-40 背后七颠百病消

（田 强）

参 考 文 献

柏树令 . 2006. 系统解剖学 . 北京：人民卫生出版社

蔡明宗 . 2006. 丹田奥秘的探讨及丹田区埋线对雌性去卵巢大鼠延缓衰老的研究 . 广州：广州中医药大学

陈柏书 . 2011. 腹针合林氏定位旋转斜扳法治疗颈型颈椎病的研究 . 广州：广州中医药大学

刁鸿辉 . 2018. 林氏踝关节整复手法治疗急性踝关节扭伤的疗效观察 . 辽宁中医杂志，45（10）：2126-2128

丁继华 . 1990. 现代中医骨伤科流派菁华 . 北京：中国医药科技出版社

丁继华 . 2004. 伤科手法的历史沿革 . 中国骨伤，17（4）：195

董春苗 . 2020. 下肢后伸定点踩跷治疗骶髂关节损伤力学参数及临床研究 . 广州：广州中医药大学

范志勇，郭汝松，赵家友，等 . 2017. 从正骨推拿传承现状探讨林应强筋伤学术传承存在问题及创新思路 .
    中国中医基础医学杂志，23（2）：247-249

范志勇，黄淑云，李黎，等 . 2017. 基于"法从手出"分析提拉旋转斜扳手法的数字化特征 . 中国组织工程研究，
    21（27）：4354-4359

范志勇，李黎，田强，等 . 2018. 林氏腰椎提拉旋转斜扳手法力学特点分析 . 医用生物力学，33（1）：70-
    75

范志勇，李黎，王金玲，等 . 2017. 林氏颈椎定点旋转斜扳法所致咔哒声时的推扳力研究 . 实用医学杂志，
    33（3）：391-394

范志勇，吴山，赖淑华，等 . 2016. 林氏正骨推拿治疗颈性眩晕所致咔哒声响与即时镇晕疗效的相关性研究 .
    新中医，48（1）：76-78

房敏，沈国权，严隽陶，等 . 2002. 颈椎主要结构生物力学特性实验研究 . 颈腰痛杂志，23（2）：89-92

房敏，严隽陶 . 2001. 颈部软组织病变在颈椎发病中的作用 . 中国骨伤，14（2）：94-95

冯天有 . 2002. 中西医结合治疗软组织损伤的临床研究 . 北京：中国科学技术出版社：21

付国兵 . 2008. 戴晓晖不同振源振法的操作特点及临床应用 . 按摩与导引，24（5）：6-7

耿楠，于天源，刘卉，等 . 2015. 颈椎定位旋转扳法操作特征的运动生物力学参数分析 . 长春中医药大学学报，
    31（3）：607-610

郭汝松 . 2007. 立体定位斜扳法治疗腰椎间盘突出症的临床研究 . 广州：广州中医药大学

郭汝松 . 2011. 弹膝调脊法治疗膝关节骨性关节炎疗效观察 // 中华中医药学会 . 第十二次全国推拿学术年会
    暨推拿手法调治亚健康临床应用及研究进展学习班论文集，311-314

郭汝松，范志勇，李黎，等 . 2016. 下肢后伸定点按压法压力的测定及临床意义 . 实用医学杂志，32（22）：
    3693-3697

郭汝松，赵家友，范志勇，等 . 2016. 调整手法治疗退行性腰椎滑脱症的效果 . 广东医学，37（11）：1704-
    1706

郭汝松，赵家友，范志勇，等 . 2017. 提拉旋转斜扳法治疗不同节段腰椎间盘突出症临床观察 . 新中医，
    49（7）：93-95

郭伟，龚成，韩磊，等 . 2015. 冲击手法和松动手法的力学测量和疗效分析 . 空军医学杂志，31（4）：226-
    229

郭鑫，于天源，刘卉，等 . 2015. 颈椎拔伸法的操作特征及其运动学与动力学参数分析 . 上海中医药杂志，49（10）：11-13

韩磊 . 2017. 腰部斜扳手法在体运动动力学测试及治疗腰椎间盘突出症的临床试验研究 . 北京：中国中医科学院

何秋茂，林嘉杰，赵家友，等 . 2019. 中医推拿治疗颈源性头晕头痛的脑内信息响应特征研究 . 按摩与康复医学，10（21）：19-21，24

何兴辉，雷骏轩，郭汝松，等 . 2019. 林氏颈椎定点旋转扳法治疗枕大神经痛 30 例的疗效观察 . 广东医科大学学报，37（2）：131-133

侯龙卿 . 2014. "丹田练习法"在太极拳教学中的应用研究 . 西安：西安体育学院

黄建文，张国山，谭沛帅，等 . 2015. 提拉旋转斜扳法治疗腰椎间盘突出症 40 例临床观察 . 湖南中医杂志，31（8）：62-64

纪树荣 . 2011. 运动疗法技术学 . 2 版 . 北京：华夏出版社

姜国祥，李洪潮，张英 . 1999. 医源性颈部过度旋转性损伤 . 中国矫形外科杂志，6（8）：582-584

赖淑华，范志勇，赵家友，等 . 2017. 旋转手法治疗对腰椎间盘突出症患者静息态脑功能的影响 . 新中医，49（7）：96-98

蓝石坚 . 2014. 颈椎调整手法结合传统推拿治疗肩周炎的疗效观察 . 广州：广州中医药大学

黎立 . 2009. 当代中医骨伤科流派研究 . 济南：山东中医药大学

李丹丹 . 2012. 定位旋转斜扳法治疗颈椎间盘突出症的临床研究 . 广州：广州中医药大学

李丹丹 . 2019. 林氏正骨手法配合肩三针治疗颈源性肩周炎临床观察 . 中国中医药现代远程教育，17（3）：85-87

李建国 . 2019. 摇拔戳手法治疗外侧踝关节扭伤的量化研究及影响因素分析 . 北京：中国中医科学院

李可 . 2002. 李可老中医急危重症疑难病经验专辑 . 太原：山西科学技术出版社：403

李黎，王金玲，吴山，等 . 2016. 在体和离体"一指禅推法"动力学参数的对比研究 . 广东医学，37（23）：3609-3612

李黎，谢美凤，黄淑云，等 . 2017. 一指禅推法的图形和动力学参数测定 . 医用生物力学，32（4）：380-383

李涛 . 2012. 颈椎关节整复治疗肱骨外上髁炎的临床研究 . 广州：广州中医药大学

李武，蒋全睿，艾坤，等 . 2019. 指按法操作参数理论探讨及力学分析 . 中华中医药杂志，34（12）：5700-5702

李想，徐逸生，罗美玲，等 . 2011. 林氏手法治疗急性踝关节扭伤 43 例疗效观察 . 新中医，43（6）：37-38

李义凯 . 2001. 脊柱推拿的基础与临床 . 北京：军事医学科学出版社：1-3

李义凯 . 2013. 脊柱推拿生物力学研究的几个关键问题 . 医用生物力学，28（3）：255-258

李义凯，齐伟 . 2019. 推拿解剖学 . 北京：科学出版社

李义凯，叶淦湖 . 2005. 中国脊柱推拿手法大全 . 北京：军事医学科学出版社：10

李远明，吴山，马友盟 . 2003. 林氏手法治疗脊椎侧凸的临床观察 . 按摩与导引，（6）：44-45

李振宝 . 2011. 定点按压正骨手法治疗急性踝关节扭伤的临床研究 . 广州：广州中医药大学

李正言，李兵，张帅，等 . 2019. 高年资医生与低年资医生颈部定点定向扳法力学参数特征研究 . 中国中医骨伤科杂志，27（12）：18-21，25

李忠京 . 2011. 太极拳内劲短距离发力肌电图特征分析 . 吉林体育学院学报，27（5）：75-76

梁宏业，吴山，何秋茂 . 2010. 林氏正骨手法治疗脊源性类冠心病综合征 38 例临床观察 . 云南中医中药杂志，

31（6）：47-48

林东强.2008.定位旋转斜扳法治疗颈型颈椎病的临床研究.广州：广州中医药大学.

林嘉杰.2016.下肢后伸定点按压法作用于骶髂关节的三维有限元研究.广州：广州中医药大学

林伟锋，李振宝，吴山，等.2011.垫枕背伸按压法治疗胸腰椎关节紊乱疗效观察.新中医，43（1）：109-110

林伟锋，赵家友，李黎，等.2016.手法结合运动干预治疗青少年特发性脊柱侧弯21例临床观察.新中医，48（2）：117-120

林应强，吴山，马友盟.2000.脊柱推拿法治疗青少年腰椎间盘突出症疗效观察.中医正骨，（3）：33-34

林勇.2016.电针配合林氏正骨推拿治疗腰椎管狭窄症34例临床观察.中国民族民间医药，25（9）：104-105

刘波.2012.提按法应用于Colles骨折复位中的数字虚拟研究.广州：广州中医药大学

刘长信.2013.推拿临床技能实训.北京：人民卫生出版社

刘俊昌，张瑞春，王新军.2013.从"筋喜柔而恶刚"角度论《推拿学》中"法贵柔和"的原则.中华中医药杂志，28（2）：557-558

刘来明，刘鹏.2011.小针刀配合提拉旋转斜扳法治疗腰椎间盘突出症780例.甘肃中医，24（3）：58-59

刘元华.2018.基于膝关节韧带损伤有限元模型的推拿摇法生物力学研究.成都：成都中医药大学

龙喜，冯丹，胡朝耀，等.2018.发散式冲击波结合林氏正骨推拿治疗腰椎间盘突出症临床观察.中国医药科学，8（15）：219-222

龙喜，冯丹，胡朝耀，等.2019.林氏正骨推拿治疗青少年颈性眩晕的多中心临床评价研究.广州中医药大学学报，36（7）：994-997

卢群.2014.一指禅推法生物力学模型设计及其运动学特性研究.长春：长春中医药大学

卢群文，罗才贵，苏程果，等.2017."峨眉伤科疗法"揉法力学参数采集与分析.成都中医药大学学报，40（4）：12-15，126

吕杰，曹金凤，方磊，等.2010.中医推拿（滚）法生物力学研究——手法运动学实测与分析.生物医学工程学进展，31（3）：142-148

吕杰，曹金凤，马龙龙，等.2012.中医推拿一指禅手法垂直作用力均匀性的量化研究.医用生物力学，27（4）：456-459，474

吕明，顾一煌，付均如，等.2009.中医整脊学.北京：中国中医药出版社

吕强，周楠，房敏，等.2016.三种腰椎侧卧调整手法的数学模拟研究.上海中医药大学学报，30（1）：27-31

罗建和，涂海洪，李海斌，等.2012.提拉旋转斜扳法治疗腰椎间盘突出症80例.中国卫生产业，9（7）：135

马友盟，吴山，赖淑华.2004.林氏定位旋转斜扳法治疗神经根型颈椎病67例疗效观察.新中医，（11）：34-35

梅凌，李义凯，付小勇，等.2009.颈椎旋转手法的亚生理区范围及临床意义.中国中医骨伤科杂志，17（12）：8-10

上海市卫生局.2003.上海市中医病证诊疗常规.2版.上海：上海中医药大学出版社：466-467

石学敏，王拥军.2014.针灸推拿学高级教程.北京：人民军医出版社

宋锋，洪志容.2017.林氏特色正骨手法治疗产后骶髂关节损伤30例.光明中医，32（6）：853-855

宋铁兵.2007.手法治疗腰椎间盘突出症的标准操作规范//中华中医药学会骨伤分会.中华中医药学会骨伤

分会第四届第二次会议论文汇编.中华中医药学会骨伤分会：中华中医药学会：483-486

孙树椿，孙之镐.1990.中医筋伤学.北京：人民卫生出版社

孙树椿，张军，王立恒，等.2010.旋转手法对颈椎髓核内压力影响的实验研究.中国骨伤，23（1）：34-35

孙树椿.2008.骨伤名师二十三讲.北京：人民卫生出版社：21-22

孙武权，于天源.2019.推拿诊断学.北京：科学出版社

谭振纹，宋丽.2007.提拉旋转斜扳法治疗腰椎间盘突出症70例.陕西中医，（12）：1670-1671

田强，赵家友，范志勇，等.2016.骶髂关节调整手法治疗腰椎间盘突出症的临床研究.中国中医骨伤科杂志，24（4）：12-14

田强，赵家友，郭汝松，等.2015.脊柱推拿配合独活寄生汤治疗腰椎管狭窄症临床研究.新中医，47（8）：250-251

田强，赵家友，郭汝松，等.2016.腰部脊柱推拿治疗膝关节骨性关节炎30例.实用医学杂志，32（6）：1010-1012

田强，赵家友，李振宝，等.2015.脊柱推拿手法治疗胸廓出口综合征临床研究.新中医，47（7）：225-226

田强，钟侨霖，郭汝松，等.2016.两种腰椎脊柱推拿手法推扳力的研究.广州中医药大学学报，33（3）：324-326

田强，钟侨霖，赵家友，等.2019.提拉旋转斜扳法操作时腰椎椎间盘应力及应变的有限元研究.中国临床解剖学杂志，37（1）：83-86

王国才.2007.推拿手法学.北京：中国中医药出版社

王国才，邹勋.1989.振法之运动生物力学研究.山东中医学院学报，13（3）：51-54

王华，杜元灏.2012.针灸学.北京：中国中医药出版社

王辉昊，王宽，邓真，等.2019.定位与非定位颈椎旋转手法应力作用比较：三维有限元分析.医用生物力学，34（S1）：55

王军，王有胜，王艳君，等.2013.提拉旋转斜扳法治疗腰椎钩突关节紊乱症21例临床观察.临床合理用药杂志，6（22）：150-151

王曙辉，冯军，吴云天，等.2007.提拉旋转斜扳法治疗腰椎间盘突出症60例临床观察.中国中医急症，（11）：1351-1352

王之虹.2012.推拿手法学.北京：人民卫生出版社

王之虹，于天源.2012.推拿学.北京：中国中医药出版社

韦英成，吴肖梅，梁晓行，等.2016.提拉旋转斜扳法结合侧隐窝注射治疗腰椎间盘突出症临床观察.中国中医急症，25（5）：924-927

吴兵.2008.立体定位斜扳法治疗不同节段腰椎间盘突出症的临床研究.广州：广州中医药大学

吴山，范志勇，田强，等.2018.提拉旋转斜扳法治疗混合型腰椎小关节紊乱的临床研究.世界中西医结合杂志，13（12）：1636-1638，1657

吴山，范志勇.2019.基于正骨推拿流派传承特点探讨林氏正骨推拿手法治疗骶髂关节紊乱经验及存在问题.新中医，51（9）：253-255

吴山，李振宝.2014.林氏正骨推拿手法治疗骶髂关节紊乱引起下肢麻痹50例临床观察.新中医，46（3）：167-168

吴山，林伟峰，林应强.2003.腰椎提拉旋转斜扳法与斜扳法影像学分析.中医正骨，（2）：7-8，63

吴山，马友盟，林应强.2001.提拉斜扳法治疗腰椎间盘突出症75例临床分析.新中医，（7）：41

吴山，马友盟，林应强.2006.提拉旋转斜扳法治疗腰椎间盘突出症的临床研究.广州中医药大学学报，（4）：
　311-314

吴山，张美超，李义凯，等.2010.两种坐位旋转手法腰椎应力及位移的有限元分析.广东医学，31（8）：
　992-994

吴晓庆，黄帆，赵思怡，等.2018.腰椎斜扳法治疗L5/S1椎间盘突出症失败原因分析及应对措施.天津中
　医药大学学报，37（6）：467-471

解小波.2018.不同生物力学参数下循经按揉法对下肢血液循环的作用.广州：广州中医药大学

严晓慧，严隽陶，龚利，等.2015.推拿手法操作参数的规范化研究.世界科学技术-中医药现代化，17（12）：
　2443-2450

严晓慧，严隽陶，龚利，等.2018.掌擦法运动生物力学与热效应研究.中国中医基础医学杂志，24（1）：
　56-59，86

杨锦华，曹惠英，张彩芳.1999.从"筋喜柔不喜刚"浅谈扳法的应用.中医正骨，11（9）：48-49

叶武汉，范志勇，黄腾达.2017.侧卧定点踩跷法配合电针治疗腰椎间盘突出症疗效观察.新中医，49（8）：
　76-78

俞大方.1985.推拿学.上海：上海科学技术出版社

俞乐，黄彦斌，吴兵.2008.林氏定位旋转手法治疗椎动脉型颈椎病72例临床观察.按摩与导引，（4）：
　10-11

俞乐，李远明，林伟锋.2008.林应强教授正骨手法治疗胸椎小关节紊乱的临床观察.广东医学，（7）：
　1225-1226

恽晓平.2004.康复评定学.北京：华夏出版社

曾超.2019.浮针配合林氏正骨手法治疗腰椎间盘突出症临床研究.内蒙古中医药，38（5）：86-87

曾庆云.2003.㨰法动作原理的运动生物力学研究.济南：山东中医药大学

张冠中，吕航，王继红.2016.以一指禅为例浅谈手法量效关系研究思路的优化.辽宁中医杂志，43（3）：
　520-522

张宏.2017.五分钟整骨手法医学手册.北京：世界图书出版公司

张军，韩磊，宋铁兵，等.2008.腰椎间盘突出症斜扳手法的操作规范.中国中医骨伤科杂志（5）：1，5

张军，宋铁兵，唐东昕，等.2006.孙氏手法治疗颈椎病的标准操作规范.中华中医药杂志，21（11）：
　698-699

张军.2008.手法治疗腰椎间盘突出症的标准操作规范//中华中医药学会骨伤分会.中华中医药学会骨伤分
　会第四届第三次学术年会暨国家中医药管理局"十一五"重点专科（专病）建设骨伤协作组经验交流会
　论文集，159-160

张宽，赵勇，高云等.2012.从流派的演变规律探讨骨伤手法传承的特点.中国中医基础医学杂志，18（5）：
　566-567

张林.2011.对太极拳内劲的浅探.中国科技信息，（23）：190

张万清，马卫东，李良.2016.林氏正骨推拿治疗腰源性膝痛38例.内蒙古中医药，35（9）：125-126

张万清，马卫东，李良.2017.岭南林氏正骨推拿治疗腰源性膝痛临床观察.新中医，49（6）：113-117

赵彩燕.2010.定点旋转手法治疗颈源性枕大神经痛的临床研究.广州：广州中医药大学

赵家友.2016.基于低频振幅算法的脊柱旋转手法治疗下腰痛的fMRI研究.广州：广州中医药大学

赵毅，孙鹏，郑娟娟，等.2007.推拿掌振法对局部皮肤温度场红外热像的影响.辽宁中医杂志，34（11）：
　　1624-1626

赵永清.2010.论腰在太极拳中的运用.济南：山东师范大学

郑德采，李漾，吴山.2010.林氏分步三维正骨推拿法治疗腰椎间盘突出症患者的疗效观察.中国老年学杂志，
　　30（16）：2359-2360

钟侨霖.2008.林氏手法治疗退行性腰椎滑脱症的临床研究.广州：广州中医药大学

附录1 林氏正骨推拿手法研究概况

冰冻三尺非一日之寒,林氏正骨推拿手法技术及操作规范历经几代人的传承、总结,日益完善,在临床诊治方面,见效快,疗效稳定,耗时短,费用低,深受广大患者和手法学习者的喜爱,现将林氏正骨推拿手法在诊治常见筋伤病方面的临床、科研做一概述。

一、林氏正骨推拿临床研究概况

(一)林氏正骨推拿治疗颈部筋伤研究概况

颈部筋伤中落枕、项背部肌筋膜炎、颈椎病、寰枢关节失稳、颈椎间盘突出、颈椎源性枕大神经痛、颈椎源性眩晕等疾病很常见。不少学者运用林氏正骨推拿手法或者结合其他疗法治疗颈部筋伤获得良好效果。

在颈性眩晕的诊治方面:龙喜等采用前瞻性、多中心、大样本临床对照试验,以颈性眩晕的青少年患者为研究对象,按照简单随机法将180例患者随机分为林氏正骨推拿手法组和常规手法组,每组各90例。通过对比两种手法治疗前后患者的眩晕指数评分、风池穴压痛点视觉模拟量表(VAS)评分及影像学表现(椎间隙宽度、棘突位移、生理曲度)的改变来评价林氏正骨推拿手法治疗的有效性。结果发现林氏正骨推拿手法组的疗效优于常规手法组($P < 0.05$);与常规手法组比较,林氏正骨推拿手法组在改善眩晕指数评分、风池穴压痛点 VAS 评分方面效果较好($P < 0.05$),且在影像学方面纠正椎间隙宽度、棘突位移、生理曲度改变的成功率也较高($P < 0.05$)。研究提示林氏正骨推拿手法缓解青少年颈性眩晕的症状疗效显著,纠正和改善颈椎影像学错位的成功率高,同时对局部肌肉压痛有一定的缓解作用。范志勇等将72例颈性眩晕的患者随机分为以林氏正骨推拿治疗的观察组36例,以传统颈椎旋转手法治疗的对照组36例,以观察林氏正骨推拿与传统颈椎旋转手法治疗颈性眩晕所致"咔嗒"声与即时镇晕疗效的相关性。结果发现治疗1次后即时镇晕率观察组为91.7%,对照组为75.0%,两组比较,差异有统计学意义($P < 0.05$)。林氏正骨推拿治疗颈性眩晕的即时疗效优于传统颈椎旋转手法,无论观察组还是对照组,即时镇晕疗效与"咔嗒"声响之间无关系。

椎动脉型颈椎病诊治方面:俞乐等将72例患者随机分配为治疗组和对照组各36例,治疗组运用定位旋转手法治疗,对照组采用传统推拿手法治疗,以观察林氏定位旋转手法治疗椎动脉型颈椎病的临床疗效,1个疗程后判定疗效。结果发现治疗组显效率为72.2%、总有效率为97.2%,对照组显效率为41.7%、总有效率为83.3%。两组总有效率有显著性差异($P < 0.05$)。结论:旋转类手法对治疗椎动脉型颈椎病均有较好疗效,而林氏定位旋转法疗效更为显著,能够更加明显地改善患者的不适症状,提高患者生活质量。

枕大神经痛诊治方面:何兴辉等对30例枕大神经痛患者进行林氏颈椎定点旋转扳法治疗,观察患者的临床疗效及不良反应,比较治疗前后的视觉模拟量表(VAS)评分和偏头痛特异性品质(MSQ)评分。结果发现治疗1~2个疗程后,30例中临床治愈23例,有效5例,无效2例,总有效率为93.3%。与治疗前比较,治疗结束及治疗后1、3、6个月时的 VAS 评分或 MSQ 评分差异有统计学意义($P < 0.01$),而治疗后不同时段的 VAS 评分或 MSQ 评分差异无统计学意义($P > 0.05$)。未发现不良反应。林氏定点旋转扳法治疗枕大神经痛有效、安全，值得在临床上推广使用。

赵彩燕采用单纯随机对照方法，将符合纳入标准的 70 例颈源性枕大神经痛患者随机分为两组，治疗组采用定点旋转手法，对照组采用针灸治疗，观察治疗前一周内平均疼痛程度、持续时间、发作频度，计算头痛指数，近期整体疗效观察经过两个疗程治疗后（疗程内治愈患者，不再继续治疗），一天内疼痛程度、持续时间、发作频度，计算治疗后头痛指数来观察定位旋转手法治疗颈源性枕大神经痛的临床疗效，结果发现两组总体都有所改善，但依据治疗前后的积分差值变化比较而言，定点旋转手法治疗组的总体改善程度优于对照组。另外患者在头痛、颈部压痛、睡眠、注意力方面均有显著改善，两组均未出现局部组织严重损伤、神经脊髓损伤等不良反应。定点旋转手法是治疗颈源性枕大神经痛安全、有效的方法，值得进一步研究并在临床推广使用。

颈型颈椎病的诊治方面：陈柏书研究薄氏腹针结合林氏定位旋转斜扳法治疗颈型颈椎病，并设立单纯薄氏腹针组、单纯林氏正骨推拿手法组及普通针刺组作为对照；结果提示薄氏腹针结合林氏定位旋转斜扳法对颈型颈椎病患者症状有明显作用。李丹丹采取随机对照方法，将符合纳入标准的 64 例患者随机分为治疗组和对照组，其中治疗组 32 例，对照组 32 例。治疗组采用定位旋转斜扳法治疗，对照组采用常规斜扳手法治疗。以颈椎间盘突出患者的体征、症状积分为客观指标，通过观察定位旋转斜扳法治疗颈椎间盘突出症的临床疗效，探讨其有效性及其治疗机制。结果发现，定位旋转斜扳法治疗颈椎间盘突出症在疗效方面显著优于常规斜扳手法，是安全、有效的治疗手法，能明显改善患者的临床症状和生活质量，值得临床推广。林东强将符合纳入标准的 80 例患者随机分为治疗组和对照组，治疗组采用屈颈定位斜扳法，对照组采用传统推拿手法来观察定位旋转斜扳法治疗颈型颈椎病患者的临床疗效，通过将颈痛、压痛、活动度、感觉情况、日常生活影响等观察指标进行量化评分，并根据评分确定疗效，再根据所得数据进行统计学分析。结果发现两种手法对颈型颈椎病患者均有疗效，但是定位旋转斜扳法的效果比常规推拿方法的效果更明显，具有简单快捷、疗效显著的特点，适宜在临床推广。

神经根型颈椎病的诊治方面：马友盟等将 130 例神经根型颈椎病患者随机分为两组。治疗组 67 例以林氏正骨推拿手法治疗，对照组 63 例以颈椎牵引法、传统推拿手法治疗，以观察林氏正骨推拿手法治疗神经根型颈椎病的临床疗效。结果发现治疗组总有效率明显优于对照组（$P < 0.05$）。结论：林氏定位旋转斜扳法比颈椎牵引法和传统推拿手法具有更好的疗效。

（二）林氏正骨推拿治疗胸部筋伤研究概况

胸部筋伤中脊源性类冠心病综合征、胸椎小关节紊乱、胸胁屏伤、胸廓出口综合征等筋伤病很常见。不少学者运用林氏正骨推拿手法或者结合其他疗法治疗胸部筋伤获得良好效果。

脊源性类冠心病综合征的诊治：梁宏业等将脊源性类冠心病综合征的患者 76 例随机分为两组，每组 38 例。治疗组采用林氏正骨推拿手法；对照组采用牵引配合口服双氯芬酸钾和地巴唑治疗，以观察林氏正骨手法治疗脊源性类冠心病综合征的疗效。结果发现林氏正骨手法治疗组疗效优于对照组，提示林氏正骨手法治疗脊源性类冠心病综合征具有较好的疗效。

胸椎小关节紊乱诊治方面：俞乐等将 112 例胸椎小关节紊乱的患者随机分为正骨手法治疗（观察组）56 例和中药膏外敷治疗（对照组）56 例，以分析林氏正骨推拿手法治疗胸椎小关节紊乱的临床疗效。结果发现，观察组总有效率为 96.4%，对照组总有效率为 80.4%，两组比较差异有显著性。手法治疗胸椎小关节紊乱的临床疗效优于中药膏外敷法。林伟锋等将 60 例患者随机分成两组，治疗组 30 例予垫枕背伸按压法治疗，对照组 30 例予常规推拿理筋手法治疗，以观察垫枕背伸按压法治疗胸腰椎结合部（T12/L1）关节紊乱的临床疗效。两组手法治疗均隔天 1 次，7 次为 1 个疗程，1 个疗程后观察疗效。1 个疗程后治愈者不再进行治疗。结果发现两组总有效率比较差异有显著性意义（$P < 0.05$），提示垫枕背伸按压法治疗

胸腰椎关节紊乱疗效显著。

胸廓出口综合征的诊治方面：田强等将纳入研究的患者随机分成两组，治疗组采用颈椎脊柱推拿手法结合局部软组织松解手法治疗；对照组只接受局部软组织手法治疗，以观察脊柱推拿手法结合局部软组织松解手法治疗胸廓出口综合征临床疗效。结果发现脊柱推拿结合局部软组织松解手法治疗胸廓出口综合征疗效良好，推拿调整颈椎紊乱可能是提高远期疗效的可靠途径。

（三）林氏正骨推拿治疗肩部筋伤研究概况

肩部筋伤中肩周炎很常见。不少学者运用林氏正骨推拿手法或者结合其他疗法治疗肩部筋伤获得良好效果。

肩周炎诊治方面：蓝石坚将60例患者随机分为颈椎调整手法结合传统推拿治疗组（治疗组）和传统推拿手法治疗组（对照组），每组各30人，以观察颈椎调整手法结合传统推拿治疗肩周炎的临床疗效。两组治疗均以两个月为1个疗程，共计3个疗程。观察两组治疗前后疼痛、疗效等相关参数情况，结果发现颈椎调整手法结合传统推拿治疗肩周炎优于单纯传统推拿手法，尤其是对肩周炎的疼痛、肩关节功能、活动度的改善较对照组更加显著。李丹丹将颈源性肩周炎患者随机分为A组（$n=40$）、B组（$n=40$）和C组（$n=40$）3组。A组采用林氏正骨推拿手法配合肩三针治疗，B组采用针刺颈椎夹脊穴配合肩三针治疗，C组仅采用肩三针治疗，以分析林氏正骨推拿手法配合肩三针治疗颈源性肩周炎的疗效，结果发现林氏正骨推拿手法配合肩三针治疗颈源性肩周炎疗效显著，可有效减轻疼痛程度，改善患者的肩关节功能，值得在临床推广应用。

（四）林氏正骨推拿治疗肘部筋伤研究概况

肘部筋伤中肱骨外上髁炎很常见。不少学者运用林氏正骨推拿手法或者结合其他疗法治疗肘部筋伤获得良好效果。

肱骨外上髁炎的诊治方面：李涛采用单纯随机对照方法，以肱骨外上髁炎的患者为研究对象，应用林氏定点旋转扳法整复颈椎关节，观察颈椎关节整复治疗肱骨外上髁炎的前后近期疗效及相关参数情况。结果发现，林氏定点旋转扳法整复颈椎关节在治疗肱骨外上髁炎疗效方面优于传统手法，尤其是对有明显颈椎退行性变的肱骨外上髁炎患者的疼痛、肘关节功能、肌力的改善较对照组更加显著。

（五）手法治疗腰部筋伤研究概况

1. 林氏正骨推拿治疗腰椎间盘突出症研究概况 腰部筋伤中腰椎间盘突出症、第3腰椎横突综合征、腰椎退行性滑脱、腰椎管狭窄、骶髂关节损伤等疾病很常见。不少学者运用林氏正骨推拿手法或者结合其他疗法治疗腰部筋伤获得良好效果。

腰椎间盘突出症的诊治方面：田强将纳入研究的60名患者随机分成两组：治疗组采用骶髂关节调整手法治疗；对照组采用常规推拿治疗，以观察骶髂关节调整手法治疗腰椎间盘突出症的临床疗效。手法操作每周3次，共治疗4周。在治疗后及3个月后比较两组VAS评分、M-JOA评分情况及临床疗效。结果发现骶髂关节调整手法治疗腰椎间盘突出症具有很好的疗效，重视骶髂关节的手法治疗可能是提高疗效的一个重要因素。罗建和采用提拉旋转斜扳法对80例腰椎间盘突出症患者进行治疗以分析提拉旋转斜扳法治疗腰椎间盘突出症的临床疗效。结果发现，经治疗，81例患者的总有效率达91.25%。提拉旋转斜扳法治疗腰椎间盘突出症能够改善血液循环，促进炎症吸收和消退，缓解疼痛。谭振纹采用放松手法、提拉旋转斜扳法治疗70例本病患者以观察提拉旋转斜扳法治疗腰椎间盘突出症的临床疗效。结果发现总有效率达91.4%。该方法对本病有牵引、定位，减轻椎间盘压力，扩大椎间隙，松解粘连，改善血液循环，促进炎症吸收和消退，缓解疼痛的作用。王曙辉将 120 例腰椎间盘突出症患者随机分为两组，治疗组采用提拉旋转斜扳法治疗，对照组采用常规复位手法治疗，以观察提拉旋转斜扳法治疗腰椎间盘突出症的临床疗效。结果发现，治疗 2 周后治疗组在改善临床症状评分方面明显优于对照组，临床疗效方面亦明显优于对照组。提拉旋转斜扳法治疗腰椎间盘突出症的疗效显著。黄建文将 120 例腰椎间盘突出症患者随机分为 3 组，每组 40 例。治疗组采用提拉旋转斜扳法治疗，对照 1 组采用传统推拿法治疗，对照 2 组采用普通电针疗法治疗，以观察提拉旋转斜扳法治疗腰椎间盘突出症的临床疗效。结果发现治疗组总有效率为 95.0%，对照 1 组为 87.5%，对照 2 组为 82.5%，治疗组明显优于对照 1、2 组，差异有统计学意义（$P < 0.05$）。提拉旋转斜扳法治疗腰椎间盘突出症的临床疗效明显优于传统推拿法和普通电针疗法，值得临床推广应用。郭汝松选取 105 例腰椎间盘突出症患者，按突出部位分为 L3/4、L4/5 和 L5/S1 节段组，每组 35 例。3 组均采用提拉旋转斜扳法，观察治疗前后不同节段腰椎间盘突出症患者 VAS 评分及日本骨科协会评估治疗分数（JOA 评分）的变化。结果发现提拉旋转斜扳法治疗 L5/S1 节段椎间盘侧后方突出比 L3/4 和 L4/5 节段效果更显著。吴晓庆等将 56 例入选患者采用腰椎斜扳法治疗，观察疗效并探讨疗效与年龄性别病程的相关性，后将治疗失败的 43 例患者改用下肢后伸定点按压法治疗，治疗后观察疗效。结果发现，采用腰椎斜扳法治疗时，56 例患者有效率约为 23.21%，其与年龄、性别、病程无相关性，43 例疗效不佳患者再经下肢后伸定点按压法治疗后有效率约为 79.07%，其中尤以左后、右后和极外侧突出类型的患者改善明显。下肢后伸定点按压法治疗 L5/S1 腰椎间盘突出具有较好的临床疗效。郑德采将符合纳入标准的 80 例患者随机分为治疗组和对照组，每组 40 例。治疗组采用林氏分步三维正骨手法，对照组采用常规推拿手法，两组治疗均为隔日 1 次，10 次为 1 个疗程，治疗组患者治疗前优 4 例（10.0%），良 9 例（22.5%），可 21 例（52.5%），差 6 例（15.0%），优良率为 32.5%。治疗后优 10 例（25.0%），良 19 例（47.5%），可 9 例（22.5%），差 2 例（5.0%），优良率为 72.5%。治疗后优良率明显高于治疗前，差异有统计学意义（$P < 0.05$）。林氏分步三维正骨手法疗效优于常规推拿治疗手法。吴山等采用多中心前瞻性对照研究方法，将 181 例腰椎间盘突出症患者随机分为治疗组（90 例）和对照组（91 例）。治疗组采用提拉旋转斜扳法治疗，对照组采用常规腰部斜扳法治疗，以观察提拉旋转斜扳法治疗腰椎间盘突出症的临床疗效。结果发现，治疗 2 周后治疗组和对照组评为优、良、差的病例分别为 77 例（占 85.6%）、10 例（占 11.1%）、3 例（占 3.3%）和 45 例（占 49.5%）、32 例（占 35.2%）、14 例（占 15.4%），两组比较差异具有统计学意义（$P < 0.01$），说明治疗组疗效优于对照组。但两组肌电图检测的各项指标均未见显著性改善（$P > 0.05$）。提拉旋转斜扳法治疗腰椎间盘突出症的疗效优于传统按摩手法。吴山等对 150 例腰椎间盘突出症患者进行了提拉斜扳法和传统方法治疗的对比研究。结果显示，提拉斜扳法 75 例患者中临床治愈 48 例，总有效率为 64%；传统方法 75 例中临床治愈 31 例，总有效率为 41.3%，两组总有效率比较，差异有显著性意义（$P < 0.05$）。说明提拉斜扳法的疗效优于对照组，并对腰椎间盘突出症的治疗做进一步的探讨和分析。林应强等采用脊柱推拿手法治疗青少年腰椎间盘突出症 60 例，取得了满意效果，均于治疗 1 个疗程后按上述标准评定疗效。结果示痊愈 20 例，显效 25 例，有效 12 例，无效 3 例，总有效率为 95.0%。治疗期间未发现有明显不良反应。郭汝松将符合纳入标准并签署了知情同意书的 157 例患者按进入研究的先后顺序对应的随机卡分为治疗组和对照组。治疗组采用立体定位斜扳法进行治疗，对照组采用传统斜扳法进行治疗以观察立体定位斜扳法治疗腰椎间盘突出症的临床疗效。每次治疗前后观察和记录患者的腰椎疼痛及压痛程度、腰部活动度、直腿抬高角度、步行能力的变化情况。结果表明立体定位斜扳法治疗腰椎间盘突出症的临床疗效优于传统的斜扳法。吴兵等将腰椎间盘突出症患者 240 例作为观察病例，将符合纳入标准的病例随机分为治疗组和对照组，治疗组采用立体定位斜扳法，对照组采用传统推拿手法来观察立体定位斜扳法治疗对不同节段突出的患者其功能改善间的差异。以汉化 Oswestry 功能障碍指数（CODI）比较来分析其疗效。结果发现：①两种手法对腰椎间盘突出症患者的功能障碍均有降低，但是立体定位斜扳法的功能改善比常规推拿方法

更明显；②两组中不同节段的腰椎间盘突出症患者在经过一个疗程后，CODI 功能障碍指数亦均有不同程度改善，而 L3/4、L4/5、L5/S1 治疗组患者 CODI 改善优于同节段的对照组患者，表明林氏立体定位斜扳法在治疗腰椎间盘突出症时，对不同节段类型功能改善均优于传统斜扳法；而且通过进一步研究表明此手法对 L4/5、L5/S1 两个节段患者的 CODI 改善要好于 L3/4 节段患者；③通过本研究发现，林氏立体定位斜扳法在治疗腰椎间盘突出症患者的过程中，具有简单快捷、针对性强、疗效显著的特点，适宜在临床推广。

2. 林氏正骨推拿配合其他疗法治疗腰椎间盘突出症的研究概况 曾超择取 30 例腰椎间盘突出症患者，按照数字奇偶法分为对照组和研究组。对照组 15 例采用单独浮针治疗，研究组 15 例采用浮针配合林氏正骨推拿手法治疗，以探究对腰椎间盘突出症患者行以浮针配合林氏正骨推拿手法治疗的临床效果。通过分析两组的临床效果、治疗前后疼痛评分、腰椎 CODI，结果发现浮针配合林氏正骨推拿手法治疗可取得确切效果，同时可以减轻疼痛反应，促进腰椎功能恢复，临床价值显著。叶武汉等将 60 例腰椎间盘突出症患者随机分为两组，每组 30 例，观察组采取侧卧定点踩跷法配合电针治疗；对照组采取传统踩跷法配合电针治疗，以观察侧卧定点踩跷法配合电针治疗腰椎间盘突出症的临床疗效。结果发现侧卧定点踩跷法配合电针治疗腰椎间盘突出症可有效地缓解患者症状，治疗效果良好，优于传统推拿法配合电针治疗。刘来明对 780 例腰椎间盘突出症患者施以小针刀配合提拉旋转斜扳法治疗。结果发现痊愈 625 例，占 80.1%，有效 147 例，占 18.8%，无效 8 例，占 1.0%，提示小针刀配合提拉旋转斜扳法对解除关节粘连，扩大椎间隙，缓解临床症状作用明显。韦英成将符合要求的 120 例患者按随机数字表法分为实验组、对照 1 组和对照 2 组，每组 40 例。实验组采用提拉旋转斜扳法结合侧隐窝注射治疗，对照 1 组采用提拉旋转斜扳法治疗，对照 2 组采用侧隐窝注射治疗，以观察提拉旋转斜扳法结合侧隐窝注射治疗腰椎间盘突出症的临床疗效。结果发现提拉旋转斜扳法结合侧隐窝注射治疗腰椎间盘突出症更先进有效，更容易消除神经根的炎症和水肿、重建腰椎动静力平衡、恢复腰椎内外源性稳定、缩短治疗时间、减少治疗费用及降低复发率。龙喜等将 126 例腰椎间盘突出症患者随机对照试验（RCT）分为两组，对照组 63 例给予林氏正骨推拿治疗，观察组 63 例则在对照组基础上给予发散式冲击波治疗，以观察分析发散式冲击波结合林氏正骨推拿手法治疗腰椎间盘突出症的临床效果。结果发现发散式冲击波（RSWT）结合林氏正骨推拿手法治疗腰椎间盘突出症具有明显的疗效，创伤小，见效快，能够显著提高 JOA 腰痛评分，降低疼痛不适感，提高患者的生活质量。

3. 林氏正骨推拿治疗脊柱侧弯 李远明总结近 3 年来林氏正骨推拿手法治疗脊椎侧凸 56 例，结果发现治疗脊椎侧凸的总有效率为 100%，与治疗前比较具有显著性差异（$P < 0.05$）。结论：林氏正骨推拿手法治疗脊椎侧凸的临床疗效有显著性。林伟锋将 41 例青少年特发性脊柱侧弯患者按照随机数字表法分为手法组和运动组。手法组予手法联合运动干预方案进行治疗，运动组单纯进行运动干预，以观察手法结合运动干预治疗轻中度青少年特发性脊柱侧弯的疗效。每 3 个月随访 1 次，每次随访均行脊柱全长位检查，测量 Cobb 角，总共随访 5 次。结果发现手法组临床疗效优于对照组，差异有统计学意义（$P < 0.05$）。手法结合运动干预对于控制青少年特发脊柱侧弯的进展具有良好的临床疗效。

4. 林氏正骨推拿治疗腰椎管狭窄症 林勇选取 67 例腰椎管狭窄症患者随机分成治疗组和对照组，其中，治疗组 34 例，对照组 33 例；治疗组采用电针结合林氏正骨推拿手法治疗；对照组采用电针结合常规手法治疗，以观察应用电针配合林氏正骨推拿手法治疗腰椎管狭窄症的临床疗效。结果发现，林氏正骨推拿手法结合电针治疗腰椎管狭窄症疗效良好，值得临床推广。田强将 70 例患者随机分成两组，对照组只接受口服独活寄生汤治疗，每天 1 剂；治疗组采用脊柱推拿配合独活寄生汤治疗，以观察脊柱推拿配合独活寄生汤治疗腰椎管狭窄症的疼痛 VAS 评分、Roland-Morris 失能问卷评分情况及临床疗效。结果发现，脊柱推拿配合独活寄生汤治疗腰椎管狭窄症疗效良好，是疗效肯定并具有安全性的保守治疗方案。

5. 林氏正骨推拿治疗退行性腰椎滑脱症　郭汝松等将 90 例患者随机分为两组，观察组采用垫枕背伸定点按压法，对照组采用屈膝屈髋垫枕整复法治疗，以观察调整手法治疗退行性腰椎滑脱症的疗效，通过分析 X 线片测量滑脱椎体前后位移、滑脱角变化情况，并对腰痛程度、神经损伤及生活障碍进行评估，对比两组患者治疗前后 VAS 评分变化，结果发现，调整手法疗效优于屈膝屈髋垫枕整复位手法；并能调整脊柱的动、静平衡状态，使其形成新的平衡，改善患者症状。钟侨霖采用随机对照分组方法，将符合纳入标准的 70 例退行性腰椎滑脱患者随机分为两组，治疗组应用垫枕背伸按压法治疗，对照组采用教材中的屈髋屈膝垫枕复位法治疗，以观察比较垫枕背伸按压法与传统手法屈膝屈髋垫枕复位法的临床治疗情况，分别观察两组治疗前后患者 JOA 评分及疼痛 VAS 评分的变化情况，评价连续 4 周垫枕背伸按压法治疗退行性腰椎滑脱症的疗效。结果发现，垫枕背伸按压法治疗退行性腰椎滑脱症患者的疗效优于对照组屈膝屈髋垫枕复位法。

6. 林氏正骨推拿治疗腰椎小关节紊乱　吴山等将 80 例混合型腰椎小关节紊乱的患者随机分为提拉旋转斜扳法治疗（治疗组）40 例和腰椎旋转斜扳法治疗（对照组）40 例。治疗组采用提拉旋转斜扳法治疗，对照组采用腰椎旋转斜扳法治疗，以观察提拉旋转斜扳法治疗混合型腰椎小关节紊乱的临床疗效及所致"咔嗒"声的相关性。结果发现提拉旋转斜扳法治疗混合型腰椎小关节紊乱的临床疗效优于腰椎旋转斜扳法治疗，镇痛疗效与"咔嗒"声响之间无关系，与棘突错动感有关。王军应用提拉旋转斜扳法治疗腰椎钩突关节紊乱后导致的腰痛，选取腰椎钩突关节紊乱症患者 21 例，男 12 例，女 9 例；中位年龄 46 岁；其中腰椎间盘突出症合并腰椎钩突关节紊乱 6 例，扭伤腰部合并腰椎钩突关节紊乱 10 例，劳损腰部合并腰椎钩突关节紊乱 5 例，21 例患者疼痛减轻，经过林氏正骨推拿手法治疗配合中药内服，效果满意。

7. 林氏正骨推拿治疗骶髂关节紊乱　吴山选取 50 例骶髂关节紊乱引起下肢麻痹的患者进行林氏正骨推拿手法治疗，每隔 2 天治疗 1 次，共治疗 4 次，治疗结束后进行临床症状体征评分及疗效评价。结果发现，林氏正骨推拿手法治疗骶髂关节紊乱引起的下肢痹痛疗效良好，操作简便。宋锋将 60 例产后骶髂关节损伤患者随机分为两组，对照组采用针灸、传统推拿手法治疗，治疗组采用林氏特色正骨手法——下肢后伸定位按压法治疗，以观察林氏特色正骨手法——下肢后伸定位按压法治疗产后骶髂关节损伤的疗效。结果发现，林氏特色正骨手法——下肢后伸定位按压法治疗产后骶髂关节损伤，疗效显著，节约时间，值得推广。

（六）林氏正骨推拿治疗膝部筋伤研究概况

膝部筋伤中膝骨关节炎、腰椎源性膝痛等病很常见。不少学者运用林氏正骨推拿手法或者结合其他疗法治疗膝部筋伤获得良好效果。

田强将纳入研究的 60 例患者随机分成两组，治疗组采用腰椎脊柱推拿治疗，对照组采用膝关节局部推拿治疗，以观察腰部脊柱推拿治疗膝骨关节炎的临床疗效。提高比较两组 VAS 评分、WOMAC 骨关节炎量表评分情况及临床疗效。结果发现腰部脊柱推拿治疗膝骨关节炎疗效显著，腰膝同治是提高本病疗效的有效方法。张万清等运用随机、对照及单盲临床试验方法，选取在本院诊治的 76 例腰源性膝痛患者，将其按随机方式分为两组，每组 38 例。治疗组采用林氏正骨推拿手法予以"正脊调腰"治疗，对照组采用传统手法"调膝"治疗，以观察林氏正骨推拿手法治疗腰源性膝痛的可行性及临床疗效。通过比较治疗前关节休息痛、关节运动痛、压痛、肿胀、晨僵、行走能力及膝骨关节炎严重性指数（ISOA）总分发现，针对腰源性膝痛患者，采用林氏正骨推拿手法行正脊调腰治疗及传统按摩手法治疗均有疗效，且疗法均安全可行，但林氏正骨推拿手法治疗临床疗效优于传统手法治疗。张万清将 76 例腰源性膝痛患者按随机方式分为治疗组和对照组，每组 38 例。治疗组采用林氏正骨推拿方法予以治疗，对照组采用盐酸氨基葡萄糖胶囊联合塞来昔布胶囊行口服治疗，以分析林氏正骨推拿手法治疗腰源性膝痛的临床疗效。结果发现，采用林氏正骨推拿手法治疗疗效确切，在临床中具有较好应用价值。郭汝松等采用弹膝调脊法和药物口服加外用方法对两组膝骨关节炎患者进行对比治疗研究，观察治疗前后患者膝关节 VAS 评分和 Lysholm 评分变化情况。结果发现，弹膝调脊法治疗膝骨关节炎疗效更佳。

（七）林氏正骨推拿治疗踝部筋伤研究概况

李振宝采用单纯随机对照方法，以急性踝关节扭伤的患者为研究对象，应用定点按压正骨手法治疗，观察治疗前后近期疗效及相关参数情况。即时疗效评定选用 VAS 评分尺，近期疗效选用足部疾病治疗效果评定标准（JOA 评分）。结果发现无论是传统手法还是定点按压正骨手法，对治疗急性踝关节扭伤的疗效非常显著。两组比较表明定点按压正骨手法治疗急性踝关节扭伤操作简单、治愈率高。李想将急性踝关节扭伤患者 87 例随机分为两组，治疗组 43 例以林氏正骨推拿手法整复，对照组 44 例采用局部冰敷制动治疗，以观察林氏正骨推拿手法治疗急性踝关节扭伤的早期疗效。两组均在治疗前、治疗后 3 天、治疗后 1 周时进行患侧踝关节美国矫形外科足踝协会（AOFAS）踝－后足评分。结果发现，急性踝关节扭伤早期运用林氏正骨推拿手法治疗，可以明显缓解患者的疼痛，获得良好的关节活动功能。刁鸿辉将 70 例患者随机分为推拿组（35 例）和对照组（35 例），推拿组采用林氏踝关节整复手法治疗，对照组给予西乐葆口服＋超激光治疗。参考 AOFAS 踝－后足评分系统中的疼痛评分、功能评分进行积分对比并参照《中医病证诊断疗效标准》来观察林氏踝关节整复手法治疗急性踝关节扭伤的疗效。结果发现两组治疗方法均能改善急性踝关节扭伤患者的 AOFAS 踝－后足评分系统疼痛评分及功能评分，但推拿组治疗后 AOFAS 踝－后足评分系统疼痛评分及功能评分较对照组改善更为明显，且推拿组临床疗效优于对照组。

二、林氏正骨推拿基础研究概况

（一）林氏正骨推拿镇痛效应的脑功能磁共振研究概况

赵家友运用脊柱旋转手法治疗 12 例患有腰椎间盘突出症的下腰痛患者,对其进行功能磁共振(fMRI)分析，每周治疗两次，共计 2 周。fMRI 检查采用德国 Siemens 公司的 Siemens Avanto 3.0T 超导型磁共振扫描仪，扫描所获影像数据将用 SPM 软件进行分析，用低频振幅对数据进行计算，再通过统计学分析观察手法治疗前后脑活动变化。结果发现脊柱旋转手法治疗下腰痛安全有效，其中枢镇痛效应可能是影响扣带回、额中回、中央后回、中央前回及楔前回的兴奋性来实现。何秋茂运用林氏正骨推拿手法结合传统手法治疗 9 例颈源性头晕头痛患者，并对其进行 fMRI 分析，每周治疗 2 次，每次间隔 2～3 天，共计 4 次，第 1 次治疗前和第 4 次治疗后分别采集 1 次 fMRI 数据，每次治疗前及第 4 次治疗结束后分别记录 VAS 评分及 DHI 评分。结果使用低频振幅分析方法对 fMRI 数据进行分析发现，与治疗前相比，患者多个脑区的局部脑活动显著增高，治疗后 VAS 评分及 DHI 评分下降明显（$P < 0.05$）。手法治疗颈源性头晕头痛疗效显著，可能通过激活部分脑区实现。赖淑华等运用旋转手法治疗 17 例腰椎间盘突出症患者。采集患者治疗前后的 fMRI 数据，每次治疗前及治疗后分别记录患者的 VAS 评分。观察旋转手法治疗对腰椎间盘突出症患者静息态脑功能的影响。结果发现，治疗后患者双侧枕上回、左侧枕中回、双侧楔叶、左侧梭状回的低频振荡振幅（ALFF）较治疗前增高，差异有统计学意义（$P < 0.05$）。每次治疗前的 VAS 评分与每次治疗后的 VAS 评分均持续下降，差异均有统计学意义（$P < 0.01$）。旋转手法治疗腰椎间盘突出症，镇痛效果明显，可能通过激活部分脑区实现。

（二）林氏正骨推拿的有限元分析

林嘉杰以一成年男性骨盆为研究对象，以 1mm 为扫描层厚，进行 CT 扫描。将 CT 扫描结果载入 Mimics8.1 软件中建立三维模型。探讨林氏正骨推拿手法中的下肢后伸定点按压法对骶髂关节的应力及位移影响。将三维模型载入 Freeform 软件进行修饰处理。将修饰处理后的三维模型载入 ANSYS9.0 软件中进行三维有限元建模，得到一个包含骨性结构和韧带的骶髂关节三维有限元模型。同时根据下肢后伸定点按压法的患者体位摆放和操作者施力方式，转换成计算机语言。根据加载条件对骶髂关节的三维有限元模型进行计算。结果发现，骨盆的最大应力点受力为 0.690E7N，最大位移为 5.737E-3m。骶髂关节的受力点最大受力为 0.351E7N，最大位移为 1.721E-3m。骨盆总体位移由左侧髂嵴外侧向另一侧髂骨逐渐减少，骶髂关节的位移从上到下逐渐减少。下肢后伸定点按压法对骶髂关节造成了位移，其位移量超过了骶髂关节的生理活动度。说明下肢后伸定点按压法有对骶髂关节进行复位的基础条件。吴山等使用螺旋 CT，以 1mm 的间隔，对一具男性青年新鲜尸体的腰椎标本沿轴向进行断层扫描，以 jpg 格式将其断面图像输入计算机。利用三维重建软件 Minics 建立腰椎三维计算机模型。根据手法原理，将两种坐位旋转手法进行分解，把力学参数带入三维有限元模型，利用 Ansys 9.0 软件进行计算来探讨两种坐位旋转手法的作用机制及其合理性、安全性。结果发现：①椎间盘，两种手法椎间盘的应力都主要集中于纤维环，尤其是外层纤维环，髓核应力相对较小。两者的最大位移分布基本一致，都位于椎间盘的左侧。椎间盘后部位移也都以左侧明显。②椎体及后部结构，直腰旋转手法主要应力分布于小关节，腰椎定点旋转手法主要应力分布于椎体峡部、椎弓根侧隐窝及上位椎体小关节面的下端。两者的最大位移分布不同，直腰旋转手法最大位移位于 L4 棘突，腰椎定点旋转手法最大位移位于 L4 椎体上缘左侧及 L4 左侧上关节突；且腰椎定点旋转手法的椎间孔位移更显著。结论：手法造成了椎间盘、关节突的位移，有利于解除神经根的粘连。两种手法比较，脊柱定点旋转手法更具有效性及安全性。田强等在构建的 L4/5 节段腰椎模型上模拟加载提拉旋转斜扳手法，通过有限元分析方法，观察手法作用过程中椎间盘应力的分布及变化，髓核及纤维环的位移及应力变化，探寻手法治疗腰椎疾病的科学性和安全性。结果发现椎间盘应力变化从右后方开始出现，以弧形向周围传递扩散，应力的变化呈递减分布。椎间盘应变最小的位置在髓核偏后，以此为中心呈圆弧状向周围递增。应力变化最大的位置主要发生于纤维环，特别是椎间盘右侧外缘。结论：手法操作中应力主要集中于后侧关节突关节，椎间盘的应力变化相对较小，提示手法治疗是安全的。纤维环后外侧在操作中有较明显的应力变化，局部位移变化可能是手法疗效的机制之一。

（三）林氏正骨推拿的影像学分析

吴山等将 20 例腰椎间盘突出症患者随机均分为两组，分别行腰椎提拉旋转斜扳法和斜扳手法治疗，以探讨腰椎提拉旋转斜扳法治疗腰椎间盘突出症的作用机制，实施手法操作时，行床边腰椎 X 线摄片检查，然后在 X 线片上间接测量两种手法下 L2~5 的旋转度。结果发现提拉旋转斜扳法组的旋转角度明显大于对照组（$P < 0.05$），表明提拉旋转扳法能更有效地使腰椎达到生理旋转极限，这可能是其治疗腰椎间盘突出症的重要机制。

（四）林氏正骨推拿的力学参数分析

1. 提拉旋转斜扳手法的力学参数分析 范志勇等采用多点薄膜压力测试系统将 21 名男性推拿操作者分为专家组、熟练者组、初学者组，连续在压力测试系统上操作 7 次，每人均重复 3 次，将收集的图形及数据指标进行处理分析，研究腰椎提拉旋转斜扳手法，以阐明手法的力学特点。结果提示专家组手法操作时间 – 力曲线的图形规律，平均预加载力为（147.25±26.04）N，持续时间为（0.98±0.20）秒，谷值平均值为（79.22±9.50）N，最大冲击力为（706.26±56.21）N，扳动时间为（0.44±0.09）秒，扳动速度为（1 666.33±411.91）N/s，冲量为（310.95±56.67）N·s。熟练者手法图形与专家组手法图形基本相似，各组指标相差不大，但平均最大冲击力相对较小，为（464.51±53.49）N。初学者手法图形轨迹大致可分为3类，Ⅰ类杂乱无章型，无规律可循；Ⅱ类只有冲击相无预加载相，且最大冲击力大小不一；Ⅲ类既有冲击相又有预加载相，且力量较稳定，但两者力度均偏小。多点薄膜压力测试系统可很好地显示林氏腰椎提拉旋转斜扳手法力学特点，是林氏正骨推拿手法动力学参数量化研究较理想的测试工具。试验结果为手法的直观显示、量化、标准化提供了科学依据。范志勇应用多点薄膜压力测试系统，检测并记录术者进行手法操作过程中的时间－力曲线，同时可显示分析相应的力学参数（平均预加载力、谷值、最大冲击力），再通过测试系统配套软件测出扳动时间、扳动速度、冲量等其他参数指标的具体数值。结果发现：①平均预加载力为（145.86±34.80）N，持续时间为（1.43±0.46）秒，谷值平均值为（72.24±13.87）N，最大冲击力为（446.21±143.98）N，扳动时间为（0.55±0.15）秒，扳动速度为（914.52±259.18）N/s，冲量为（256.21±82.30）N·s；②其中冲击力的上升速度的斜率均值为93.96±6.94，下降速度的斜率均值为-82.70±26.10；③试验从数字化的角度初步分析了林氏正骨推拿手法"法从手出"的手法力作用特点，为林氏正骨推拿手法的操作提供了客观的评价指标。用数字化的方式表达提拉旋转斜扳法的手法特征，为林氏正骨手法的传承、教学、推广、基础研究提供量化依据。

2. 颈椎及腰椎手法推扳力的力学分析　范志勇采用多点薄膜压力测试系统，记录林氏颈椎定点旋转扳法及传统颈椎旋转手法操作中产生"咔嗒"声时的拇指推扳力大小，目的是为林氏正骨推拿手法的传承、教学、推广、基础研究提供量化依据。结果提示两种手法左旋时利手拇指推扳力和右旋时非利手拇指最大推扳力比较，差异具有统计学意义（$P < 0.05$）。同侧林氏颈椎定点旋转斜扳法所用的最大推扳力小于传统颈椎旋转手法，差异具有统计学意义（$P < 0.05$）。无论是传统颈椎旋转手法还是林氏颈椎定点旋转斜扳法，利手拇指最大推扳力都大于非利手；两种手法比较提示，林氏颈椎定点旋转斜扳法更符合人体生物力学特点、更低耗能、更安全。田强使用压力测量系统，记录提拉旋转斜扳法及腰椎斜扳法操作时产生"咔嗒"声时的推扳力大小，目的是为手法量化提供基础参考值。结果提示两种手法左右侧推扳力比较，差异均无统计学意义（$P > 0.05$）。提拉旋转斜扳法所用的推扳力显著小于腰椎斜扳法，差异有统计学意义（$P < 0.05$）。提拉旋转斜扳法为更符合人体生物工程特点、更安全、能量消耗更低的手法。

3. 下肢后伸定点按压法的力学测定　郭汝松等应用多点薄膜压力测试系统，检测并记录术者进行手法操作过程中的动态图形，并保存分析相应的压力数据，目的是为林氏正骨手法的传承、教学、推广、基础研究提供量化依据。结果提示预加载力基本保持在90～160N，持续时间为35～60毫秒，最大冲击力在350～700N，大多分布在500N，冲击力的持续时间基本在40毫秒左右，冲击力的冲量基本在85～170N·s，且大部分控制在120N·s左右，冲击力的拟合函数的上升和下降的斜率的绝对值都较大，且上升的斜率远大于下降的斜率绝对值。结果能体现林氏正骨推拿手法的特征，手法准确，该试验方法对于纠正临床初学者手法操作、林氏正骨推拿手法的传承具有重要意义。

历经几代人的临床实践总结和科学研究，通过对林氏正骨推拿手法的传承精华、守正创新，不仅仅是对岭南伤科推拿学有积极推动作用，乃至全国推拿学科的发展都有较好的带动作用，为以后应对同行业国际医疗竞争，为中医文化走出国门向世界传播奠定基础。

（范志勇，吴　山，赖淑华，郭如松）

附录 2　流派常用方剂

一、外用方剂

七味通络镇痛包

组成：延胡索、补骨脂、菟丝子、肉桂、桂枝、小茴香、花椒、海盐。

功效：温经通痹镇痛。

二、内服方剂

（一）清热剂

龙胆泻肝汤加减

组成：龙胆草、栀子、黄芩、木通、泽泻、车前子、柴胡、甘草、当归、生地。

功效：清泻肝胆实火，清利肝经湿热。

川草薢汤加减

组成：川草薢、丝瓜络、防己、木通、紫花地丁、牛蒡子、板蓝根、金银花、黄柏、黄连、黄芩、蒲公英。

功效：清热利湿，解毒除痹。

清暑益气汤加减

组成：西洋参、石斛、麦冬、黄连、竹叶、荷梗、知母、甘草、粳米、西瓜翠衣。

功效：清暑益气，养阴生津。

竹叶石膏汤加减

组成：竹叶、石膏、人参、麦冬、半夏、甘草、粳米。

功效：清气分热，清热生津，益气和胃。

普济消毒饮加减

组成：牛蒡子、黄芩、黄连、甘草、桔梗、板蓝根、马勃、连翘、玄参、升麻、柴胡、陈皮、僵蚕、薄荷。

功效：清热解毒，疏风散邪。

五味消毒饮加减

组成：金银花、野菊花、蒲公英、紫花地丁、青天葵、天花粉、防风、白芷、当归、赤芍、浙贝母、陈皮。

功效：清热解毒，消散疔疮。

仙方活命饮加减

组成：白芷、贝母、防风、赤芍药、当归尾、甘草节、皂角刺（炒）、穿山甲（炙）、天花粉、乳香、没药、金银花、陈皮。

功效：清热解毒，消肿散结，活血止痛。

清营汤加减

组成：水牛角、生地、金银花、连翘、玄参、黄连、竹叶、丹参、麦冬。

功效：清营解毒，透热养阴。

（二）祛湿剂

清络饮加减

组成：荷叶、扁豆、丝瓜络、金银花、藿香、佩兰、苍术、连翘、法半夏、紫苏梗、陈皮、厚朴、茵陈。

功效：清暑利湿。

藿香正气散加减

组成：大腹皮、白芷、紫苏、茯苓、半夏曲、白术、陈皮、厚朴、苦桔梗、藿香、甘草。

功效：解表化湿，理气和中。

羌活胜湿汤加减

组成：羌活、独活、藁本、防风、甘草、蔓荆子、川芎。

功效：祛风胜湿。

四妙散加减

组成：苍术、黄柏、牛膝、薏苡仁。

功效：清热燥湿。

甘露消毒丹加减

组成：飞滑石、淡黄芩、绵茵陈、石菖蒲、川贝母、木通、藿香、连翘、白蔻仁、薄荷、射干。

功效：利湿化浊，清热解毒。

薏苡仁汤加减

组成：薏苡仁、当归、川芎、生姜、桂枝、羌活、独活、防风、白术、川乌、麻黄。

功效：祛风除湿，散寒通络。

参苓白术散加减

组成：白扁豆、白术、茯苓、甘草、桔梗、莲子、人参、砂仁、山药、薏苡仁。

功效：补脾益气利湿。

（三）祛风剂

川芎茶调散加减

组成：川芎、白芷、羌活、细辛、防风、荆芥、薄荷、甘草。

功效：疏风止痛。

芎芷石膏汤加减

组成：川芎、白芷、石膏、藁本、羌活、菊花。

功效：散风泄热止痛。

天麻钩藤饮加减

组成：天麻、钩藤、石决明、山栀、黄芩、川牛膝、杜仲、益母草、桑寄生、夜交藤、朱茯神。

功效：平肝息风，清热活血，补益肝肾。

半夏白术天麻汤加减

组成：半夏、天麻、茯苓、橘红、白术、甘草。

功效：化痰息风，健脾祛湿。

（四）理血剂

桃红四物汤加减

组成：当归、熟地、川芎、白芍、桃仁、红花。

功效：活血化瘀，调经止痛。

血府逐瘀汤加减

组成：桃仁、红花、当归、生地、牛膝、川芎、桔梗、赤芍、枳壳、甘草、柴胡。

功效：活血化瘀，行气止痛。

身痛逐瘀汤加减

组成：秦艽、川芎、桃仁、红花、甘草、羌活、没药、当归、五灵脂、香附、牛膝、地龙。

功效：活血祛瘀，通络止痛。

少腹逐瘀汤加减

组成：小茴香、干姜、延胡索、没药、当归、川芎、官桂、赤芍、蒲黄、五灵脂。

功效：活血祛瘀，温经止痛。

复元活血汤加减

组成：柴胡、瓜蒌根、当归、红花、甘草、穿山甲、大黄、桃仁。

功效：活血祛瘀，疏肝通络。

桃仁承气汤加减

组成：桃仁、甘草、芒硝、大黄。

功效：祛瘀通便。

补阳还五汤加减

组成：黄芪、当归尾、赤芍、地龙、川芎、红花、桃仁。

功效：补气活血通络。

（五）温里剂

温经汤加减

组成：吴茱萸、麦冬、当归、芍药、川芎、人参、桂枝、阿胶、牡丹皮（去心）、生姜、甘草、半夏。

功效：温经散寒，养血祛瘀。

当归四逆汤加减

组成：当归、桂枝、芍药、细辛、通草、甘草、大枣。

功效：温经散寒，养血通脉。

良附丸加减

组成：高良姜、香附。

功效：温胃理气。

乌头汤加减

组成：炙麻黄、芍药、黄芪、炙甘草、川乌、桂枝、苍术、干姜、川芎、当归、薏苡仁。

功效：温经散寒，除湿宣痹。

（六）补益剂

补中益气汤加减

组成：黄芪、白术、陈皮、升麻、柴胡、人参、甘草、当归。

功效：补中益气，升阳举陷。

黄芪桂枝五物汤加减

组成：黄芪、桂枝、芍药、生姜、大枣。

功效：益气温经，和血通痹。

归脾汤加减

组成：白术、人参、黄芪、当归、甘草、茯苓、远志、酸枣仁、木香、龙眼肉、生姜、大枣。

功效：益气补血，健脾养心。

独活寄生汤加减

组成：独活、桑寄生、杜仲、牛膝、细辛、北黄芪、茯苓、桂枝、防风、川芎、人参、甘草、当归、芍药、熟地。

功效：祛风湿，止痹痛，益肝肾，补气血。

六味地黄丸加减

组成：熟地、酒萸肉、牡丹皮、山药、茯苓、泽泻。

功效：滋阴补肾。

金匮肾气丸加减

组成：地黄、山药、山茱萸（酒炙）、茯苓、牡丹皮、泽泻、桂枝、附子（制）。

功效：温补肾阳。

右归丸加减

组成：熟地、附子（炮附片）、肉桂、山药、山茱萸（酒炙）、菟丝子、鹿角胶、枸杞子、当归、杜仲（盐炒）。

功效：温补肾阳，填精止遗。

左归丸加减

组成：熟地、山药、枸杞子、山萸肉、川牛膝、菟丝子、鹿胶、龟胶。

功效：滋阴补肾，益精养血。

正气理筋液加减

组成：黄芪、五味子、北沙参、酸枣仁、山萸肉、麦冬、生地、炙甘草、茯苓皮、黑枣、桂枝、丹参。

功效：益气养血，补益肝肾。

炙甘草汤加减

组成：甘草、生姜、桂枝、人参、生地、阿胶、麦冬、麻仁、大枣。

功效：益气滋阴，通阳复脉。

十全大补汤加减

组成：人参、茯苓、白术、炙甘草、川芎、当归、白芍、熟地、黄芪、肉桂。

功效：补益气血。

（七）其他

桂枝汤加减

组成：桂枝、芍药、甘草、大枣、生姜。

功效：解肌发表，调和营卫。

小柴胡汤加减

组成：柴胡、人参、黄芩、半夏、甘草、大枣、生姜。

功效：和解少阳，和胃降逆。

葛根汤加减

组成：葛根、川芎、羌活、防风、细辛、柴胡、当归、升麻、北黄芪。

功效：解肌散寒，理气止痛。

小青龙汤加减

组成：麻黄、芍药、细辛、炙甘草、干姜、桂枝、五味子、半夏。

功效：辛温解表，解表散寒，温肺化饮。

银翘散加减

组成：连翘、金银花、苦桔梗、薄荷、竹叶、生甘草、芥穗、淡豆豉、牛蒡子。

功效：辛凉透表，清热解毒。

杏苏散加减

组成：苏叶、半夏、茯苓、前胡、杏仁、苦桔梗、枳壳、橘皮、甘草、生姜、大枣。

功效：轻宣凉燥，理肺化痰。

柴胡疏肝散加减

组成：陈皮、柴胡、川芎、香附、枳壳、芍药、甘草。

功效：疏肝理气，活血止痛。

黄连温胆汤加减

组成：川黄连、竹茹、枳实、半夏、橘红、甘草、生姜、茯苓。

功效：清热燥湿，理气化痰，和胃利胆。

真武汤加减

组成：茯苓、芍药、生姜、附子、白术。

功效：温阳利水。

五苓散加减

组成：猪苓、茯苓、白术、泽泻、桂枝。

功效：利水渗湿，温阳化气。

苓桂术甘汤加减

组成：茯苓、桂枝、白术、甘草。

功效：温阳化饮，健脾利湿。

实脾饮加减

组成：白术、厚朴、木瓜、木香、草果、大腹子（即槟榔）、茯苓、干姜、制附子、炙甘草、生姜、大枣。

功效：温阳健脾，行气利水。

八正散加减

组成：清热泻火，利水通淋。

功效：车前子、瞿麦、萹蓄、滑石、山栀子仁、甘草、木通、大黄。

朱砂安神丸加减

组成：朱砂、黄连、炙甘草、生地、当归。

功效：镇心安神，清热养血。

安神定志丸加减

组成：远志、石菖蒲、茯神、茯苓、朱砂、龙齿、党参。

功效：安神定志。

酸枣仁汤加减

组成：酸枣仁、甘草、知母、茯苓、川芎。

功效：养血安神，清热除烦。

黄连阿胶汤加减

组成：黄连、阿胶、黄芩、芍药、鸡子黄。

功效：安神，交通心肾。

桂枝甘草龙骨牡蛎汤加减

组成：桂枝、甘草（炙）、牡蛎（熬）、龙骨。

功效：温补心阳，安神定悸。

腰痛安胎方加减

组成：菟丝子、桑寄生、川续断、桑寄生、杜仲、白术、茯苓皮、砂仁、牛膝、金樱子、枸杞子。

功效：固肾壮腰，理气安胎。

生化汤加减

组成：全当归、川芎、桃仁、干姜、甘草。

功效：养血祛瘀，温经止痛。

养阴清肺汤加减

组成：生地、麦冬、玄参、生甘草、薄荷、贝母、牡丹皮、白芍。

功效：养阴清肺，解毒利咽。

铁笛丸加减

组成：麦冬、玄参、瓜蒌皮、诃子肉、青果、凤凰衣、桔梗、浙贝母、茯苓、甘草。

功效：润肺利咽，生津止渴。

保和丸加减

组成：山楂（焦）、六神曲（炒）、半夏（制）、茯苓、陈皮、连翘、莱菔子（炒）、麦芽（炒）。

功效：消食，导滞，和胃。

（范志勇）